Eine Reise auf das offene Meer

Dieses Buch ist all den Patienten, Kollegen und Schülern gewidmet, die mich angeregt und ermutigt haben, mich intensiver mit dem zu befassen, was ich wissen, lehren und vermitteln möchte.

Ich bin auch dankbar für die vielen glücklichen Umstände, die ich in unterschiedlichen Ländern und Kontinenten erleben durfte. Das alles hat mich bereichert und dazu beigetragen, meine Jahre nach der Berentung mit zu den interessantesten meines Lebens zu machen.

Mein Dank gilt in besonderer Weise meiner Frau Sabine, die mich ermuntert, unterstützt und meine manchmal unbeholfenen Formulierungen geglättet hat. Ich bin ebenso dankbar dafür, dass Dana Tech mich bei der ersten Fassung des Buches unterstützt hat.

Werner Schütze

Eine Reise auf das offene Meer
-dialogisch-

zwischen Wind und Wellen
mit dem Blick auf die Sterne

2. erweiterte Auflage 2018

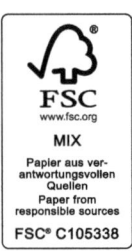

Bibliografische Information der Deutschen Nationalbibliothek:
Die Deutsche Nationalbibliothek verzeichnet diese Publikation in der
Deutschen Nationalbibliografie; detaillierte bibliografische Daten
sind im Internet über http://dnb.dnb.de abrufbar.

Umschlagentwurf : easyCover
Herstellung und Verlag: BoD – Books on Demand, Norderstedt
ISBN: 978-3-7460-8031-4

Inhaltsverzeichnis: Seite

Vorwort zur 2. Auflage   7
Vorwort zur 1. Auflage   15
Liste der Workshops   19
Kapitel 1 Workshop I   22
Grundlagen zur Methodik des Open Dialogue – Teil I   25
Grundlagen zur Methodik - Teil II   29
Die Methodik des Reflektierenden Teams –Teil 1   33
Kapitel 2 Workshop II   37
Grundform der Entspannungsübung   39
Die Methodik des Reflektierenden Teams- Teil II   42
10 Regeln des Reflektierens   43
Netzwerkaktivierung   47
Netzwerkkarte   48
Kapitel 3 Workshop III   50
Eine Rede in Koszalin   52
Umgang mit Gefühlen- Teil I- Schweigepause   61
Zum Thema Krise....welche Krise?   65
Krisenplan   73
Kapitel 4 Workshop IV   77
Umgang mit Gefühlen-Teil II Akzeptanz   79
Einführung zum Netzwerkgespräch als Offenem Dialog   81
Leitfaden für einen gelingenden Dialog   88
Ein Vortrag in Wieliczka: OD- Möglichkeiten und Grenzen   93
Kapitel 5 Workshop V   108
Umgang mit Gefühlen III- Achtsamkeit   109
Das Genogramm   111
Kapitel 6 Workshop VI   118
Übung zum Umgang mit Gefühlen -IV Gefühlswellen   119
Überlegungen zu Traumatisierungen   121
Kapitel 7 Workshop VII   129
Conference on Peer- Supported Open Dialogue- London   131
Umgang mit Gefühlen- V Mitgefühl   136
Reframing- Eine Einführung   138
Überlegungen zur Technik des zirkulären Fragens   142
Kapitel 8 Workshop VIII   150
Kapitel 9   155
Anhang: 161
Literaturempfehlungen

Weitere Berichte, Artikel: 161

Die Bedeutung des Dialoges für die Begegnung   161
Ein Besuch in Vermont   170
7. Netzwerktreffen Hometreatment in Stuttgart   177
8. Netzwerktreffen Hometreatment in Köln   181
XXI. Jahrestagung des Intern. Netzwerkes für die   183
Behandlung von Psychosen (INTP)
Das Psychiatrische Krankenhaus im Übergang   188
Entdecken in Trieste   194
Der gegenwärtige Moment   208
John Shotter: Ontologische Risiken und Ängstlichkeit in der   237
Kommunikation, wenn wir betrachten, was und wer wir
aus der Sicht Anderer sein dürfen (Übersetzung durch den Autor)
Jahrestagung 2016 der Deutsch- Polnischen Gesellschaft   256
für Seelische Gesundheit in Berlin

Verschiedene Poster   264- 269
Dialog- Reflektion- Netzwerktreffen
Open Dialogue- Haltung und Methode
Open Dialogue- Rad des Lebens
Stressreaktionen Patient
Stressreaktionen Professioneller

Eine Reise auf das offene Meer- dialogisch
Vorwort zur zweiten, erweiterten und veränderten Auflage

Es ist noch nicht ganz ein Jahr her, seit ich die erste Auflage dieses kleinen Büchleins in den Händen hielt, und als ich anlässlich des Besuches von Freunden ein Exemplar verschenken wollte, fand ich keins mehr. Wenig hatte ich verkauft, die meisten habe ich verschenkt an Menschen, die an der Sache interessiert waren und mir nahe stehen. Das stellte mich nun vor die Frage: was nun? Es gut sein lassen? Eine zweite Druckserie desselben Buches bestellen? Oder eine zweite Auflage konzipieren, in die weitere Erfahrungen und Artikel oder Berichte aus der inzwischen vergangenen Zeit aufgenommen werden könnten? Es brauchte nicht viel Zeit, bis ich mir sicher war: ja, mach eine zweite Auflage! Die Resonanz auf meine im Buch enthaltenen Erfahrungen und Gedanken war so, dass ich mich ermutigt fühlte, auch in der von mir gewählten Weise weiter zu schreiben. Diese erlaubt es mir, meinen Weg durch die verschiedenen Erfahrungen, inzwischen in unterschiedlichen kulturellen Kontexten, zu verfolgen. Die gemachten Erfahrungen vertiefen bestimmte Bereiche und erweitern den Horizont der eigenen Eingebundenheit in die jeweils spezifische Lebenswelt, von der her wir die Welt betrachten und einschätzen. Es hat aus meiner Sicht einen enormen Entwicklungsschub in der Open Dialogue Bewegung gegeben. Vielerorts sind neue Kurse angeboten wurden oder werden geplant, der Bedarf an ausgebildeten Trainern ist gestiegen.
Der Trainingstourismus boomt. Insbesondere in England haben sich zwei - ein wenig konkurrierende- Gruppen um Ausbildung inner- und ausserhalb des Nationalen Gesundheitswesen (NHS, National Health Service) verdient gemacht. Sie firmieren als Open Dialogue Training (Nick Putman) oder Peer Supported Open Dialogue (Russell Razzaque, Mark Hopfenbeck) und stützen sich hauptsächlich auf die Erfahrungen der finnischen Kollegen. Sie ermöglichen es, auch bereits erfahrenen Kollegen im Rahmen der Ausbildungen eine spezielle „Train the Trainers" Situation zu durchlaufen, um sie zu befähigen, selbst Kurse oder Workshops zu leiten. Sie waren inzwischen in Japan (Kari Valtanen, Mia Kurtti), Australien (Nick Putman, Jaana Castella, Richard Armitage, Kari Valtanen) und anderswo.
Auch hier also eine fortschreitende Globalisierung. In Italien gab es ein von der EU gefördertes Projekt für 8 verschiedene Arbeitsgruppen (Nord- Turin/ Süd- Rom) mit dem Ziel, die Nachhaltigkeit solcher Schulungen zu evaluie-

ren.

In Deutschland, England und der Schweiz bietet Volkmar Aderhold in mittlerweile 20 Regionen Kurse an. Auch ich bin an verschiedenen Orten in Kursen oder Projekten tätig. Hier wächst der Bedarf an weiteren Trainern. Dazu hat im Dezember 2016 in Berlin ein Treffen der Interessierten stattgefunden, die gemeinsam Wege suchen wollen, wie das umzusetzen sei, damit es auch in der anspruchsvoller gewordenen internationalen Gemeinschaft Bestand haben kann.

In Polen haben inzwischen 10 Basiskurse stattgefunden, die ich zum grössten Teil mit Renata Wojtynska, heute Wallner, durchgeführt habe. In Warschau war Aldona Krawczyk an meiner Seite. Jaana Castella hat in Koszalin zusammen mit Ola Lisińska- Jarza einen Kurs geleitet.

Zusätzlich gab es einige Supervisionsangebote. Die Aktivisten für eine Gemeindepsychiatriereform in Polen um Regina Bisikiewicz haben im Rahmen des EU- Förderprogrammes zur Deinstitutionalisierung 70 Mio € „locker" gemacht, um über 3,5 Jahre nachzuweisen, dass intensive Arbeit mit mobilen Teams und Hometreatment die Lage der Psychisch Kranken sichtlich verbessert. Da wartet mehr Arbeit, und man darf sehr gespannt sein, wie sich diese Projekte entwickeln und möglicherweise eine Signalwirkung auch in anderen Ländern entwickeln werden.

Das wirklich Ausserordentliche dieser Entwicklung liegt darin, dass sich in diesem "POW_ER- genannten Projekt 11 Regionen (schliesslich auf erwartungsgemäss 7 Regionen gekürzt) dazu bekannt haben, den Open Dialogue-Ansatz verbindlich zur Grundlage der Arbeitsweise in der Gemeindepsychiatrie zu machen. Fast zu schön, um wahr werden zu können - wir werden sehen.

Aufgrund der geringen Ressourcen und Ausbildungskapazitäten haben Renata und ich ehemaligen Absolventen unserer Kurse angeboten, als Assistenten an einem weiteren Kurs teilzunehmen, um sie in die Lage zu versetzen, selbst dort, wo sie leben und arbeiten, Kollegen besser unterstützen zu können, oder auch als Co- Trainer an weiteren Kursen teilzunehmen. Aldona Krawczyk, Ewa Rudska-Jarza, Alexandra, Jagoda, Kasha und zuletzt Wojtek Zak und Jolanta Cermak haben sich uns so angeschlossen.

Auch in der Tschechischen Republik gibt es den Wunsch, ein Basistraining zu etablieren. Hier sind Martin Nowak und Pavel Nepustil aus Brno aktiv. Der Kurs kann in Prag, im März des Jahres 2018 beginnen.

Ebenso sucht Ramune Mazaliauskiene in Litauen Wege, etwas Ähnliches zu verwirklichen.

In Dänemark gibt es seit einiger Zeit Kurse, in denen Open Dialogue geschult wird. Ein fortschrittliches Gemeindepsychiatriegesetz hat Open Dialogue als einen obligaten Teil des gemeindepsychiatrischen Behandlungssystems verankert. Auch hier muss man wissen, dass in Dänemark Gemeindepsychiatrie und Krankenhauspsychiatrie zwei sehr verschiedene Bereiche darstellen, die kaum miteinander verbunden sind.

Im US– Bundesstaat Vermont konnte eine Basisschulung mit 5 jeweils 3-tägigen Workshops innerhalb eines halben Jahres organisiert werden, an der verschiedenste Trainer und Erfahrene beteiligt waren. Nachdem neue Fördergelder zur Verfügung stehen, werden in 2017/ 18 neue Kurse angeboten, darunter auch einer für „Fortgeschrittene".

Darüber wird es später mehr zu berichten geben. Neben den Angeboten, die Mary Olson vorhält, gibt es Anfragen aus Santa Fé in New Mexiko und Portland, Oregon. Inzwischen ist auch der Erfahrungsschatz der New Yorker Kollegen aus dem Parachute Project (Ed Altwies), das leider in 2017 auslief, und der Advocates in Framingham, Massachusetts (Amy Morgan, Chris Gordon) so gewachsen, dass sie bereitstehen, um nun wiederum ihrerseits Interessierte zu schulen. Dass die dortigen Unternehmen dann andere Namen tragen, wie „Collaborative Pathways" oder „Collaborative Network Approach" und nicht schlicht „Open Dialogue", liegt wohl daran, dass vor einiger Zeit Mary Olson, in der Annahme, dadurch unqualifizierte Angebote verhindern zu können, diese Namensgebung für sich reklamiert hat. Ob das indes der Gesamtbewegung zuträglich ist, halte ich für fraglich, aber das lässt sich vielleicht doch noch lösen. Hier steht man sich meines Erachtens mit dem Aufstellen von Fidelity Criteria und Leitlinien- so sehr man damit aus der Sicht einer universitären Einrichtung auch im Trend liegen mag-möglicherweise selbst im Wege, denn noch immer sind wir am Beginn eines Weges und keinesfalls schon auf der Zielgraden. Die Spitze der Bewegung dürfte das Angebot der finnischen Gesellschaft für systemische Familientherapie sein, in der Psychiatrie und Psychotherapie ausreichend erfahrenen internationalen Kollegen erstmalig eine Trainerausbildung über 2 Jahre im Open Dialogue anzubieten. Dort hat Jaakko Seikkula persönlich Planung und Verantwortung übernommen. In diesem Rahmen wird wohl erstmalig eine fachliche Akkreditierung, die europaweit Gültigkeit besitzt, erfolgen. Erfreulich ist die immer enger werdende Zusammenarbeit mit Peers oder EX-IN-Absolventen, die genauso an Schulungen oder auch in der Praxis beteiligt werden.

Soweit der gegenwärtige Stand der Entwicklung von Initiativen in den verschiedenen Ländern. Was ist darüber hinaus neu in dieser Auflage? Ich selbst habe mich durch das Engagement im englischsprachigen Raum aufgemacht, einige meiner Gedanken in englischer Sprache zu formulieren und entsprechende Artikel zu publizieren. Ich habe sie hier aufgelistet mit den

Stellen, an denen sie veröffentlicht sind. Im Übrigen sind alle auf der Website www.dialogischepraxis.com einzusehen. Das soll eine fortlaufende Serie werden, in der ich versuche, die verschiedenen Ideen, die in die Beschäftigung mit dem Dialog eingehen, miteinander zu verknüpfen.

- Werner Schütze (2015) Open Dialogue as a
  Contribution to a Healthy Society: possibilities and limitations 1230-2813/˝2015 Institute of Psychology and Neurology. Published by Elsevier Sp. z. o. o.
- Schütze, W. (2016): Open Dialogue – a Contribution to a Healthier World: Threat or Chance? M J Psyc. 1(2):008
- Werner Schütze, Kermit Cole (2017):Open Dialogue- a Contribution to a Healthier World: Threat or a New Chance? (not yet published)
- Werner Schütze(2017): Open Dialogue- Working Together in Moments that Matter
- Werner Schütze(2017):Open Dialogue- Implementing the Impossible

Bisher habe ich mir nicht die Arbeit gemacht, diese Artikel ins Deutsche zu übersetzen- das wird sicher noch Zeit brauchen. Ich kann aber feststellen, dass ich ein zunehmendes Interesse daran bekommen habe, auf welchem historischen und gesellschaftlichem Boden die im Open Dialogue aufgeworfenen Fragen und Ideen gewachsen sind. Dabei wurde mir immer deutlicher, dass es sich ja um keine genuin neuen Ideen und Gedanken handelt, sondern es unsere Aufgabe ist, Wege zu finden, wie Menschheitswissen über Beziehungen und das In-der-Welt-sein so in unsere heutige Sprache übersetzt werden kann, dass es anknüpft an Denk- und Sprachformen, mit denen wir heute vertraut sind. Das ist mir am Beispiel von „awareness" oder „Achtsamkeit" deutlich geworden. Heute gehört die Beschäftigung mit Aufmerksamkeit schon fast zum „guten Ton", man begegnet dem Phänomen in Kliniken, Praxen, eigenen Therapieformen und inzwischen auch in Betrieben und Organisationen, die sich entsprechende Trainer „einkaufen".
Warum? Um die Leistungsbereitschaft der Belegschaft zu steigern?
Und ist das der „Sinn" dieser Übung? Von der Achtsamkeit ist es nicht weit zur Meditation und von dort eröffnet sich ein weites Blickfeld auf den Buddhismus, der wohl am meisten Wissen um diese Dinge gesammelt, geordnet und in verschiedensten Formen für uns Menschen nutzbar gemacht hat. Natürlich erinnert das an die Einführung von „Entspannungstechniken", wie das Autogene Training, die progressive Muskelrelaxation nach Jacobson oder die imaginativen Entspannungsübungen, die der damaligen Sprache und Denkgewohnheiten entsprachen. Diese gibt es noch, aber zunehmende

Popularität geniessen Achtsamkeit und Meditation. Im Laufe der Beschäftigung mit diesen Fragen wurde ich wiederum angeregt, mich mehr mit dem Thema der Präsenz in der Begegnung und dem „gegenwärtigen Moment" zu befassen, der in gewisser Weise seit Daniel Sterns Veröffentlichung unter genau diesem Titel in den entsprechenden Kreisen reüssiert. Daraus ist ein längerer Artikel geworden, der hier aufgenommen wurde.

Die Beschäftigung mit „Chancen und Risiken" oder auch "Möglichkeiten und Grenzen" bei der Einführung von Open Dialogue in ein Behandlungssystem haben mich gedrängt, mich mehr mit den gesellschaftlichen oder soziologischen Sichtweisen zu beschäftigen. Zygmunt Baumann, der im Januar 2017 verstarb, Richard Sennett, Ulrich Beck und Hartmut Rosa ermöglichten es mir (wieder), in weiteren Zusammenhängen denken zu lernen, um der Versuchung zu entgehen, eine neue, aufstrebende Therapierichtung
ausschliesslich aus der fachlichen Perspektive zu betrachten.

Sie verdeutlichten mir, wie sehr sich jede Therapierichtung und jeder von uns in einem sehr viel weiteren Kontext bewegt und dort quasi „mitschwimmt" und vom gesellschaftlichen Konsens, der sich nicht immer so offensichtlich zeigt, abhängig ist. Das wird auch unter dem Aspekt des „Common Sense" oder Gemeinsinns diskutiert, in dem wir uns alle, mehr und weniger unreflektiert, weil scheinbar selbstverständlich, bewegen.

Welche Bedeutung das auch für psychische Erkrankungen haben kann, wenn wir mehr oder weniger aus dem Gemeinsinn oder „common sense" herausfallen, stellt für mich eine hochinteressante Frage dar.

Das führt mich nun zu weiteren grundsätzlichen Fragen: Kann man psychische Krisen im Zusammenhang mit dem Verlust von Vertrauen, Sicherheit und einem Zugehörigkeitsgefühl zu einer Gemeinschaft in Beziehung setzen? Für mich ist es erhellend, so banal es erscheinen mag, und es führt zu einem, wie ich finde, besseren Verständnisses dessen, was wir für Andere in den unterschiedlichsten Krisen tun. Das hat mich auf den Gedanken gebracht, noch einmal mehr auf das zu schauen, was wir Trauma nennen, und welche Erfahrungen aus der Menschheitsgeschichte, die ja mehr als erwünscht vorhanden sind, wir uns mit heutigen Mitteln zu Nutze machen können. Aus diesen Überlegungen heraus sind die Artikel zu: „Open Dialogue- Working Together in Moments that Matter" oder „Open Dialogue- Creating Change bzw. Community" entstanden.

Die Erweiterung des Horizonts hat auch dazu beigetragen, dass ich inzwischen zum zweiten Mal in Triest gewesen bin, um etwas nachzuholen, was eigentlich längst überfällig war, nämlich mich mit der italienischen Psychiatrie-„Revolution" und ihrem in Triest zu findenden, ungewöhnlich erfolgreichen und ansprechendem Ergebnis, zu befassen. Hier geht es um ein erweitertes Verständnis des Menschen in seinen Lebensbezügen, bei dem nicht die Form der Therapie im Mittelpunkt steht, sondern die Unterstützung des Einzelnen und seines Umfeldes bei einer Normalisierung der Lebensbezüge. Unter dem Stichwort der Deinstitutionalisierung, die hier in einmaliger Weise durchdacht und umgesetzt wurde, hat sich ein demokratisches, an Bürger- und Menschenrechten orientiertes Behandlungssystem entwickelt, das seinesgleichen sucht und jetzt seit fast 50 Jahren Bestand hat. Nicht umsonst ist die Organisation zum WHO- „Vorzeige"-Zentrum geworden oder WHO Collaborative Center, von dem sowohl durch viele Besucher aus aller Welt, als auch durch eigene Aktivitäten zahlreiche Impulse ausgehen. Dazu habe ich einen Bericht geschrieben, der ebenfalls neu aufgenommen wurde.

Natürlich war ich auf dem XXI. International Network Meeting for the Treatment of Psychosis, diesmal in Kaunas in Litauen. Auch davon gibt es einen Bericht, der bereits in der Facebook-Gruppe „Open Dialogue" veröffentlicht wurde.

Spannend war im letzten Jahr auch das jährliche Treffen der Deutsch- Polnischen Gesellschaft für Seelische Gesundheit, die sich nach einer internen Zerreissprobe konstruktiv mit den unterschiedlichen Bewältigungsstrategien der Flüchtlingskrise in beiden Ländern auseinandersetzte.

Auch dazu gibt es einen Bericht.

Und „last not least", das 8. Hometreatment Treffen, im Jahr 2017 in Köln, wo wir uns in kleinem Kreise trafen, aber nicht weniger intensiv die Fragen diskutierten, die für die Teilnehmer im Vordergrund standen. Auch dazu gibt es einen kleinen Report.

Erschrocken war ich zu hören, dass John Shotter zum Ende des Jahres 2016 verstorben ist. Zu einem ersten Gedenktreffen in London konnte ich leider nicht reisen. Umso mehr freute mich die Ankündigung eines größeren Treffens im Oktober letzten Jahres in Turin, an dem ich dann aber leider aus anderen Gründen auch nicht teilnehmen konnte.

Und manchmal kommt einem auch der Zufall zu Hilfe: Nach einigen Jahren traf ich Laura Millan- Ortiz wieder, die nach einer Weiterbildungszeit in der Nauener Klinik nun als Oberärztin für Kinder- und Jugendpsychiatrie arbeitet. Sie und Ileana Steffens haben sich vorgenommen, dieses Buch ins Spanische zu übersetzen, um die Methode in ihrem Heimatland Mexiko bekannt zu machen. Wer hätte das gedacht!

Die Beiträge zu „Krisen" und „Trauma" im Buch habe ich mit Gedanken ergänzt, die mir wichtig scheinen, um in der gebotenen Kürze den gedanklichen Weg, den ich gewählt habe, nach zu vollziehen.

Damit ist weitgehend der Bogen von 2016 bis in dieses Jahr 2018, gespannt, bzw. der Horizont abgeschritten. Ich bin mir noch nicht sicher, ob ich dem Buch einen neuen Titel geben möchte, der zum Ausdruck bringt, dass ich mich auf der Reise, sozusagen mittendrin befinde. Dabei habe ich überlegt, ob es auch ein Untertitel machen könnte, etwa: Zwischen Wind und Wellen mit dem Blick zu den Sternen.
So ist es dann auch geworden.

Alle diese Aktivitäten trugen mit dazu bei, dass ich mich dazu entschlossen habe, meinen Vorstandsvorsitz im Lichtblick e.V. in Nauen aufzugeben.
Es waren 14 Jahre, in denen ich zusammen mit Ulf Brandenburg und anderen die Geschicke unseres Vereins mit bestimmte und vertrat.
Seit meinem Ausscheiden aus der Klinik fühlte ich mich in dieser Rolle nicht mehr wohl, da ich nicht mehr geeignet war, mit den lokalen Behörden zu verhandeln. Das hat dann Herr Brandenburg wie selbstverständlich übernommen. War während meiner Amtszeit als Klinikchef die Havelland Kliniken GmbH immer ein starker, unterstützender Partner gewesen, fehlte dieser in den letzten 3 Jahren. Da ergab sich die Fügung, dass die Stephanus- Stiftung aus Berlin- Weissensee Interesse an unserer Arbeit zeigte.
So war es konsequent den Wechsel zu vollziehen, dass nun Ulf Brandenburg auch offiziell für das steht, was aus dem Verein werden wird. Ich selber werde weiter mitarbeiten und dort vor allem meine „Besucher" treffen.
Ich möchte unbedingt meinen Dank zum Ausdruck bringen für die Unterstützung, die ich bei meinen Aktivitäten genieße, insbesondere bei der Abfassung dieses Buches. Ohne meine Frau Sabine, die neben ihrer (über-) Vollzeitstelle die Korrektur meiner fehlerhaften Schreibweisen und manchmal unbeholfenen Formulierungen fast klaglos erledigt, würde manches nicht das Licht der Öffentlichkeit erblicken. Ihr gebührt der größte Blumenstrauss.
Und dann ist da noch mein tief empfundener Dank an alle die Ungenannten, die mich in meiner Arbeit unterstützen, beantworten und ermutigen, nicht zu viel zu rasten, um den eingeschlagenen Weg weiter zu beschreiten.

Berlin, im März 2018

Vorwort zur 1. Auflage:

Diese Schrift ist zu einem Werkstattbericht geworden. Dabei wird beschrieben, wie sich ein Basis-Kurs zur Vermittlung der Grundlagen des Vorgehens im Open Dialogue-Ansatz zur Behandlung psychischer Krisen über 8 Workshops mit jeweils unterschiedlichen thematischen Schwerpunkten in einer ganz eigenen Weise entwickelt. Diesen Kurs hat es tatsächlich von 2014 bis 2015 in Krakow gegeben, wo er von der Trägerorganisation Leonardo da Vinci mit Mariusz Panek als Geschäftsführer organisiert worden war.

Die Idee zu diesem „Buch" entstand nach und nach beim Schreiben von vielen kleinen Aufsätzen zu theoretischen Themen, angefangen bei den Grundlagen des Open Dialogue über die Bedeutung von Krisen bis hin zu den Überlegungen rund um das zirkuläre Fragen. Das waren jeweils 2, höchstens 4 Seiten zu einzelnen Themen, auf denen ich meine Gedanken geordnet habe, um sie dann ohne Manuskript vortragen zu können. Das lebendige Erzählen im direkten Kontakt mit den Zuhörern gehört für mich zu den wirkungsintensivsten Unterrichtsmitteln, kann man doch in keiner anderen Weise so direkt in die fragenden Augen der Menschen blicken oder etwas von der Atmosphäre aufnehmen und nutzen, die beim Sprechen entstehen kann.

Und auch die Diskussion um Manuale, Prinzipien und Elemente des Open Dialogue auf der Tagung des „International Network for the Treatment of Psychosis" (INTP) 2014 in Roskilde hat mich dazu angeregt, darüber nachzudenken, inwieweit sich auch in der Lehre diese Prinzipien wiederfinden müssen, um über gelebte Erfahrung die Wirksamkeit erleben zu können. Schliesslich gelang es mir, die Formulierung zu finden - und sie gut zu finden - dass es um „bedürfnisangepasstes Lernen" ginge. Das unterscheidet sich vom üblichen Unterricht nach Lehrplan insofern, als die Bedürfnisse oder die aktuellen Fragen der Teilnehmer explizit erfragt werden und mit den Mitteln der Methodik versucht wird, Antworten zu diesen Fragen nachzugehen. Das scheint mir für einen Gruppenprozess und den erwünschten Lerneffekt von hoher Bedeutung zu sein, da so meist Bedeutungsvolles zur Sprache kommt.

Ich mag einer Kodifizierung dieser Methode nicht das Wort reden, sehe aber im Versuch der Darstellung eines gemeinsamen - um das von Harlene Anderson geprägte Wort des „kollaborativen Lernens" (collaborative learning) zu benutzen - Lernprozesses eine Alternative zur Abfassung einer Lehrfibel, geschweige denn, eines Lehrbuchs, um das tatsächlich Besondere der Art von Vermittlung und gemeinsamem Erarbeiten der methodischen Besonderheiten bei der Entwicklung dialogisch- reflektierenden Vorgehens anschaulich zu machen. Ich habe auch überlegt, inwieweit es gut wäre, mehr Sichtweisen auf einzelne Themen zur Geltung zu bringen, z.B. die Co-Trainerin und auch die Dolmetscherin neben den Teilnehmern, die darüber hinaus noch wissenschaftlich begleitet wurden, um mögliche Effekte der Ausbildung zu erfassen, zu animieren, ihrerseits spezielle Erfahrungen und Sichtweisen auf einzelne Abschnitte einzubringen. Auch das schien sich entwickeln zu können. Es war ja nicht zu übersehen, dass sich in gewisser Weise Kulturen begegnen, die z. B. unterschiedliche Traditionen bei der Wissensvermittlung pflegen. So sind in der mehr westlich orientierten Tradition das „Mitdenken" und „Fragen" von hohem Stellenwert, während in der, man kann wohl sagen, post- sozialistisch geprägten Kultur, sowohl das öffentliche Fragenstellen als auch persönliche Bekenntnisse (öffentliches Ich vs. privates Ich) keine Tradition haben und erst ermöglicht werden müssen.

In Polen ist der traditionelle Ansatz des monologischen Frontalunterrichts kultiviert worden, der nicht nur nicht zum Nachfragen animiert, sondern dieses durch die zugeordnete implizite Annahme, dadurch eine Kritik am Lehrer und seinen Vermittlungsfähigkeiten zu üben, unmöglich gemacht wird.

So war es nicht verwunderlich, dass die Co-Trainerin als Polin anfangs regelmäßig darüber irritiert war, dass ich selbst einem vorgeschlagenen Tagesplan wenig Bedeutung zumass, da in meiner Vorstellung sich der Workshop hochwahrscheinlich auf eigene Weise entwickeln würde, nämlich im Rhythmus der Gruppe und den Bedürfnissen der Teilnehmer entsprechend.

Diese Zusammenhänge klärten sich dann im Laufe der Zeit, wobei die junge Dolmetscherin, die eine Vermittlungsfunktion zwischen den Welten einzunehmen begonnen hatte, half. Aber an dieser Stelle hat der nötige Aufwand, polnischsprachige Originale ins Deutsche zu übertragen, den Ausschlag gegeben, auf eine tiefergehende Auseinandersetzung zu verzichten und es bei meiner Sichtweise zu belassen, die sich nach und nach durchsetzen konnte.

Die Bedeutung der Funktion einer Dolmetscherin wurde mir im Laufe der Zeit in mehrfacher Funktion deutlich. Sie verbindet mich sprachlich mit den Teilnehmern, ihrer Wortwahl bin ich ausgeliefert und muss ich mich unterwerfen bzw. überlassen. Das ist ein Mangel, der in der Tat schwer wiegt. So ist es schon eine besondere Situation, wenn ich Englisch spreche, dieses der

Gruppe übersetzt wird und das Gesagte mir auch wiederum ins Englische übersetzt angeboten wird, was ich dann für mich in der Folge ins Deutsche übersetze.

Die Co- Trainerin spricht mit mir dagegen fliessend Deutsch, was die Dolmetscherin ihrerseits aber nicht beherrscht. So bedarf es besonderer Sorgfalt in der Verständigung untereinander.

Da es wenig nutzte, diesen Zustand zu beklagen, lag es schnell nahe, das „Beste" daraus zu machen. Der Vorteil der Entschleunigung von Sprechen fiel zuerst auf. Ich begrenze den Umfang der gesprochen Sätze, um der Dolmetscherin die nötige Gelegenheit zu geben, diese zu übersetzen. Das gibt mir Zeit zu überlegen, was ich als Nächstes sagen möchte, kurz und möglichst präzise. Die Teilnehmer lernen ebenso langsamer zu sprechen und Pausen zu machen, was allen zugute kommt. Daneben merke ich, wie ich mehr und mehr darauf achte, wie etwas gesagt wird, die Sprecher aufmerksam anschaue und in mir bewege, was sie mit dem Gesagten auch noch zum Ausdruck bringen möchten. Die Begleitung bei der Arbeit in kleinen Gruppen habe ich nach und nach aufgegeben, denn die mitlaufende Übersetzung würd dort doch auch als störend erlebt, so dass diese Arbeit der Co-Trainerin vorbehalten bleibt.

Umso wichtiger wurde für mich der anschliessende Erfahrungsaustausch in der grossen Gruppe, um etwas von dem, was die Teilnehmer bewegt, zu erfahren. Zugleich hat sich erwiesen, dass eben dieses die Kohäsion der Gruppe fördert und die Bereitschaft stützt, Persönliches einzubringen, womit die Bewegung hin zur Gruppe als „sicherer Ort" gefördert wird.

Den Ausschlag, diese anspruchsvolle und aufwändige Arbeit am Buch parallel zum Kurs zu machen, hatte der Ablauf des ersten Workshops gegeben, in dem 13 der vorgesehenen Teilnehmer anwesend sein konnten und mich die Intensität der Begegnungen von Beginn m so bewegte , dass derEntschluss feststand, diese Entwicklung ausführlicher beschreiben zu wollen.

Ich bin mir auch darüber im Klaren, dass ich einen eigenen Schreib-und Sprachstil habe, der im Schriftlichen manchmal als ungewöhnlich wahrgenommen wird. Aber da ich ein möglichst nahes Bild von dem, was passiert ist, und wie ich es wahrgenommen habe, zeichnen wollte, bin ich diesem Stil treu geblieben.

Ich habe alles, was passiert ist, während der Workshops in meinen „freien Zeiten" und zeitlich dicht darum herum aufgeschrieben. Dabei ist es mir auch nicht um Vollständigkeit gegangen, sondern um das, was mir wichtig erschien. Das mag für den einen oder anderen Leser immerwieder einmal sprung- oder lückenhaft wirken. Ich erkläre auch nicht jeden Schritt oder jede Übung ausführlich. Da mache sich jeder ein eigenes Bild.

Besonders ist auch, dass ich in Bemerkungen zum „Dazwischen" Ideen und Aufsätze oder Vorträge einfüge, die ich andernorts entwickelt oder gehalten habe. Das soll auch meinen eigenen Weg und Einflüsse, die im Kurs zur Geltung kommen, deutlich machen. Es ist ja nicht so, dass sich nur die Teilnehmer weiterentwickeln, sondern ich selbst ja auch. Aber wo wird das jemals in einer Beschreibung eines Ausbildungskurses dargestellt?

Bevor wir angefangen haben, diese Art der Basisweiterbildung in Polen anzubieten, haben wir ein Curriculum erstellt, in dem für die 8 Workshops die Themen festgelegt wurden. Dabei durfte ich mich daran orientieren, was Volkmar Aderhold in seinen Kursen mit anfangs 15 und später 7 Workshops für essentiell hielt. Ihm bin ich zu ausserordentlichem Dank verpflichtet, da er mir nicht nur freundschaftlich mit Rat und Tat zur Seite stand, sondern auch ohne mit der Wimper zu zucken, mir alle seine Unterlagen zur Verfügung gestellt hat, an denen ich mich reichlich bedient habe. Natürlich musste ich mir diese Dinge für meine Zwecke erarbeiten, um sie entsprechend zu „besitzen".

Ich möchte den weiteren Ausführungen eine kurze Beschreibung der einzelnen Workshops voranstellen, um den Überblick zu erleichtern. Diese Beschreibung dient lediglich der Orientierung:

Workshop I: Wer wir sind und wie wir arbeiten wollen

Der erste Workshop steht ganz im Zeichen des Kennenlernens, sowohl untereinander, als auch der Methode. Es gibt eine Einführung in die Geschichte, Methodik und Grundlagen des Open Dialogue, in der vor allem die Prinzipien der Umorganisation wie auch die Haltungsfragen erläutert werden. Das wird verbunden mit Übungen zum Zuhören, dessen Bedeutung frühzeitig herausgestellt wird. Ein wichtiges Ziel ist es, für die Gruppe einen sicheren Ort zu schaffen, an dem jeder gehört wird, jede Stimme zu Wort kommen kann und nach Möglichkeit beantwortet wird. So gibt es Übungen zu Zweit oder in kleinen Gruppen und nach jeder Übung das Mitteilen der gemachten Erfahrungen in der Grossgruppe. Im zweiten Teil geht es um die Einführung des Reflektierenden Teams in die Arbeit durch eine Einführung mit anschliessender Übung.

Workshop II: Reflektierende Prozesse und das Netzwerk

Hier beginnt eine Serie von Übungen zum "Umgang mit Gefühlen", die in Abwandlungen in den nächsten Workshops wiederholt wird. Danach erfolgt eine Erläuterung der 10 möglichen Grundregeln des Reflektierens mit weiteren Übungen. Im Anschluss daran wird die Bedeutung des sozialen Netzwerks für uns Menschen erläutert und die Netzwerkkarte als Werkzeug eingeführt. In einer Übung erstellt jeder seine eigene Netzwerkkarte und bespricht sie mit einem Partner/ Partnerin mit anschliessendem Austausch in der Grossgruppe.

Workshop III : Krisen und Krisenpläne

Neben der Fortführung der Übung "Umgang mit Gefühlen - Einlegen einer Schweigepause" steht in diesem Workshop das Erarbeiten des Verständnisses dessen, was "Krise" bedeuten kann, im Vordergrund. Neben einer theoretischen Einführung gibt es Übungen zu eigenen Krisen und dem, was in Krisen hilfreich war. Der Krisenplan (KP) wird eingeführt, und jeder Teilnehmer füllt seinen KP aus, der dann in einer Kleingruppe besprochen wird (mit anschliessendem Erfahrungsaustauch in der Grossgruppe).

Workshop IV: Arbeit im Netzwerk

Fortführung der Übung zum "Umgang mit Gefühlen - Akzeptanz" sowie Fortführung des Themas "Netzwerkarbeit". Dazu gibt es theoretische Erläuterungen, Übungen, Rollenspiele und eine spezielle Übung zur optimalen Nutzung des Dialogs.

Workshop V: Das Genogramm

Fortführung der "Übung zum Umgang mit Gefühlen - Achtsamkeit". Danach steht das Genogramm im Mittelpunkt. Nach einer Einführung gibt es Zeit für jeden, sein eigenes Genogramm zu erstellen, in der Kleingruppe zu besprechen und sich anschliessend in der Grossgruppe miteinander auszutauschen. Die Erfahrungen aus der Beschäftigung mit dem eigenen Genogramm werden für weitere Übungen genutzt.

Workshop VI: Leben mit dem Trauma

Fortführung der Übung zum "Umgang mit Gefühlen – Gefühlswellen". Danach steht die Erarbeitung eines Verständnisses von Traumatisierung und deren Folgen im Mittelpunkt. Dazu erfolgt eine ausführliche Einführung in das Thema: "Trauma, Traumafolgen und spezifische Behandlung".
Anschliessend wird das Traumamapping erläutert. Jeder erstellt seinen eigenen Traumabogen, bespricht diesen mit einem Partner, und wir tauschen uns anschließend über Erfahrungen aus. Daraus ergeben sich zu vertiefende Aspekte.

Workshop VII: Reframing und zirkuläres Fragen

Fortführung der "Übung zum Umgang mit Gefühlen – Mitgefühl". Die Bedeutung des Reframing wird erläutert und in Kleingruppen geübt. Das zirkuläre Fragen in seinen unterschiedlichen Varianten wird dargestellt und geübt. Spezielle Fragen der Teilnehmer werden aufgegriffen und in Übungen vertieft.

Workshop VIII: ... und was ich unbedingt noch wissen wollte

Fortführung der Übung "Umgang mit Gefühlen - Einfühlen und bewusstes Spüren".

Dieser letzte Workshop ist völlig offen für die Gestaltung durch die Teilnehmer,für das, was sie an Fragen mitbringen, was sie vertiefen oder wiederholen möchten. Breiten Raum nimmt – zunächst in Kleingruppen - die Frage ein: "Was habe ich für mich, für meinen Beruf gelernt?" Anschliessend erfolgt eine Auswertung/ Evaluation in der Grossgruppe. Zum Abschluss findet eine achtsame und ausführliche Verabschiedung statt.

Kapitel 1
Workshop I - Wer wir sind und wie wir arbeiten wollen
2014

Nun zum praktischen Teil. Am Beginn jedes einzelnen Workshops steht das gegenseitige Kennenlernen in unterschiedlicher Form. Wir beginnen damit, dass sich jeder vorstellt mit seinem Namen, seinem beruflichen Tätigkeitsfeld und den damit verbundenen Erfahrungen sowie den Erwartungen an den ganzen Kurs oder auch an diesen speziellen Workshop. Sehr angenehm, dass es „nur" 13 Teilnehmer sind, so dass viel Zeit für diese erste Begegnung bleibt. Die Gruppe ist von den Berufsgruppen her durchaus gemischt, so dass erfahrene PsychiaterInnen neben jungen Ergotherapeutinnen und Krankenschwestern sitzen. Auch Lehrerinnen und eine Angehörige eines psychisch kranken Familienmitglieds gehören zu uns, was im Hinblick auf unterschiedliche Perspektiven interessant ist.

Nach einer Pause beginne ich mit einer Einführung, in der ich darüber spreche, was das Ziel des Kurses sein kann und erwähne dabei, dass es mir nicht nur darum ginge, ihnen das Handwerkszeug zur Moderation von Netzwerktreffen beizubringen, sondern es mir genauso wichtig erscheint, sie darin zu unterstützen, über hier ermöglichte Erfahrungen eine Entscheidung für sich treffen zu können, ob sie mit dieser Methode und Haltung weiter arbeiten möchten. Ich ginge nicht davon aus, dass dies ein Weg für alle sei, sondern zöge durchaus in Betracht, dass es auch andere Wege gebe, die zu dem Ziel einer anderen Begegnungsform führen können.

Dann leite ich über zur Beantwortung der Frage: Was verstehen wir unter „Open Dialogue" ? Ich spreche über

a. die Methode als solche und ihre organisatorischen Inhalte und
b. die damit verbundene Haltung.

Jeder soll am Ende wissen, wie die Methode in der gemeindepsychiatrischen Arbeit genutzt werden kann und das nötige Handwerkszeug erwerben,um ein Netzwerkgespräch durchführen zu können. Jeder soll die Möglichkeit bekommen, sich persönlich mit der Methode auseinander zu setzen, um für sich eine Entscheidung zu treffen, ob ihm die Methode liegt und er sie sich zu eigen machen will.

Beide Ziele haben sich für mich bei der Gestaltung der ersten Kurse in

Warszawa und Wroclaw, die Anfang 2013 begannen und im Oktober 2014 endeten, entwickelt. Geprägt von meinen Vorerfahrungen aus der klinischen Arbeit, in der Verantwortung für vielerlei Mitarbeiter und beseelt von dem Wunsch, das psychiatrische Versorgungssystem einer Region zu verändern oder weiter zu entwickeln, stand die Befähigung der Teilnehmer zu eigenständigem, therapeutischen Handeln ganz im Vordergrund. Die Situation der polnischen Teilnehmer an den Kursen hat mich diese Zielsetzung überdenken lassen. Es gibt zwar das große Interesse an einer Haltung in der psychotherapeutischen Arbeit oder Zusammenarbeit mit psychisch Kranken, die sich jenseits der sozialen, fachlichen (biologisierenden) und ökonomischen Zwänge wieder auf humanistische Werte und entsprechendes Handeln besinnen möchte. Es gibt so etwas wie eine Suche, vielleicht auch Sehnsucht, wenn das nicht zu romantisierend erscheint, nach einer anderen Form des Miteinanders, in der Mitmenschlichkeit, Respekt und Toleranz ihren besonderen Platz haben. Es gibt viele Teilnehmer in diesen Kursen, die schon erstaunlich viel Erfahrung mit vielerlei verschiedenen Therapieformen, einschliesslich systemischer Arbeit haben, schliesslich hat diese insbesondere in

Krakow neben der fortschrittlichen Sozialpsychiatrie durch einen Lehrstuhl in Familientherapie eine eigene erfolgreiche Geschichte. Allerdings haben leider die wenigsten Teilnehmer die Möglichkeit, im Laufe der Kurse etwas von dem, was sie in Bezug auf Umorganisation, Netzwerktreffen und Reflektierendes Team lernen, umzusetzen.

Die Alltagszwänge verunmöglichen es nahezu für die meisten, diesen Teil der Weiterbildung zu nutzen. Und auch dort, wo es gehen könnte, da verschiedene Mitglieder einer Institution zusammen mit ihrer Leitung teilnehmen, ist es schwerer zu beginnen, als ich dachte. Auch in den Institutionen, (hier eine Klinik für Kinder und Jugendliche sowie eine Einrichtung mit Tagesklinik, Wohnheim und ambulanter Betreuung) gibt es noch ungeahnte Erschwernisse in Form baulich einschränkender Möglichkeiten, aber auch z.B. die Haltung zu den Berufsbildern macht es für die Krankenschwestern ausserordentlich schwer, sich als mögliche Moderatoren zu zeigen. Für mich sind das Beispiele für die Notwendigkeit, besondere Sorgfalt im Umgang bzw. mit dem Verständnis der besonderen gewachsenen Kultur in Organisationen innerhalb einer Gesellschaft walten zu lassen, die in den zurückliegenden Jahren erhebliche Veränderungen zu integrieren oder zu entwickeln hatte. Das wirkt sich auch im Bereich der ökonomischen Stellung der Angestellten im Gesundheitswesen aus, die von einem einzigen Gehalt kaum leben können. Dass unter solchen Umständen Reformen äusserst schwer umzusetzen sind, sollte einleuchten. Man könnte auch sagen, dass der Weg zu solchen wahrscheinlich sehr viel länger dauert, wenn nicht andere strukturelle Voraussetzungen von Verwaltung und Politik geschaffen werden.

Diese Zusammenhänge drängten sich mir durch vielerlei Gespräche am Rande nach und nach auf und halfen mir dabei, mehr vom Kontext zu verstehen und gleichzeitig die eigenen Zielvorstellungen anzupassen. So rückte dann im Laufe der einzelnen Workshops mehr die persönliche Perspektive der Einzelnen ins Zentrum, verbunden mit der Frage, wie sie, jeder für sich, am besten von dem Gelernten profitieren könnten, so dass sie, selbst wenn keine Veränderungen im Arbeitszusammenhang möglich sind, trotzdem ganz für sich selbst und ihren Umgang mit Klienten/ oder Freunden und Familienmitgliedern profitieren können.

Wie wollen wir das erreichen?

Es wird im Laufe eines Jahres 8 Kurse mit jeweils 12 Arbeitseinheiten geben, die alle einen Schwerpunkt haben, um grundlegende Fertigkeiten zu vermitteln, wie „Zuhören", Reflektieren, Dialog fördern, Umgang mit und Bedeutung von Krisen, Frageformen, Bedeutung von und Eingehen auf Gefühle etc.. Dazu gibt es Materialien, kurze theoretische Einführungen und vor allem praktische Übungen.

Wenn die ersten Erfahrungen gesammelt werden, wird es noch praktischer im Sinne von Supervision.

Dieser Kurs ist keine Schulung wie eine Unterweisung, sondern lebt von dem gemeinsamen Erarbeiten der Themen. Deshalb ist es wichtig, dass viel gefragt wird, um möglichst dicht an den Erfahrungen und Wünschen der Teilnehmer zu bleiben. So entsteht etwas wie eine Co- Kreation im Dialog des Unterrichts.

Das Team macht Vorschläge für die Struktur der Tage, aber die Erfahrung hat uns gelehrt, dass aufgrund der sich entwickelnden Bedürfnisse der Teilnehmer häufig Veränderungen entstehen, was aber dem Entwicklungsprozess der Teilnehmer entgegenkommt.

Uns ist klar, dass der Beginn des Kurses am Freitagnachmittag und am Sonnabend für die Teilnehmer eine zusätzliche Belastung darstellt. Durch die Gestaltung des Freitages mit dem Einsatz von Entspannungstechniken versuchen wir dem zu entsprechen.

Häufig gibt es am Sonnabend alternative Verpflichtungen für einzelne Teilnehmer. Wir bitten alle zu prüfen, inwieweit diese Verpflichtungen unumgänglich sind, denn das Abbröckeln der Teilnehmenden am Samstagnachmittag stört den Verlauf nicht unerheblich. Das macht sich insbesondere dort bemerkbar, wo die Angehörigen einer ganzen Institution geschult werden sollen. Wenn es unaufschiebbare Verpflichtungen gibt, bitten wir darum, das in den jeweiligen Morgenrunden anzusagen. Wer zu einem der Workshops gar nicht kommen kann, schreibt das bitte rechtzeitig an Renata. Weitere Fragen?

Und dann die erste Lektion:
Grundlagen zur Methodik des Open Dialogue – Grundprinzipien I

Die Methode wurde entwickelt, um neu aufgetretene psychotische Krisen („first episode") erfolgreicher zu behandeln, was zum jetzigen Zeitpunkt in Tornio in West Lappland (Finnland) seit mehr als 25 Jahren praktiziert wird und dort auch auf alle anderen Formen von Krisen übertragen wurde. Lediglich im Bereich der Alkoholabhängigkeit gibt es noch wenig publizierte Erfahrungen, was am (auch in Finnland) geteilten Versorgungssystem liegt (Psychische Störung/Sucht).

Inzwischen lässt sich aber unschwer erkennen, dass auch Netzwerke mit einem abhängigen Mitglied von dem Ansatz profitieren können. Dabei setzt sich die Erkenntnis, wenn auch langsam, durch, dass auch Abhängigkeitserkrankungen aus Beziehungsstörungen resultieren.

Und so könnte sich die therapeutische Arbeit in einer Krisensituation entwickeln:

Stellen Sie sich vor, Sie arbeiten in einem Krisenteam einer Einrichtung, die eine bestimmte Region in Ihrer Umgebung psychiatrisch versorgt. Sie haben heute Telefondienst und sind dafür verantwortlich, im Falle eines Anrufes zu klären, wie geholfen werden kann. Schliesslich klingelt das Telefon. Sie heben ab, melden sich und fragen den oder die Anruferin nach dem Anliegen. Ihre Gesprächspartnerin am anderen Ende entschuldigt sich für die Störung, sie wisse gar nicht, ob sie an der richtigen Adresse sei, vielleicht sollte sie in der Notaufnahme der nahegelegenen Klinik anrufen. Sie lassen sich nicht beirren, denn Sie fühlen sich dafür verantwortlich, bei der Klärung des Anliegens zu helfen und kommen nicht in Versuchung, die Anruferin weiter zu verweisen.

„Wobei brauchen Sie Unterstützung?" lautet ihre erste Frage. Die Frau berichtet, dass sie in einem Vorort der Grosstadt lebt, nicht weit von ihrer Einrichtung, zusammen mit ihrem Ehemann und ihrer Tochter, um die sie sich grosse Sorgen mache. Diese könne nicht mehr schlafen, stehe stundenlang am Fenster, führe Selbstgespräche, würde aber auf Nachfragen nicht antworten, manchmal zeige sie mit dem Finger auf Menschen, deute an, dass die nur ihretwegen dort vorbeigehen würden, und sie könne hören, dass diese Menschen hässliche Dinge über sie sagten. Sie habe seit Tagen

nicht mehr richtig gegessen, aus Angst, dass etwas im Essen sei, was sie zum Reden bringen solle und sie spreche immer öfter davon, dass sie das alles nicht mehr aushalte.

Die Eltern wüssten sich nun keinen Rat mehr und hätten Angst um die Tochter. Auch der jüngere Bruder habe es aufgegeben, sie zu überzeugen, dass da nichts sei und sie sich alles nur einbilde. Selbst die Nachbarin, mit der sich die Tochter immer gut verstanden habe, könnte nichts mehr ausrichten.

Einen Haus- oder Facharzt hätten sie nicht aufsuchen können, da die Tochter das Haus nicht mehr verlasse.schliesslich habe der Hausarzt ihr die Telefonnummer des Krisenteams gegeben. Sie fragen, ob es den Eltern recht wäre, wenn sie als Team zu zweit oder zu Dritt zu ihnen nach Hause kämen, oder ob eine andere Lösung besser sei? Nein, sagt ihre Gesprächspartnerin, das sei wohl im Moment das Beste. Sie fragen, wer noch an einem solchen Gespräch teilnehmen sollte, und die Mutter schlägt vor einen Zeitpunkt zu wählen, an dem ihr Mann und der ebenfalls in der Stadt lebende Bruder auch können und will auch die Nachbarin fragen, ob sie Zeit habe. Sie einigen sich auf einen Termin am späten Nachmittag und fahren mit zwei ihrer Kollegen, die sie kurz instruiert haben, hinaus. Aufgrund der Schilderungen der Mutter halten sie es für denkbar, dass auch über eine medizinische Einschätzung geredet werden muss, weshalb sie den Arzt des Teams, einen Psychiater, gebeten haben, das Team zu verstärken.

In der Wohnung der Familie angekommen, sind alle eingeladenen Personen um den Küchentisch versammelt. Nur die Tochter hält sich in einem andren Zimmer auf und signalisiert kein Interesse an einem Gespräch. Sie schlagen vor, die Türen offen zu lassen und nachdem sie sich vorgestellt haben, erläutern sie knapp die Art und Weise ihres Vorgehens, bedanken sich für den ungewöhnlichen Einsatz der Beteiligten und fragen, worüber im Moment gesprochen werden muss. So tauchen plötzlich alle möglichen Fragen auf, die um die Erlebnisse mit der Tochter kreisen: Was das wohl sei, was sie da habe?, Ist das nicht schizophren, müsste sie nicht in eine Klinik, Ob Medikamente dabei helfen könnten? Ob sie sich an ihrer Arbeitsstelle im Supermarkt übernommen habe, sie hätte doch beklagt, dort von allen gemobbt zu werden?, Wie gefährlich es sei, dass sie nichts mehr esse?, Was man tun könne, um wieder an sie heranzukommen?, Ob sie nicht doch zwangseingewiesen werden kann?, Ob sie wohl schon daran gedacht habe, sich das Leben zu nehmen?

Das Team versucht auf alle Fragen einzugehen und achtet darauf, dass möglichst jeder zu Wort kommt, so dass viele Perspektiven zur Geltung kommen. Es vermittelt zu den entsprechenden Fragen Informationen in einer dem Sprachgebrauch der Familie angemessenen Wortschatz, allge-

meinverständlich und frei von Fachausdrücken und macht deutlich, dass es nicht ihre Absicht ist, für die Familie zu entscheiden, sondern vielmehr dazu beitragen möchte, dass die Familie die für sie passenden Lösung findet.

Nach etwa 2 Stunden scheinen alle erschöpft und nachdenklich, so dass sie vorschlagen, die Sitzung zu beenden. Sie bieten an, zu einem nächstmöglichen Termin, der für die Familie passt, wiederzukommen. Mutter und Vater greifen das auf, äußern ihre Dankbarkeit darüber, solche Unterstützung angeboten zu bekommen und sind froh, nicht irgendeiner Form von Zwang zustimmen zu müssen. Sie fühlten sich jetzt sicherer und möchten lieber am morgigen Tag weiter über Lösungsmöglichkeiten sprechen. Das Team fragt die Teilnehmer, ob es passe, wenn sie jeder für sich noch einmal wichtige Gedanken aussprechen und reflektieren dann zu Überlegungen, die sie während der letzten 2 Stunden beschäftigt haben. Der Mutter stehen die Tränen in den Augen, als sie hört, wie sehr einzelne Teammitglieder ihren Einsatz und das Engagement zu schätzen wissen, das sie in den letzten Tagen aufgebracht habe.

Dann vereinbaren sie einen nächsten Termin für den frühen Nachmittag des Folgetages und verabschieden sich.

Solche Geschichten zum Auftreten psychosenaher Symptome haben wir vielfach gehört, allerdings haben die Geschichten meist eine andere Wendung genommen, die in den meisten Fällen zu einer Einweisung in die nächste Klinik führten, wo eine Medikation dringlich angeraten und durchgesetzt wurde.

Diese Geschichte liesse sich dadurch fortsetzen, indem das Team in der ersten Woche täglich kam, in der nächsten Woche nur noch jeden 2. Tag und danach immer seltener, allerdings gab es noch Gespräche, die sich insgesamt über 2 Jahre hinzogen. 2 Wochen dauerte es, bis sich die Tochter traute, an den Gesprächen teilzunehmen und begann das Haus wieder zu verlassen und schliesslich einen Psychologen aufsuchte, weil sie ein paar Dinge allein besprechen wollte, ohne die Eltern.

An den Netzwerkgesprächen nahmen später die Nachbarin nur gelegentlich, der Bruder gar nicht mehr teil. Dafür wurde der Arbeitgeber eingeladen und auch der Psychologe erschien zweimal. An Medikamenten kam ein Beruhigungsmittel für die Nacht zum Einsatz, der Gebrauch von Neuroleptika wurde heftig diskutiert, aber scheiterte an der Abneigung der Patientin. Sie wurde nach einer Krankschreibung über ein halbes Jahr nach und nach an ihrer alten Arbeitsstelle wieder eingegliedert, wo sie heute die Abteilung Einkauf leitet.

An dieser Geschichte lassen sich die Prinzipien der Behandlung mit dem offenen Dialog gut veranschaulichen:

1. Hilfe muss sofort, am besten innerhalb von 24 bis 48 Stunden angeboten werden.
2. Sehr früh rückt bei allen Überlegungen der Blick auf das Netzwerk der Patientin in den Mittelpunkt.
2. Das Team fühlt sich von dem Moment an, in dem es kontaktiert wurde, zuständig und verweist keinesfalls weiter.
3. Das Team ist flexibel in Bezug auf die zeitliche Beanspruchung in der Krise, in Bezug auf die eingeladenen Netzwerkteilnehmer, sowie in Bezug auf die Wahl des Ortes, an dem sich das Netzwerk treffen möchte.
5. Es fühlt sich der psychologischen Kontinuität verpflichtet, ist also stabil über einen längeren Zeitpunkt verfügbar.
6. Und es arbeitet mit anderen Professionen oder Kollegen zusammen, unabhängig von der Frage, welcher theoretischen Ausrichtung diese jeweils anhängen.

Pause

Und danach folgt die erste Übung:
Nun sollen die in der oben berichteten Geschichte erforderlichen Fähigkeiten nach und nach eingeübt werden Dabei ist die Fähigkeit des Zuhörens von besonders wichtiger Bedeutung und wird in verschiedenen Varianten geübt und vertieft. Wir beginnen mit dieser Übung:
Miteinander sprechen und beobachten, 1:
ein Interviewer, ein Interviewter, ein Beobachter (3 Personen) Jeder nimmt jede Rolle für ca 20 Minuten ein. Thema: Was bewegt mich, warum bin ich hier. Anschliessend in der Grossgruppe Austausch. Jeder berichtet: Was habe ich von meinem Gesprächspartner gehört? Wie habe ich mich in den verschiedenen Rollen erlebt? Da nicht genug Teilnehmer anwesend waren, um 5 gleich grosse Gruppen bilden zu können, sprang die Dolmetscherin, die bereits Erfahrungen aus den Kursen in Warszawa und Wroclaw mitbrachte, ein. Dazu habe ich bereits eingangs ein paar Worte gesagt: Hier geht es mir darum deutlich zu machen, wie wichtig es für die Dolmetscherin gewesen ist, selbst an Übungen teilzunehmen, um das eigene Verständnis für das, was sie übersetzt, zu vertiefen. Für mich ging es zunehmend darum, möglichst viel des Atmosphärischen über Mimik, Gesten und Bewegung aufzunehmen, was dazu führt, dass nun von meiner Seite viel mehr auf Körperlichkeit und entsprechende Zeichen Wert gelegt wird. Es scheint, als ob ich aus gegebenem Anlass nun diesen Ausdrucksformen

gegenüber sensibler werde, was auch seinen Reiz hat - ich werde weiter berichten.

Damit geht der erste Tag zu Ende.

Am nächsten Morgen beginnen wir mit einer Übung, die auf dem Zuhören aufbaut:

Aber erst einmal die Begrüßung :

Begrüssung in Bewegung, PartnerIn suchen, jeder erzählt 10 Minuten, wie es ihm geht, was vom gestrigen Tag geblieben ist, was die Erwartungen für heute sind. Nach dem Austausch über die Ereignisse oder Erwartungen an den heutigen Tag setze ich die Ausführungen über das, was den Open Dialogue ausmacht, fort, indem ich an die gestrigen Ausführungen anknüpfe:

Fortsetzung Grundlagen des Open Dialogue – Grundprinzipien II
Haltung:

Das bisher Ausgeführte stellt einen ersten Umriss des Vorgehens in der Methodik des Open Dialogue dar, etwas, das viel mit Organisation zu tun hat. Nicht beschrieben sind damit die nötigen Voraussetzungen, um ein solches Vorgehen zu ermöglichen. Es ist aber unbedingt erforderlich, sich über die nötigen Veränderungen der Strukturen, in denen man arbeitet, Gedanken zu machen. Sehr schnell stösst man auf Grenzen, die auch im Finanzierungssystem liegen, aber selbst die Widerstände in uns sind nicht leicht zu überwinden - wer gibt schon gern lieb gewordene Gewohnheiten auf? Nun muss man sich davon nicht entmutigen lassen („Das würde bei uns nie gehen"). Hier könnte man zur Anwendung bringen, was sich in dem Satz „Der Weg ist das Ziel" verbirgt. Natürlich sind wir auch abhängig von sozialen Bedingungen und Restriktionen, aber es hat durchaus etwas für sich, daran zu denken, dass Veränderung immer bei uns selbst ihren Anfang hat und sich von dort ihren Weg bahnt (jede Wanderung beginnt mit dem ersten Schritt, und es führen viele Wege nach Rom). Wie häufig haben wir persönliche Pläne gegen den Widerstand von Eltern, Partnern, Kindern, Vorgesetzten durchgesetzt, weil sie uns wichtig wurden. Hier vergleiche ich die Kraft und den Einfallsreichtum von Ideen gerne mit dem Einfallsreichtum und der Kraft des Wassers, das sich seinen Weg bahnt, wenn nur genug davon da ist. Und dieses „genug" könnte sich aus der Kraft und dem Einfluss der folgenden Gedankengänge entwickeln: Dabei geht es um die Haltung, in der wir anderen Menschen in der Situation der Krise - und wohl auch sonst - begegnen wollen.

1. Die Toleranz von Ungewissheit
beinhaltet insbesondere, dass wir wieder lernen, dass es nicht immer schnel-

le Lösungen sind, die Bestand haben, sondern dass Lösungen sich im Zusammenhang des jeweiligen Lebensgefüges entwickeln. Wir haben in unseren Ausbildungen gelernt, Wissen als etwas Gegebenes hinzunehmen, als eine Sache, die ist. Das sollte unser Expertentum ausmachen, was dazu geführt hat, dass wir als Ärzte und Psychologen anfingen, anderen Menschen vorzuschlagen, was für sie „richtig" sein könnte, oder wie wir uns vorstellen, wie sie besser „funktionieren"könnten. Das hat sich besonders in allen Formen von Institutionen mit einer Hierarchisierung durchgesetzt. Nun gibt es ausreichende Hinweise, dass wir mit dieser Methodik für andere Menschen auf lange Sicht längst nicht so erfolgreich sind, dass wir stolz darauf sein könnten.

Lange Zeit haben wir es auf die von uns konstruierten Diagnosen und Krankheiten geschoben und nicht bemerkt, dass wir selbst Teil des Systems sind und zur Chronifizierung psychischen Leidens beitragen. Und nun sollen wir umdenken und eine andere Haltung einnehmen. „Ich nehme Dich wie Du bist, und alles, was Du sagst, ist wichtig", ist ein Ausdruck dieser Grundhaltung.

„Jeder Mensch ist Experte seiner Erfahrungen". "Ich kann nicht wissen, was für einen anderen Menschen gut ist". "Ich bin nicht dafür verantwortlich, dass sich Menschen/Patienten ändern", selbst wenn das in Institutionen wie psychiatrischen Kliniken als alltägliche Notwendigkeit im Rahmen eines Anpassungsprozesses imponiert. Die Entlastung, die diese neue Haltung mit sich bringt, keine Lösungen mehr produzieren zu müssen, ist enorm und wahrscheinlich ein wesentlicher burn- out verhindernder Faktor.

B.   Leben als Dialog

Über den Dialog haben sich seit Tausenden von Jahren die Denker Gedanken gemacht, während alle anderen ihn gelebt haben, jeder auf seine Art. Hier sollen, ohne auf Plato oder Vorsokratiker, geschweige denn taoistische oder buddhistische Gedanken zurückzugreifen, einige Grundzüge, die für ein gelungenes Miteinander wichtig sind, dargelegt werden. Man kann sich darüber freuen, dass etwas wie der „Dialog" wieder Eingang in unsere Sprach- und Denkgewohnheiten findet. Das gilt insbesondere für die Psychiatrie, die zu oft das hohe Lied des Monologs anstimmte. Hier soll die Auffassung vertreten werden, das sich mindestens lebendige Organismen in einem ständigen Austausch, Fluss („alles fliesst, panta rei") oder Dialog miteinander befinden, der sich nicht nur auf Sprache bezieht, sondern auch unseren Organismus einschliesst. Das trifft sich mit Beschreibungen des Gehirns als Vermittlungsorgan zwischen Organismus und Umwelt in jüngerer Zeit. Das Ausmaß der Bedeutung dieser Anschauung für das menschliche Aufeinander- bezogen-sein wird an den Forschungen zur Intersubjektivität anhand von Mutter- Kind-Beobachtungen deutlich. Colwyn Trevarthen hat die beobachtete gegenseitige Beeinflussung von Mutter und Kind mit etwas wie Musik verglichen, die einem Rhythmus folgt, woraus sich das Bild des Tanzes entwickelte. Das wiederum wurde von Jaakko Seikkula aufgegriffen, der selbst das Gespräch im Netzwerk mit der Metapher des Tanzes zu beschreiben versucht, eine Art „Sirtaki", in der die Gruppe zum Rhythmus der Töne die passende Bewegung finden muss. Wie gut es sich anfühlt, wenn diese Synchronisierung gelingt, erlebt man, wenn man es ausprobiert.

Das führt zu einer weiteren wichtigen Besonderheit des Dialoges, nämlich dem, was Daniel Stern als „now moment" in seiner Beobachtung von Mutter-Kind-Interaktionen gefunden hat. In besonderen Momenten von Aufeinander- eingestimmt-sein erleben beide eine Veränderung im Sinne einer Berührtheit, die den ganzen Organismus erfasst, durch den eine Welle des Wohlgefühls läuft, was allerdings nur wenige Sekunden anhält, aber etwas Unvergessliches an sich hat. Diese Momente beinhalten etwas Kraftvolles, was vom befreiten Gefühl herzurühren scheint und ermöglicht unter Umständen Veränderungen, die nicht annähernd durch Erklärungen oder Deutungen zu erreichen sind. Da dieses Momente sind, die zum alltäglichen Leben gehören, auch wenn sie sich nicht alltäglich ereignen, scheint es sich um eine Urform von Begegnung zu handeln, die auch durch Achtsamkeit, Sich-einlassen und Mit-sein herbeigeführt werden können, ohne dass dies mit Absicht geschehen kann. Es scheint sich mehr um die Bereitschaft zu handeln, im gegenwärtigen Moment anwesend oder präsent zu sein, dadurch, dass ich reagiere oder eine spezielle Äußerung meines Gegenübers in ebenso spezieller Weise beantworte. Dieses Beim-anderen-sein scheint vorauszusetzen, in ebensolcher Weise bei mir selbst zu sein, mich in mir selbst zu Hause zu fühlen. Und das kann manchmal ein langer Weg sein.

Einen besonderen Anteil hat bei diesen Vorgängen auch unsere Sprache, mit der wir in ganz besonderer Weise achtsam umgehen sollten. „Jedes Wort bekommt seine Bedeutung erst in dem Kontext, in dem es gesprochen wird" ist ein Zitat von Ludwig Wittgenstein, der uns unter anderem darauf hinwies, dass es für das Verständnis lebender Organismen (wie Menschen) sinnvoller sein könnte, nach der Ausnahme, dem Besonderen zu suchen und nicht nach der Regel, die u.U. eine Verbindung oder Ähnlichkeit nahelegen könnte. Und jedes Wort hat im Sprecher womöglich eine eigene Geschichte, die ganz anders sein kann, als wir es verstehen können. Deshalb fragen wir immer wieder, wie das oder jenes gemeint sein könnte oder: „welche Bedeutung hat für sie.....?" Oder: „was müsste ich wissen, um eine Vorstellung davon zur bekommen, was das für Sie bedeutet?"

Zu einem gelingenden Dialog scheint auch zu gehören, nicht zu früh in Versuchung zu kommen, verstanden zu haben. Hans-Georg Gadamer hat einmal gesagt, dass der grösste Feind des Verstehens der Glaube sei, verstanden zu haben. Viele unserer Theorien wollen dazu verführen, die ihnen eigenen Konstrukte wieder zu erkennen, um Gewissheit zu erlangen. Man darf sagen, dass es sich dabei auch um eine trügerische Gewissheit handeln kann. Wenn ich glaube, verstanden zu haben, höre ich auf, neugierig zu sein, bemühe ich mich nicht mehr um das Besondere eben dieses Menschen, das es jedoch gibt, denn es gibt sie nicht, die zwei gleichen Leben, zwei gleiche Erfahrungen. Wohl können wir uns darauf einlassen, dass es Ähnlichkeiten gibt, aber das sollte uns nicht dazu verführen, aufzuhören, es noch genauer wissen zu wollen.

B.   Polyphonie oder Perspektivenreichtum

Wir halten viel von der These, dass sich lebendige Organismen vielgestaltig, vielfältig und veränderlich organisieren. Ein weiterer dazu passender Begriff ist die Vielstimmigkeit als ein Aspekt von mehreren möglichen Perspektiven, die zur Gestalt des Ganzen beitragen und sich nicht ausschließen müssen, sondern nebeneinander, vielleicht sogar besser: miteinander, den Reichtum von Sein ausmachen. Das heisst, dass wir dort, wo wir gemeinsam neue Wege suchen, alle Stimmen hören möchten, um möglichst viele Sichtweisen oder Standpunkte zu kennen, da sich so eher eine von allen getragene Entscheidung treffen lässt, was in Anbetracht der Verunsicherung der Beteiligten in psychischen Krisen von grosser Bedeutung ist. Denn das Schaffen eines sicheren Ortes ist da, wo Krise, Verunsicherung und Ängstlichkeit vorherrschen, von eminenter Bedeutung und verdient unsere vorrangige Beachtung. In unseren Gesprächen gilt es, diese Vielstimmigkeit zu ermöglichen, sie manchmal aktiv einzufordern als Zeichen, das alles wichtig ist, was gesagt werden kann. Wir können noch unterscheiden zwischen der horizontalen Polyphonie, also den Stimmen, die an die Personen im Raum gebunden sind, und an die Stimmen, die an unseren jeweiligen inneren Erlebnisraum anknüpfen, mit denen wir je nach Situation und Thema antworten, z.B. als Vater, Grossvater, Sohn, Ehemann, Freund oder als jemand, der um eine geliebte Person trauert, vielleicht auch ein schweres Trauma überlebt hat.

Und es gibt sie, die lauten und raumgreifenden neben den leisen, bescheidenen Stimmen, die beide nebeneinander wichtig sind und erst zusammen das

Bild vollständig machen, das sich in uns zu bilden beginnt, um etwas wie „Gemeinsinn" zu stiften, in dem wir uns alle wiederfinden.

An diese Ausführungen schließt sich eine **Übung** an:
Miteinander sprechen und beobachten 2:
Gruppen mit 4 Personen, ein Interviewer, eine Interviewte, zwei Beobachter. Thema: Ich spreche über etwas in meinem Leben, das mich stört, jeder in jeder Rolle. Nach jedem Gespräch unterhalten sich die Beobachter über das Gehörte. Danach Austausch über das in den verschiedenen Rollen Erlebte in der Grossgruppe.

Mittagspause

Nun beginnt die Einführung in ein weiteres Kapitel von grundlegender Bedeutung:

Die Methodik des Reflektierenden Teams

Beim Reflektierenden Team handelt es sich um eine Methodik, in der viele der dargelegten Haltungsgrundsätze verwirklicht werden können mit dem Ziel, Raum und Zeit zu schaffen für neue Worte und Überlegungen, nicht nur zwischen den Gesprächspartnern, sondern auch im inneren Dialog der einzelnen Teilnehmer. Das ist ein durchaus anspruchsvolles Vorhaben in einer zwar immer noch künstlich zu nennenden Form (ich nenne das gern einen Kunstgriff), die aber insbesondere in Krisen, sowohl Lebenskrisen als auch kritischen Gesprächssituationen, beiden Akteuren Sicherheit vermitteln kann. Das geschieht durch eine Verbindung, die entstehen kann, indem durch das Anknüpfen an wichtige Gesprächsinhalte in Form wertschätzender Bemerkungen das Selbstwertgefühl gestärkt werden kann, und durch weiterreichende Fragen Entwicklungsspielräume eröffnet werden können. Dabei gibt es eine Reihe von Regeln, die ein Gelingen unterstützen können. Es beginnt mit der Anordnung der Sitzgelegenheiten, wenn Interviewer und Klient sich gegenübersitzen. In einem Halbkreis dazu angeordnet sitzen die Kollegen des Reflektierenden Teams, die während der ersten Interviewphase nur zuhören und auf die eigenen, durch das Gespräch ausgelösten Reaktionen in ihrem Körper achten. Wenn das Gespräch an einer passenden Stelle angekommen ist, wird der Interviewer seinen Gesprächspartner fragen, ob es für ihn passt, sich einmal das anzuhören, was den Mitgliedern des Reflektierenden Teams durch den Kopf gegangen ist, während sie zugehört haben.

Dann wenden sich die Teammitglieder einander zu und sprechen das aus, was eine Bewegung in ihnen ausgelöst hat. Dabei knüpfen sie geeigneterweise an Worte und Sätze oder Gesten an, die aus der Gesprächssituation stammen und verbinden dies mit den eigenen empfundenen Reaktionen, was sich dann etwa so anhören könnte:

„Als Frau X. anfing von ihrer Grossmutter zu sprechen, habe ich gesehen, dass sie viel lebendiger sprach und anfing, sich beim Sprechen zu bewegen. Das hat bei mir zu grosser Erleichterung geführt, und da habe ich mich gefragt, ob es gut wäre, mehr über die Beziehung zu erfahren". Oder: „Als Herr Y. davon sprach, wie es ihm geht, seitdem sein Sohn verunglückte, spürte ich plötzlich großen Druck auf meiner Brust, und ich frage mich, ob er bisher Gelegenheit hatte, über diesen großen Druck zu sprechen". Oder: „Ich habe gehört, wie viel im Leben von Frau Z. nicht verwirklicht werden konnte und sie denkt, nun versagt zu haben, aber dann fiel mir auf, wie mutig es von ihr ist, hierüber mit dem Therapeuten zu sprechen, und mir kam so ein Gedanke, ob es nicht auch noch an anderen Dingen gelegen haben könnte, dass ihr wenig gelingen wollte". Oder: „Ich war erstaunt von Herrn H. zu hören, dass er sich selbst als sehr verschlossen sieht. Dann weiss ich es umso mehr zu schätzen, dass er sich hier öffnet". Diesen wenigen Beispielen kann man entnehmen, dass es vor allem eine wohlwollende und wertschätzende Grundhaltung sein soll, aus der heraus gesprochen wird. Wir verzichten auf Kritik, denn davon haben die allermeisten Menschen, die zu uns kommen, in ihrem Leben schon mehr als genug gehabt. Wir erkennen auch kleinste Erfolge an als Zeichen, dass es eine Bereitschaft zu Änderung und Anstrengung gibt. Wir vermeiden es, unsere Sätze als Wahrheiten oder Gegebenheiten zu formulieren, sondern bevorzugen den Konjunktiv, um das Gesagte als Möglichkeit offenzuhalten. Es ist lediglich eine Perspektive unter vielen, und dem Zuhörer ist die Freiheit zugestanden, unsere Perspektive zurück zu stellen oder zu weisen. Wir strengen uns an, das, was wir sagen wollen, kurz zu fassen, und hüten uns vor Bewertungen, Beurteilungen oder Erklärungen.

Wir passen unseren Wortschatz dem des Gastes an, normalisieren also unsere Sprache. Als Mitglieder des Teams nehmen wir keinen direkten Kontakt (Ansprechen, Anblicken) zum Interviewten auf, um ihn nicht darüber zu beeinflussen, insbesondere, wenn wir uns kennen. Als wir in unserer Klinik anfingen, Haltung und Methodik zu verändern, war das Reflektierende Team das Erste und das Grundlegende, das wir einführten oder übernahmen. Durch die fast ausnahmslosen positiven Reaktionen der Patienten wurde uns vor allem deutlich gemacht, dass wir auf einem guten Weg waren. Die Regeln muss sich jeder auf seine Art regelrecht „erarbeiten". Dazu braucht es auch den Austausch der Teilnehmer unter sich, durch Rückmeldung oder ein gemeinsames Suchen nach alternativen Möglichkeiten.

Unter Beachtung dieser Grundregeln kann auch der Anfänger mit reflektieren und wird dadurch ein Gewinn, dass er noch unbefangen und normaler auf Gehörtes reagiert. Das hat uns ermutigt, auch Lernschwestern einzubeziehen, die sich sonst gerne auf einen Standpunkt des Anfängers, der das alles noch nicht kennt, zurückziehen.

Diese Regeln werden dann in unserer Gruppe, nach einleitenden Worten, eine nach der anderen, entlang der Unterlagen durchgegangen, um sie einmal zu Gehör zu bringen. Danach hätte eine Übung folgen sollen, bei der in kleinen Gruppen das Reflektieren geübt werden sollte.

Nun hatte sich eine der Teilnehmerinnen in der Morgenrunde dahingehend geäussert, dass sie nicht sicher sei, inwieweit diese Gruppe für sie oder sie in der Gruppe richtig sei. Sie hatte sich Hilfe für den Umgang mit einem ihrer Söhne gewünscht und habe im Laufe des ersten Tages gemerkt, dass die bestehenden Probleme alle mehr mit ihr zusammenhingen, als es ihr vorher klar gewesen sei. Im Laufe des Tages hatte sich ihr Gesichtsausdruck zunehmend verdüstert, was mir aufgefallen war und mich dazu brachte, sie zu fragen, ob es gut sein könnte, wenn wir ein Gespräch mit Reflektierendem Team anböten. Nach kurzem Zögern stimmte sie zu, nahm das Angebot auf, sich eine/n Gesprächspartner/in zu suchen, während 3 Teilnehmerinnen und der einzige männliche Teilnehmer der Ausbildungsgruppe auf den Stühlen für das RT Platz nahmen. Die Interviewerin, eine erfahrene Fachärztin, vergewisserte sich der Unterstützung der Kursleiter, und es entspann sich ein dichtes, sehr berührendes Gespräch über eine Situation, in der Gefühle von Überforderung und alleingelassen werden im Kampf mit dem Anspruch an sich selbst, alles allein zu schaffen, liegen. Schließlich unterstützte das Reflektierende Team in ungewöhnlich kurz gehaltenen Sätzen die Entwicklung des Gespräches, in denen auf das Gesagte und Empfundene Bezug genommen wurde. So wurde es der TN schliesslich möglich, ein Lächeln zuzulassen und am Ende zusammenzufassen, dass es zwar keine Lösung gäbe, aber es sie gestärkt habe, die Möglichkeit zu bekommen, in der beschriebenen Weise über sich zu sprechen. Die Rückmeldung aus der übrigen Gruppe war beeindruckend durch das hohe Mass an Anteilnahme und Mitgefühl.

Dieses Vorgehen an einem gelebten Beispiel hat zwar dazu geführt, den didaktischen Tages-Plan hintanstellen zu müssen. Da aber auf der anderen Seite für alle Gruppenentwicklungen der Vorrang für Störungen bestehen bleibt, ist es auch ein Beispiel dafür, wie eine Ausbildungsgruppe zu einem sicheren Ort für die TN werden kann, als Voraussetzung, sich später ausreichend auf die Zwiespältigkeiten im Erleben der Gefühlswelten der Einzelnen einlassen zu können. So wurde der Tag beschlossen mit der mehrfach geäusserten Anmerkung, dass es ein Erleben von grosser Kraft in der Gruppe gegeben habe.

Kapitel 2
Workshop II Reflektierende Prozesse und das Netzwerk

Zwischenräume

Ich war schon am Donnerstag in Krakow angekommen, und das aus 2 Gründen. Einer davon bestand in einer Verabredung mit einem wichtigen Vertreter der Familientherapie (Bogdan de Barbaro) im polnischen Verband der Psychiatrischen Gesellschaft. Mit ihm wollte ich die Möglichkeiten ausloten, für die Teilnehmer der Kurse eine Art Anerkennung von polnischer Seite zu erhalten, da mir immer wieder beteuert wurde, dass dies von besonderer Bedeutung für die Teilnehmer sei. Um das erreichen, hatte Regina Bisikiewicz, die Geschäftsführerin des „Polski Instytut Otwarty Dialogu"
bereits einige Anstrengungen unternommen und keine Mühen gescheut, um die finnischen und andere Kollegen, allen voran Jaakko Seikkula, mit ins Boot zu holen, um deren guten Namen für die gute Sache auszunutzen.
Jaakko hatte sich schon im August in Roskilde dahingehend geäussert, dass er nicht im Namen der Universität Jyväskylä unterschreiben könne und auch nicht im Namen des Internationalen Netzwerkes, das ja keinen offiziell akkreditierten Status hat. Ich war der Meinung, dass es sich ja um Pionierarbeit handele, für das es keine Anerkennung oder Akkreditierung geben könne, da es sich erst bewähren und dann seinen Weg durch die polnischen Institutionen finden müsste. Aber wer sollte sich autorisiert fühlen, eine solche Empfehlung auszusprechen?
Vielleicht ist" Zbiszek", wie ihn seine Freunde nennen, diese Person, denn immerhin gibt es in der Art und Weise, wie Familientherapie und Open Dialogue arbeiten, ziemliche Überschneidungen.
Das Gespräch verging schnell, nachdem er mir die Räumlichkeiten seines Institutes gezeigt hatte, wo unterm Dach, auf engstem Raum, Organisation, Behandlung und Ausbildung stattfinden müssen.
Wir sprachen über die wissenschaftliche Begleitung und seine Bereitschaft, einen jungen Doktoranden bei der Erhebung des Datensatzes zur Evaluation des gerade begonnenen Kurses zu unterstützen, um die Standards gewahrt zu sehen, selbst wenn er nicht als Doktorvater fungieren kann. Dann beschäftigte uns die Frage der Nachhaltigkeit der Ausbildung in persönlicher als auch organisatorischer Perspektive, und er bestätigte die noch vorherr-

schenden rigiden Strukturen, wenn an eine Implementierung gedacht wird. So wird es nicht ohne Unterstützung auf der lokalen Verwaltungsebene, dem Nationalen Gesundheitsfond und der Politik gehen. In Krakow sei man doch anfangs etwas skeptisch gewesen, ob dieser nun plötzlich so populären Therapieform, gibt es doch eine lange Tradition, was die sozialpsychiatrische und familientherapeutische Arbeit in der Stadt und der Universität betrifft. Die Generation der Schüler von Kępminski, Andrzej Cechnicki und Z. Bogdan de Barbaro, hat das Werk fortgeführt und über die Landesgrenzen hinaus bekannt gemacht. Sie waren- und sind es noch - führende Mitglieder in der Deutsch-Polnischen Gesellschaft für Psychiatrie und Psychotherapie, die sich für den grenzüberschreitenden Austausch stark gemacht haben. Aber auch bei ihnen machen sich Ermüdungserscheinungen bemerkbar. Die Energie der Gründerzeit ist einer ruhigeren Wellenbewegung gewichen, und die jüngere Generation hält Ausschau nach dem, was sie sich selbst aneignen und entwickeln kann, ohne nur Altes zu übernehmen, selbst wenn es sich bewährt hat. Und hier scheint der offene Dialog neue Impulse zu versprechen. Er fragt nach den Grenzen der Methode, und es sind drei Dinge, die mir dazu einfallen:

1. Die Methode ist noch relativ jung und in der Fläche bisher bis auf die Region West Lappland nicht zur Anwendung gekommen. Das erklärt, weshalb es dazu bisher bis auf die Langzeitstudie von Aaltonen, Seikkula et al. keine Forschung gibt.

2. liegt eine Begrenzung in der Person der Anwender,
die sich Rechenschaft darüber ablegen müssen, ob sie sich der jeweiligen Lage gewachsen fühlen. Diese Sorgfalt ist Bestandteil der Ausbildung.

3. liegt eine Begrenzung und Absicherung in der Offenheit der Methode gegenüber anderen Ansätzen, so dass keinerlei Exklusivität angestrebt wird, sondern mit anderen bewährten Therapieformen zusammen gearbeitet werden kann.

Ein gutes, ein für mich wichtiges Gespräch zum besseren Verständnis eines mir im wesentlichen fremden Kontextes.

Der zweite Grund, warum ich schon eher nach Krakow gekommen bin, bestand darin, dass eigentlich der Doktorand Gelegenheit bekommen sollte, mit mir ein längeres Interview aufzuzeichnen. Aber das hatte in Anbetracht der Verpflichtungen gegenüber den Teilnehmern keine Chance.

Nun zum Workshop:
Der Beginn gestaltete sich etwas zögerlich, unter anderem auch dadurch,

dass die neu hinzukommenden Teilnehmer ja das Interview zur wissenschaftlichen Begleitung absolvieren sollten und dazu noch die entsprechenden Fragebögen ausfüllen mussten. Es war schon klar, dass es bei 13 Teilnehmern nicht bleiben konnte, und es war nicht ganz klar, wie viele sich neu zu uns gesellen würden. Erst nach intensivem Email- Austausch schienen es 5 – 7 werden zu sollen, aber dann waren es am Freitag 3 und am Samstag morgen eine weitere Teilnehmerin. Nach der besonderen Sitzung im 1. Workshop stellte sich für mich die Frage, was ein geeigneter Weg sein könnte, die „Neuen" zu integrieren. Schliesslich entschied ich mich, die erste Runde wie immer beginnen zu lassen, in der darüber berichtet werden kann, wie es jedem momentan so geht, was er für Erfahrungen und welche Erwartungen er mitbringt. Nicht wenige bezogen sich auf die Intensität des letzten Workshops, der für sie in bleibender Erinnerung schien.

Wie weiter oben erwähnt, sind Fragen oder Bitten um Unterstützung anfangs selten. In dieser Runde wurde einmal gefragt, ob ein niedriger Blutspiegel von Lithium im Zusammenhang mit einer Psychose auftauchen könnte. Da die Frage von der Mutter eines Erkrankten gestellt wurde, überlegte ich, was noch hinter der Frage stecken könnte, oder ob es tatsächlich nur der Wunsch war, die Meinung der Experten zu hören. Eine weitere Frage drehte sich um die Möglichkeiten der Implementierung von OD im eigenen Arbeitsfeld. Über beide Fragen und eine mögliche Beantwortung im Rahmen der bisherigen Methodik würde ich mir bis zum morgigen Tag Gedanken machen.

Nach dieser Runde bildeten wir 3 Gruppen um die neuen Mitglieder, und dort erzählten die anderen sowohl von den gelebten Erfahrungen, als auch von den theoretischen Ausführungen zur Methodik des Open Dialogue. Danach setzten wir die Drei dann in die Mitte der Gruppe und ließen sie sich austauschen über das, was sie erfahren hatten.

Auf diese Weise schienen sie so gut wie möglich „aufholen" zu können, und es war bemerkenswert, was sie alles aufgenommen hatten. Im Anschluss daran boten wir die Grundübung der imaginativen Entspannungsübungen in einer adaptierten Form an, um darauf aufbauend in späteren Workshops den Umgang mit Gefühlen genauer betrachten zu können.

Grundform der Entspannungsübung
„Bitte nehmt auf einem Stuhl Platz, macht es euch so bequem wie möglich und bereitet euch darauf vor, in den nächsten Minuten Zeit für Euch ganz allein zu haben. Ihr könnt, wenn Ihr wollt, die Augen schliessen, aber ihr könnt sie auch offen lassen. Dann solltet ihr während der Übung einen Punkt Euch gegenüber fixiert halten. Wann immer Ihr wollt, könnt ihr eure

Position verändern, wichtig ist, dass Ihr Euch bequem und möglichst entspannt fühlt. Jetzt geht ihr mit eurer Aufmerksamkeit zu den Füssen. Nehmt wahr, welche Form oder Temperatur sie haben, wie sie sich anfühlen, nehmt nur wahr, wie es ist, bewertet es nicht. Von dort geht die Aufmerksamkeit weiter über die Fußgelenke, ihre Form, die Art, wie sie angewinkelt oder gestreckt sind, zu den Unterschenkeln und den Waden, auch hier nehmt nur zur Kenntnis, wie es ist. Dann stellt Euch vor, wie die Knie gebeugt sind, wie die Kniekehlen sich anfühlen, bevor Ihr zu den Oberschenkeln mit seinen großen Muskeln gelangt. Auf der Rückseite der Oberschenkel könnt ihr den Druck spüren, der dadurch entsteht, dass Ihr das Gewicht an den Stuhl abgebt, der Euch gerade trägt, damit ihr es etwas leichter habt. Dasselbe kannst Du auf der Haut der Pobacken spüren. Nun kannst Du Deine Empfindungen dem Rücken in seiner ganzen Länge bis zum Hals zuwenden.

Auf der Haut des Rückens kannst du vielleicht den Druck der Stuhllehne spüren, der dadurch entsteht, dass er Dich beim Sitzen unterstützt und hält, damit es für Dich etwas leichter werden kann. Vielleicht möchte Dein Körper sich etwas bewegen, dann gib ihm nach, der Körper findet seinen Weg. Jetzt spüre Deine Schultern, ihre Form, wie sie herabhängen und folge mit der Aufmerksamkeit dem Verlauf des Oberarms über den Unterarm bis zu den Händen und Fingern, die vielleicht auf Deinen Schenkel ruhen. Jetzt gehe mit der Aufmerksamkeit zum Kopf, fühle Dein Haar, die Kopfhaut und dann die Haut der Stirn, die sich vielleicht glätten möchte. Nimm wahr, wie die Augen in ihren Höhlen liegen, spüre die Haut Deiner Wangen, die Nase und dann die Lippen und den Mund. Der Unterkiefer hängt etwas herab und die Zunge sinkt zusammen mit ihm. Dann nimm zur Kenntnis, dass sich Dein Körper beim Atmen bewegt, registriere nur, wie es sich anfühlt. Das Einatmen, das Ausatmen, die Bewegung nach vorne und die nach hinten, alles in Deinem eigenen Rhythmus. Jetzt spüre zu Deinem Oberkörper hin, bemerke, wie sich der Brustkorb beim Atmen bewegt und auch wie sich die Bauchdecken beim Atmen mitbewegen. Und mit jedem Atemzug kannst Du ein bisschen besser loslassen und mit jedem Ausatmen kannst Du etwas der Anspannung aus dem Alltag wieder abgeben.

Bleibe noch eine Weile in dieser achtsamen Haltung und registriere, wie es sich anfühlt, vielleicht kannst Du Dich später daran erinnern. Bereite Dich nun langsam auf das Ende der Übung vor, halte die Augen noch geschlossen, während Du ein paar mal tief ein und ausatmest, beginnst, Hände, Arme und Beine zu bewegen und kräftig zu strecken, öffne dann die Augen und komme zurück in diesen Raum."

Diese Übungen wurden von Gudrun Görlitz in „Körper und Gefühl in der

Psychotherapie- Basisübungen, Klett- Cotta, Leben Lernen, 1998/ 2008 veröffentlicht und wurden vom Autor für einen anderen Zweck angepasst und verändert.

Diese Übung wird, wenn wir sie freitags, sozusagen zum Auftakt, anbieten, mit grosser Bereitschaft angenommen, geniessen es doch fast alle, sich zurücklehnen und etwas von dem bisherigen Tag hinter sich lassen zu können. Manch einer äussert sich im anschliessenden Austausch, dass er gerne weiter „geschlafen" hätte. Ich erkläre dass Missverständnis, dass es sich hier nicht um eine Entspannungs- sondern um eine Achtsamkeitsübung handelt, die nicht zum Schlafen einladen möchte. Zumindest ist wieder mehr Energie im Raum, so dass wir zur nächsten Übung kommen.

Jetzt geht es um Wahrnehmung und die Erfahrung eigener Vorlieben dabei.

Übung: Wahrnehmung
Es werden Gruppen zu je 5 Teilnehmern gebildet. Es gibt einen Interviewer, einen Klienten, jemand, der nur sieht (kann sich die Ohren zu halten), jemand, der nur hört (kann die Augen schliessen) und jemand, der die Bewegungen der Akteure beobachtet. Jedes Gespräch dauert ca. 10 Minuten, jeder nimmt jede Rolle einmal ein. Danach Austausch in der Grossgruppe. Diese Übung scheint einen guten Einstieg in die unterschiedlich erlebten und genutzten Formen von Wahrnehmung zu ermöglichen. Im Anschluss wird häufig vom Unbehagen beim Nicht-hören-können gesprochen, oder von der Schwierigkeit, sich nicht beteiligen, sich nicht „einmischen" zu dürfen. Wichtig ist, ausreichend Zeit zu geben, damit tatsächlich jeder die Möglichkeit hat, sich in jeder der vorgeschlagenen Rollen zu erleben.

Nach dem Austausch beschliessen wir diesen Tag. Im Laufe des Abends beschäftigt mich, wie ich die beiden geäusserten Fragen gewinnbringend in den Verlauf des nächsten Tages integrieren könnte. So frage ich mich, ob es Sinn machen könnte, die Möglichkeit zu schaffen, die Geschichte hinter der Frage nach der Bedeutung des Lithiumspiegels im Blut zu erfahren, aber etwas Überzeugendes fällt mir nicht ein, sodass ich beschliesse, es darauf ankommen zu lassen. Die Frage nach der Implementation scheint mir zu einem sehr frühen Zeitpunkt aufzutauchen und beim weiteren Nachdenken möchte ich mich auf eine persönliche Beantwortung der Fragestellerin beschränken.

2. Tag
Der Morgen beginnt nach „polnischer" Zeit, und das sind ca. 20 Minuten, die vergehen, bis endlich alle anwesend sind. Neu an diesem Morgen hinzu-

gekommen ist M., eine erfahrene Psychiaterin, die bereits mit den „Umwelt-
teams", wie die mobilen Teams in der Gemeindepsychiatrie hier heissen
und Aufgaben in der Versorgung längerfristig Kranker übernehmen, arbeitet. Wir beginnen nach einer kurz gehaltenen morgendlichen Begrüssung bei
strömendem Regen mit der Bildung von 2-er Gruppen, die sich jeweils 10
Minuten gegenseitig davon erzählen, was sie bewegt, interessiert oder erwarten. In dem anschliessenden Austausch in der Grossgruppe geht es darum, was ich vom Anderen gehört habe. Das ist eine der möglichen Varianten, das Zuhören zu erlernen. Dieses wird in jedem weiteren Workshop
immer ein wenig variiert. Es dauert seine Zeit, da es offenbar viel zu berichten gibt, und für den Gruppenprozess ist es ein wertvoller Baustein auf dem
Weg, sich untereinander besser kennenzulernen und nach und nach Vertrau-
en zu entwickeln. Da es 17 TN sind, bitte ich die Dolmetscherin einzuspri-
gen, was sie nun schon gewohnt ist, routiniert mitmacht und das von Mal zu
Mal dazu beiträgt, sie trotz ihrer besonderen Rolle zu integrieren und zu
beteiligen. Das ist sicherlich geeignet, ihr Hintergrundverständnis für das,
was sie übersetzen soll, zu verbessern. Sie muss den Spagat zwischen professioneller Distanz beim Übersetzen und dem engagierten Zuhören bewältigen, denn wenn sie zu engagiert ist, muss ich sie gelegentlich „anstupsen",
damit sie mit dem Übersetzen fortfährt.

Einführung in die Methodik des Reflektierenden Teams Teil II
Nach einer Pause von 15 Minuten beginne ich mit der Fortführung der im
ersten Workshop begonnenenen Unterrichtseinheit zum Reflektierenden
Team.
Inzwischen weiss ich, dass Reflektieren schwerer ist, als man gemeinhin
anzunehmen geneigt ist. Da ich dieser Methodik einen ausserordentlichen
Wert beimesse, wenn sie nach den Grundregeln genutzt wird, muss dieses
Thema immer wieder aufgegriffen werden. Dazu muss, um Fortschritt zu
erzielen, aber auch viel Gelegenheit zum Üben gegeben werden.

Die „10 goldenen Regeln"
sind dabei auch nur ein didaktisches Hilfsmittel. Sie lauten so:

1. Sprich nur über das, was Du in der Sitzung gehört, gesehen und gefühlt
   hast.
2. Wenn Du selbst sprichst, achte darauf, weder Patienten noch Interviewer
   anzuschauen, es könnte wie eine Einladung wirken.
3. Sei einfach höflich, damit erübrigt sich jede negative Rückmeldung.

4. Sprich nicht von Dingen, die der Patient zu verbergen versucht, es könnte wie eine Blossstellung wirken.
5. Sprich auch nicht von Dingen, von denen Du annehmen kannst, dass jemand anders in der Runde sie nicht erwähnt haben möchte.
6. Sag es kurz und knapp!!!
7. Gebrauche keinen komplizierten, mehrdeutigen Worte.
8. Arbeite daran, es einfach und klar auszudrücken.
9. Je sicherer Du Dir Deiner Sache bist, desto vorsichtiger musst Du mit Deinen Äusserungen sein.
10. Scheue Dich nicht, nach der Runde zu fragen, wenn Du unsicher bist.

Diese Regeln sind Orientierungspunkte, die man nutzen kann, um zu lernen, abzuwägen, welcher Weg, welche Form der Äußerung für jeden Einzelnen der beste Weg sein kann. Auch hier gibt es nicht so sehr die Alternative „richtig oder falsch", vielleicht weniger oder mehr unterstützend, wenn es nur eingebettet ist in die Haltung, dass es sehr individuell, möglicherweise aber auch anders sein könnte. Heute möchte ich Hilfestellung durch die Erläuterung der Pyramide geben, wie ich sie seit einiger Zeit nutze, um Unterstützung bei möglichen Formulierungen zu geben.

An dieser Stelle bietet es sich an, die Ausführungen aus dem ersten Workshop noch einmal zu lesen, um darauf aufbauen zu können. Wahrscheinlich werde ich immer wieder etwas wiederholen, aber das scheint nötig, und schließlich ist das Einüben von Fertigkeiten eine durchaus geeignete Methode der Aneignung.

In diesem Abschnitt geht es mir um die Verdeutlichung der Bedeutung von Kontakt oder Verbindung für eine gemeinsame geschaffene Verständigung. Dabei spielt die Wahrnehmung unserer eigenen körperlichen Reaktionen auf die Äusserungen des Sprechers eine grosse Rolle, und auch das müssen wir erst wieder mühsam lernen, dass es im Kontakt zu anderen Menschen eben nicht auf das Wiedererkennen theoretischer Konstrukte ankommt, sondern darauf, was sie in uns auslösen. Für viele der Zuhörer ist das aber noch zu unkonkret, so dass ich auf die Formulierung des „Nicht-nicht – kommunizieren-Könnens" aufbaue und zur Demonstration der unausweichlichen körperlichen Reaktionen z.B. sehr nah an einen der Zuhörer herantrete, bis der im Stuhl beginnt, fast unmerklich zurückzuweichen, ich andeute, ihn im Gesicht zu berühren und dann frage, was gerade in diesem Moment mit ihm passiert, und wie er das in seinem Körper merkt.

Die Pyramide: Ebenen möglicher Reflektionen

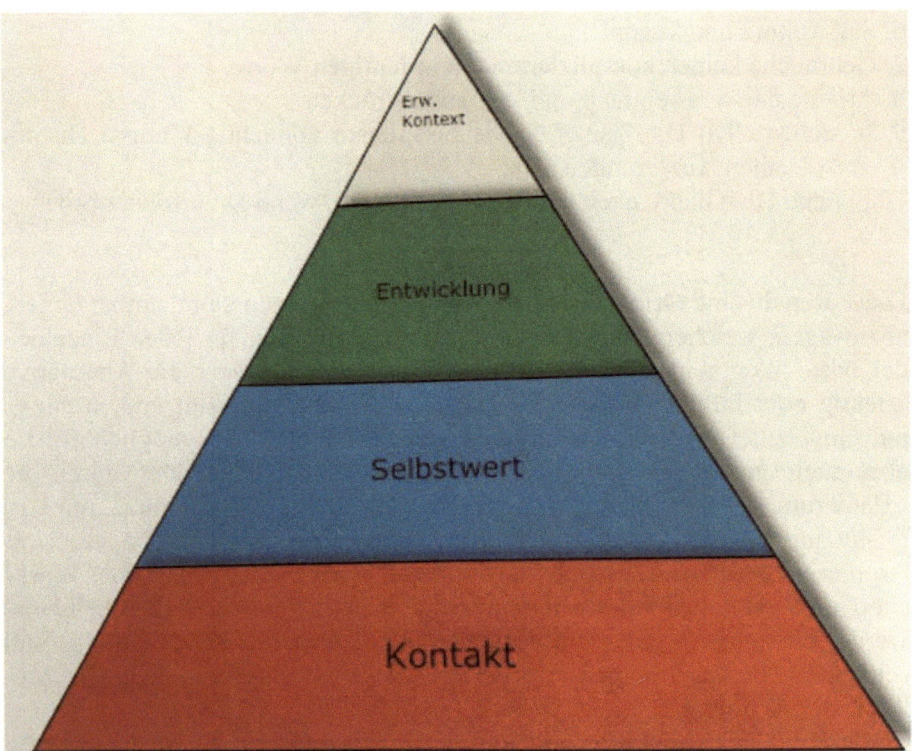

Erste Ebene, Kontakt:

Das als Grundlage für die Erläuterung der Pyramide, in der „Kontakt" die Basis bildet. Und das meint in diesem Fall: das gemeinsame Erleben eines Moments in dem ich mich in meiner Körperlichkeit angerührt fühle. Wichtige, aus dem Herzen oder Bauch gesprochene Worte haben diese Wirkung auf uns (Vergleiche dazu auch die Anmerkungen zum „gegenwärtigen Moment"). Und dieses gilt es vorrangig, beim Reflektieren zu nutzen, was nicht leicht ist und geübt und sich zu eigen gemacht werden muss. Ich habe dazu früher bereits Formulierungshilfen gegeben, wie z.B.: „ Als Herr X. davon sprach, wie es ihm nach dem unverschuldeten Autounfall ging, habe ich selbst ein Ziehen in der Brust gespürt und die Luft anhalten müssen und konnte mir vorstellen, wie sehr ihn das wahrscheinlich belastet haben muss und wohl immer noch tut".

Zweite Ebene, Selbstwertgefühl:
Nun ist es in der Alltagsroutine der Institution (als Beispiel) nicht immer möglich, sich für jedes Gespräch und jeden Sprecher so zu öffnen, dass das Mitschwingen des eigenen Organismus spürbar würde, und Respekt für etwas zu zollen, was der Sprecher für sich entwickelt oder geschafft hat. Das können und dürfen auch ganz kleine und scheinbar unscheinbare Dinge sein. So kann es für den Einen schon ein großer Schritt gewesen sein, in der Runde, vor dem Reflektierenden Team, was ja auch immer eine „Kunstfigur" bleibt, angefangen zu haben, über etwas aus seinem Leben zu sprechen. Und selbst das Betreten des Raumes, in dem das Gespräch stattfindet, kann ein grosser Schritt gewesen sein. Deshalb ist es so wichtig, auch kleine Dinge anzuerkennen und damit zu erkennen zu geben, das man etwas wahrgenommen hat, was üblicherweise unter den berühmten „Tisch" fällt. Das ist es, was für mich die selbstwertstärkende Ebene beinhaltet, Anerkennung und Wertschätzung für und Respekt vor kleinen, unspektakulären, aber persönlich durchaus grossen Schritten.

Die dritte Ebene, Entwicklung :
der Pyramide stellt das persönliche Entwicklungspotential des Einzelnen in den Mittelpunkt. Nun bedarf es eines gewissen Ausmasses an persönlicher Sicherheit durch gefühlten Kontakt zu anderen und ein wiederkehrendes Gefühl vom eigene Wert, um neue Wege einzuschlagen oder etwas auszuprobieren. Jedes neue Unterfangen birgt ein Risiko des Scheiterns, was ich dann in Kauf nehmen kann, wenn ich mich nicht zu sehr allein fühle. So bleibt die Beachtung der Kontakt- und Selbstwertebene eine Grundlage, auf der erfolgreich angenommene Entwicklungspotentiale Erwähnung finden können. So liesse sich z.B. formulieren: „Als Frau Y. davon erzählte, wieviel Freude sie wieder am Tischtennisspielen hat, habe ich mich gefragt, ob sie dieses sportliche Kapital für sich nutzen kann und wieder ihre
Tätigkeit im Verein aufnimmt, um die alten Beziehungen zu aktivieren".
Eine solche Überlegung kann aber an einem zu frühen Zeitpunkt auch eine Entmutigung bewirken („Das schaffe ich doch nie wieder"), so dass darauf zu achten ist, ob die beiden unteren Ebenen schon stabil genug geworden sind, oder es ausreichend Anknüpfungspunkte aus diesen Ebenen gibt.

Die vierte Ebene, Kontext,
greift auf den umgebenden Kontext zurück und muss mit besonderer Vorsicht genutzt werden. Was der Zuhörer aus anderen Situationen erinnert, kann für den Klienten momentan völlig bedeutungslos sein, und somit kann

eine solche Bemerkung wie: „ Als ich Frau Z. vor einigen Tagen in der Stadt begegnet bin, war sie so farbenfroh gekleidet und hat mich so angestrahlt, dass ich den Wunsch hatte, ihr das zurückzumelden", zu „verpuffen" drohen.

Nach diesen Ausführungen war es wieder Zeit zu üben.

Übung zum Reflektieren:

5 Teilnehmer in jeder Gruppe, ein Interviewer, ein Klient, 3 Reflektierer. 10- minütiges Gespräch über etwas, was mich beschäftigt. Danach reflektieren, kurze Rückmeldungen, dann Rollenwechsel, jeder in jeder Rolle. Zeitdauer ca 60 Minuten. Danach Austausch in der Grossgruppe.

Während der Übung ging es einer der neuen Teilnehmerinnen (B) nicht gut, sie weinte heftig und schien sehr betroffen.

Später sprechen wir Trainer über die Bemerkung einiger Teilnehmer, dass es die Moderatorenrolle sei, die ihnen am meisten zu schaffen mache. Daraus wollen wir für den nächsten Workshop die Konsequenz ziehen, den Teilnehmern das Erlernen der Interviewposition oder das Moderieren zu erleichtern.

Nach der Mittagspause frage ich, wie es B geht und ob sie einen besonderen Wunsch hat, mit dem, was sie so beschäftigt hat, weiter zu machen. Sie scheint jetzt aber ganz gefasst zu sein und verneint.

Dann frage ich, was aus der Frage nach der Bedeutung des Lithiums geworden ist und höre, dass es bereits Gespräche mit den „Experten" der Gruppe gab, und genug Informationen ausgetauscht worden seien.

Die Frage nach der Implementation in einer Organisation bleibt offen, denn es scheint mir nach wie vor noch sehr früh (im Verlauf des Kurses) zu sein, um auf diese Frage in dem besonderen Kontext angemessen eingehen zu können, und deute an, dass jede Veränderung in uns selbst beginnt, wir uns missionarischer Neigungen enthalten sollten, aber vielleicht andere zu dem, was wir tun, einladen könnten.

Das leitet über zu der nächsten Einführung über die Bedeutung des Netzwerkes mit ersten Anmerkungen dazu, wie man ein **Netzwerk aktivieren** kann. In den Prinzipien der Organisation kommt an zweiter Stelle nach der Bedeutung zeitnaher Hilfe die Ausrichtung auf das Netzwerk von Anfang an. Wir betrachten das Netzwerk eines Menschen als einen wesentlichen Teil seines Lebensraumes. Ohne eigenes Netzwerk, in dem wir uns getragen fühlen, können wir nicht gut leben. Die Mitglieder im Netzwerk vermitteln uns ein Gefühl von Zugehörigkeit und damit Sicherheit als Basis für unsere Entwicklung. Bei vielen unserer Patienten und Klienten ist dieses Netzwerk großmaschig, löchrig, brüchig, gelegentlich auch zerfallen.

Insbesondere Menschen, die eine lange Krankheitskarriere hinter sich haben, die „Veteranen" des Systems, haben nahezu alle Verbindungen verloren, und lediglich professionelle Helfer scheinen noch zur Verfügung zu stehen. Es ist auch das Schicksal der langjährig Kranken, dass kaum noch jemand der Helfer ihre Lebensgeschichte gegenwärtig hat, sodass diese Menschen etwas Geschichtsloses bekommen. Sie sind da, begleitet von Sätzen wie: "so war es immer". „Es war auch immer etwas schwierig mit ihm", aber „Hauptsache, wir wissen, was wir zu tun haben".

Ich meine, es war Klaus Dörner, der schon früh von der Notwendigkeit der Rehistorisierung der Langzeitkranken gesprochen hat.

Um sich mit Hilfe eines Werkzeuges etwas systematisierter ein Bild von bedeutsamen Menschen im Umfeld machen zu können, wurde die **Netzwerkkarte** entworfen.

Ein Blatt Papier, auf dem 4 Sektoren aufgezeichnet sind, die als Familie, Freunde, berufliche und professionelle Kontakte gekennzeichnet werden. Durch die 4 Sektoren entsteht in der Mitte ein Zentrum. Bedeutende und wichtige Menschen bzw. Kontaktpersonen werden in den Sektoren nahe dem Zentrum eingetragen, die übrigen stehen dann je nach Einschätzung der Klienten mehr in der Peripherie. So gelingt es, sich zusammen ein Bild vom persönlichen Netzwerk der Einzelnen zu machen und als Anknüpfungspunkt für weitergehende Gespräche über die Bedeutung zu nutzen.

Freunde Bekannte Nachbarn	Familie
Schule, Ausbildung, Beruf	Professionelle Beziehungen

Männliche Person	Viereck
Weibliche Person	Kreis
Verstorbene	Kreuz
Haustiere	Dreieck
Alle unter einem Dach lebenden	Umkreisen
Positive Bewertung	+
Negative Bewertung	-
widersprüchlich	+/-
Besonders wichtig	Strahlenkranz
Hauptrichtung der Beziehung	_L oder _
Wer kennt wen?	Verbindungslinie
Person, bei der viele Linien zusammenlaufen	Nexus

* sehr bedeutsam für die Netzwerkgespräche

Die Erläuterung dieser Möglichkeiten übernimmt die Co- Trainerin und leitet die Gruppe an, jeweils zu zweit die eigenen Netzwerkkarten zu erstellen und dem Gesprächspartner zu erläutern.

Übung: Erstellen der Netzwerkkarte:

48

Suchen sie sich einen Partner, eine Partnerin. Erstellen sie jeder für sich ihre persönliche Netzwerkkarte. Dann erläutern sie sich gegenseitig ihre Eintragungen. Zeitdauer ca. 40 Minuten.

Beim anschliessenden Austausch zeigt sich der eine oder andere doch überrascht, wie sich sein Netzwerk zusammensetzt.
Beispielhaft ist oben das Modell der Netzwerkkarte aufgeführt, einschliesslich der möglichen Symbole, die helfen sollen, Unterschiede zu markieren. Diese Version ist eine Mögliche. Sie enthält die verschiedenen Sektoren und eine Anleitung zum Ausfüllen mit Symbolen, die es dem Betrachter ermöglichen, sich ein Bild von den Bedeutungen zu machen. Ich bin mir nicht sicher, inwieweit diese Netzwerkkarte im Alltag tatsächlich genutzt wird. Ich fürchte, dass es eher selten ist. Aber auch in meiner eigenen Praxis habe ich selten die Notwendigkeit gesehen, diese Hilfe zu nutzen. Ich kann aber erkennen, dass es in bestimmten Situationen, wenn ich das Gefühl habe, keinen rechten Überblick über die soziale Situation zu erhalten, Sinn macht, auf das Instrument zurückzugreifen und dadurch gleichzeitig die Beziehung entlastet wird, indem wir gemeinsam auf ein zu erstellendes „Werkstück" schauen.

Damit geht dieser Workshop zu Ende. Ich bin inspiriert und angeregt, diesen
Weg der Beschreibung meiner Erfahrungen fortzusetzen.

Kapitel 3
Workshop III Krisen- und Krisenpläne

Zwischenräume

Ich habe den Eindruck, dass ich noch nie so wenig Zeit gehabt habe, mich auf einen Workshop gründlich vorzubereiten, da die letzten Wochen durchaus auf- und anregend gewesen sind.

Ich war auf der Tagung der Deutsch-Polnischen Gesellschaft für Seelische Gesundheit (DPGSG) auf Wunsch von A. Cechnicki in den deutschen Teil des Vorstands der Gesellschaft gewählt worden, wohl aus dem Grund, dass ich einer der ganz Wenigen bin, die momentan aktiv an einem Austausch zwischen Deutscher und Polnischer Psychiatrie beteiligt sind. Open Dialogue wird jetzt auch von der „offiziellen" Seite in Polen als Bereicherung für den gemeindepsychiatrischen Ansatz gesehen, und dem sollte Rechnung getragen werden. Dahinter steht die nicht unberechtigte Sorge, dass nach intensiven Gründerjahren die Generation der Macher alt geworden ist und die nachfolgende jüngere Generation, vor allem auf deutscher Seite, noch nicht so recht die eigene Bestimmung in der Frage: „was könnte mein Beitrag an einem bilateralen Austausch sei", gefunden hat. Erst zuckte ich, aber dann sah ich ein, dass es stimmt, und auch die Deutsch-Polnische Gesellschaft durchaus einen Beitrag leisten könnte, um die „Sache" voran zu bringen.

Anlässlich des Abschlusses des ersten Open Dialogue-Kurses in Warschau gab es dort eine vom „Leonardo"- Projekt der EU organisierte Tagung, zu der Jaakko Seikkula und ich eingeladen waren, um u.a. auch gemeinsam eine Sitzung mit einer Familie, die eine Kursteilnehmerin eingeladen hatte, zu moderieren. Das war für mich das erste Mal, gemeinsam mit ihm ein Netzwerkgespräch zu moderieren, und ein ermutigendes Ergebnis sowie die Rückmeldung liessen uns wissen, dass es gut war, so dass es wohl so ist, dass wir es auf der kommenden Tagung in Wieliczka im November wiederholen werden.

Nach dem Abschied aus Wrocław und Warszawa, der sehr herzlich mit viel Aufwand gemacht wurde, war es traurig zu merken, dass ich einige wohl nicht wiedersehen würde.

Ich merke, dass ich zwar immer noch Schwierigkeiten mit den Namen hatte, aber von jedem der Teilnehmer Bilder in der Erinnerung, die ihn mit irgendetwas verbunden haben, was wir erlebten. Beide Gruppen haben beschlossen, als Supervisionsgruppen weiter zu machen und sich sogar darauf geeinigt, die Tage so aneinanderzulegen, dass ich es terminlich und räumlich gut schaffen kann.

Dann folgte das 6. Deutsche Hometreatment-Treffen in Berlin-Neukölln, was am meisten der gegenseitigen Ermutigung dient, den Weg weiter zu beschreiten, gemeinsam Auswege aus Finanzierungsengpässen zu suchen und sich auszutauschen über...... na ja, je nachdem.

Nun folgte das Symposium zur Psychosenpsychotherapie an der Charité mit drei Seminaren, diesmal in neuer Besetzung mit Rolf Michels aus Itzehoe als Co., und diesmal in kleinem Kreis, was den Austausch intensiv machte.

Dann schloss sich eine Reise nach Koszalin an, wo das 2. Gemeindepsychiatrische Forum, organisiert von Izabella Ciumcik und der Familienorganisation „Prysztan", stattfand, und ich zum Thema „Open Dialogue und die Auswirkungen auf die Gesundheit" referierte. Für mich ist Gesundheit so etwas wie ein Prozess, der sich ständig entwickelt und sehr an das persönliche Empfinden gebunden ist. So kann man sich auch mit erheblichen Einschränkungen jedweder Art durchaus als gesund erleben, wenn man denn am ganz gewöhnlichen Leben in ganz gewöhnlicher Weise beteiligt sein kann.

Schliesslich verglich ich die Recovery- Bewegung mit dem Open Dialogue-Ansatz. Dabei wird deutlich, dass es in Bezug auf Haltungs- oder Einstellungsfragen eigentlich kaum Unterschiede gibt, ausser, dass sich beide Bewegungen aus sehr unterschiedlichen Feldern heraus entwickelt haben und sich deshalb auch unterschiedlicher Sprachen bedienen. Deutlich wurde mir dabei auch, dass eine Reform des psychiatrischen Behandlungssystems aus dem System selbst heraus so gut wie unmöglich scheint, da alle Akteure im System doch an bestimmte Konventionen gebunden bleiben, ökonomisch, wie auch im Denken. Es ist wohl erst der unverstellte Blick von aussen auf das, was passiert, der freilegen kann, was für eine erfolgreiche Veränderung des Systems zu tun wäre.

Deshalb sollten sich die psychiatrischen Reformer unbedingt mit der Nutzer-/ Peerbewegung zusammenschliessen, um den Druck von aussen mit Hilfe der immer stärker werdenden Lobby der Psychiatrieerfahrenen und Angehörigen aufzubauen, die zwar auch immer wieder radikale Forderungen nach Abschaffung der Psychiatrie stellen, dem nicht so leicht zu folgen, deren zugrundeliegende Argumentation aber trotzdem nachdenkenswert ist, wenn nicht sogar überzeugend. Und sie sind ja nicht bei der Forderung nach Abschaffung stehen geblieben, sondern haben inzwischen erfolgreich ein eigenes Netz an Unterstützungsmassnahmen von Zufluchtshäusern über Beratung, Ausbildung, Vernetzung, Webseiten, Kongresse und Blogs geschaffen, und ein hohes Mass an Kreativität freigesetzt, auf das sie stolz sein

können. Und wir müssen das anerkennen. Und nun treten sie mit dem dazugehörigen Selbstbewusstsein wieder an das System heran, in England durch Verordnungen mit Gesetzeskraft gestützt, vielerorts in Vorständen von Organisationen vertreten und bieten an, ihr Wissen und ihre sehr speziellen Erfahrungen über die EX- IN-Bewegung, Peer Support oder ganz neu: den Peer Supported Open Dialogue einzubringen. Und das fasst auch in Polen mehr und mehr Fuss, dank einiger Aktivisten und dank Regina Bisikiewicz, die innerhalb von 2 Jahren etwas geschafft hat, was die aus dem System stammenden Reformer in den letzten 10 Jahren nicht bewegen konnten.
So komme ich zu dem Schluss, dass ich mich diesmal einfach
anders vorbereitet habe und all diese Erfahrungen einbringen kann.

Eine Rede in Koszalin am 15.11.2014
"Open Dialogue und die Auswirkungen auf ein gesundes Leben" anlässlich des 2. Gemeindepsychiatrischen Forums in Koszalin

„Zuerst möchte ich mich beim Organisationskomitee dieser Tagung dafür bedanken, heute hier auf dieser Konferenz zu gemeindepsychiatrischenThemen zu Ihnen zu sprechen zu dürfen. Während meiner ganzen beruflichen Laufbahn bin ich an den praktischen Auswirkunken des psychiatrisch- psychotherapeutischen Behandlungssystems interessiert geblieben.
Es sind jetzt ungefähr zwei Jahre, in denen ich hauptsächlich zu Unterrichtszwecken nach Polen komme und sehen kann, wie sich in diesem Land in so kurzer Zeit etwas entwickelt hat, was ich in meinen kühnsten Träumen nicht erwartet hätte. Wenn ich meinen Freunden von dieser Entwicklung am Interesse zu Fragen des Open Dialogue erzähle fragen sie mich, ob dies eine Art "polnischer Frühling" sei? "Was passiert da"? Mich mutet es an, als gäbe es ein zunehmendes Interesse daran, sich auch im Bereich seelischer Gesundheit wieder in einer mehr respektvollen Weise zu begegnen, nichthierarchisch, sich gegenseitig anerkennend. Und das hört sich aus sich selbst heraus schon irgendwie „gesund" an.
Ich möchte mich auch für den gewählten Titel der Rede bedanken, der mir genug Freiraum einräumt, um über Dinge zu sprechen, von deren Bedeutung ich überzeugt bin, und nicht so sehr darüber, was andere Fachleute für bedeutend halten könnten.
Open Dialogue und die Auswirkunken auf ein gesundes Leben. Und hier taucht sofort die Frage auf, was denn ein gesundes Leben, was Gesundheit bedeutet? Und im Verlauf dieser Tagung haben Sie schon zu einigen Aspekten etwas gehört. z.B. etwas zur Mortalität bei Schizophrenie von Prof. J Samochowicz oder Dr. E. Zinka, der aus der Sicht des Kardiologen etwas

zur Lebensdauer und Qualität des Lebens berichtet hat. A. Cechnizki zeigt einen Film über den Zusammenhang von Arbeitsmöglichkeiten und Lebensqualität. J. Wjorka sprach von somatischen

Krankheiten im Zusammenhang mit seelischen Störungen als Herausforderung für die NPOZP (Narodowy Program Ochrony Zdrowia Psicznego - Nationales Programm für Psychische Erkrankungen) und T. Safrański trug schliesslich Gedanken dazu vor, wie die psychische Gesundheit in der heutigen, modernen Welt geschützt werden könnte.

Meine Sicht auf das, was Gesundheit bedeutet ist, um es kurz zu machen, eine sehr subjektive Sichtweise auf einem breiten Spektrum möglicher Krankheiten und Einschränkungen. Mit diesem Blick auf das Subjektive kann sich jeder so gesund fühlen, wie es seine akuten oder dauerhaften Einschränkungen und Behinderungen zulassen, unabhängig vom Alter, der Grösse, dem Umfang usw., und das wiederum könnte sehr davon abhängen, wie gut der Einzelne in seiner Umgebung im Alltag dazu gehört, beteiligt und ernst genommen wird. Und wie sollen wir das zurückgewinnen, wenn wir im Fall des Falles von unserer Umgebung getrennt werden, wenn wir so stark verunsichert sind, unseren alltäglichen Verrichtungen nicht mehr nachgehen können, wenn wir uns nicht trauen, anderen Menschen zu begegnen oder es zu Hause nicht mehr aushalten, weil die Anspannung sich bis zur Unerträglichkeit gesteigert hat? Das könnte bedeuten, dass ich ganz spezieller Fürsorge bedarf, um auf den Weg zur Gesundheit zurück zu gelangen. Aus den Langzeitstudien über den Verlauf psychischer Erkrankungen wissen wir heute, dass unser herkömmliches Behandlungsmodell mit der im Vordergrund stehenden Medikation nicht das Erfolgreichste ist. Auch die zunehmenden Berentungen aufgrund seelischer Störungen geben Anlass zu grosser Sorge, ob wir nicht etwas übersehen haben.

Kollegen, und Beobachter, die uns warnen wollten, gab es in der zurückliegenden Zeit genug. Sie möchte ich im Folgenden zu Wort kommen lassen: Das traditionelle psychiatrische Behandlungssystem ruht auf den Säulen der Institution und der Medikation, vor der Entdeckung der heute gängigen Medikamente gab es andere Formen drastischer Eingriffe oder Behandlungsmassnahmen, auf die "geschworen" wurde.

Die Versuche, die Psychiatrische Wissenschaft im Kanon der übrigen medizinischen Disziplinen „hoffähig" zu machen und zu halten, waren und sind vielfältig. Um diese Anerkennung zu erwerben, liefen sie in die "Falle" der Dekontextualisierung, was zwar in anderen Bereichen der Naturwissenschaften und der Medizin zu unglaublichen Erfolgen geführt hat, aber in der Neuro- Psychiatrischen Wissenschaft zu einer Kette von Fehlschlüssen führte, von denen die Dopamin- Hypothese oder die Imbalance- Theorie bei

Depressionen nur zwei Beispiele sind.

Gott sei Dank liegt es in der Natur der psychiatrischen Sache, dass viele Begriffe sehr ambivalent besetzt und demzufolge von verschiedenen Menschen

unterschiedlich wahrgenommen und interpretiert werden. Das hat sich auch immer auf Anschauungen über Theorie und Praxis ausgewirkt.

Man kann die Linie der Andersdenkenden zurück bis zu K.W. Ideler (1795-1860), zurückverfolgen und an P. Janet (1859- 1947), S. Freud (1856-1939), und F. Basaglia (1924- 1980) oder auch Foucault (1926- 1964) denken, der zusammen mit anderen Philosophen und Soziologen u.a. davor gewarnt hat, die Wissenschaft von der Seele auf ein neurologisches Geschehen zwischen Hirnabschnitten oder synaptischen Verbindungen zu reduzieren. Wenn man anfängt, darüber nachzudenken, findet man erhebliche Widersprüche zwischen den jeweiligen Lagern. Aber für eine erstaunlich lange Zeit wirkte das psychiatrische Behandlungssystem, zu dem Betroffene, Angehörige und Professionelle gezählt werden können, nach aussen hin geschlossen, und von anderen gesellschaftlichen Bereichen getrennt.

In den 60iger Jahren des letzten Jahrhunderts gab es dann 3 wichtige Strömungen, die sich in und aus diesem Feld heraus entwickelten:

Einige Professionelle äusserten zunehmende Enttäuschung und Unmut über die Formen der Versorgung, besonders nach Einführung der medikamentösen Behandlung. Einige von ihnen waren mehr von humanistischen Werten und ethischen Überlegungen getrieben, anderen lagen die Bedeutung von sozialen Faktoren in Störungsentstehung und Genesung am Herzen.

Die Sozialpsychiater hatten die Forschungen über den Einfluss der Institution auf das Verhalten der dort befindlichen Patienten und Professionellen dahingehend verstanden, dass es sich um einen eher schädlichen Einfluss handelt und sich in der Annahme, dass soziale Faktoren mit über Erfolg oder Misserfolg von Therapie entscheiden, für den Abbau der Grosskrankenhäuser entschieden und für die Einrichtung von Abteilungen an Allgemeinen Krankenhäusern eingesetzt. Dieses mit dem Ziel einer Gleichstellung von körperlichen und seelisch Kranken, die neben der nötigen Gemeindenähe auch an der unmittelbaren medizinischen Versorgung teilhaben sollten. Neben der Etablierung von Versorgungsregionen wurde zusätzlich eine Versorgungskette geplant, die vom stationären Wohnen in der Gemeinde- nicht mehr in Langzeitbereichen von Krankenhäusern- über Wohngemeinschaften bis hin zum betreuten Wohnen reichte. Flankiert wurde dies durch sog. Werkstätten, in denen Arbeit nach Mass und Möglichkeiten des Einzelnen angeboten wurde. Das waren zweifellos wichtige Schritte auf dem Weg zu einer gemeindenahen Psychiatrie, und hat sowohl in England als auch in Deutschland innerhalb der Psychiatrie, unterstützt durch die Psychiatrie- Enquete von 1980, zu einer schwungvollen und engagierten Bewegung geführt. Allerdings blieben die Sozialpsychiater grundsätzlich dem medizinischen Behandlungsmodell verpflichtet, selbst wenn sie sich L. Ciompi und seinem bio- psychosozialen Modell anschlossen. Und sie unterschätzten wohl Macht und Einfluss der Institutionen auf Professionelle und Behandelte. Die wurden zwar verkleinert, aber dafür wurden zusätzlich viele neue Klein- Institutionen geschaffen, die wahrscheinlich auf ähnliche Weise in der Lage sind, zu einer Chronifizierung von Personal und Patienten beizutragen.

Damals sprach man auch davon, dass sie nun an die sozialpsychiatrische "Kette" gebunden würden, was keine besonders gute Voraussetzung für einen eigentlich emanzipatorischen Anspruch darstellt. Im Laufe der folgenden Jahre wurde die Sozialpsychiatrie dann zwar Bestandteil der Standardorganisation, allerdings verlor sie im Rahmen der akademischen Psychiatrie derartig an Boden, dass sie ihrer Wortführer verlustig ging und im wissenschaftlichen Diskurs marginalisiert wurde. Vielleicht ein Beispiel dafür, dass eine Systemänderung hin zu mehr Öffnung nach aussen von innen heraus unmöglich bleibt. Dagegen sprechen auch nicht die Erfahrungen in Italien, als Franco Basaglia sich daran machte, mit Unterstützung der Politik durch einen Gesetzesakt die psychiatrischen Grosskrankenhäuser (z.B.Triest) zu schliessen, was nicht allerorts auf Anhieb gelang und auch in der tatsächlichen Versorgung der Patienten vor Ort durchaus kritisch betrachtet werden muss/te. (Dazu allerdings überzeugend: Roberto Mezzina, Sonia Johnson: Hometreatment and 'Hospitality' in a Comprehensive Community Mental Health Care Center , in Crisis Resolution in Mental Health, editors: S. Johnson, Justin Needle, Jonathan P. Bindman and Graham Thornicroft, Cambridge University Press 2008. Beispiel für eine gelungeneLösung).

Diejenigen, die sich mehr einer anthropologischen Sichtweise verpflichtet fühlten, bemühten sich parallel zu den Forschungen von E. Goffmann um Alternativen zur institutionellen Behandlung in Form therapeutischer Gemeinschaften wie z.B. R.D. Laing in Kingsley Hall, London und David Cooper mit der Philadelphia Association, ebenfalls in London. Parallel dazu entwickelte sich, ermutigt durch Forschungen i.R. der NIMH und den Ergebnissen der "Agnew"- Studie (Rappaportet al, 1981) in den USA die Soteria Bewegung, angeführt von Loren Mosher oder auch J.E. Perry im Diabasis House ("a medication free sanctuary"- M. Cornwall).

Dort finden folgende Regeln oder Hinweise Anwendung:

- Es soll eine kleine Wohngemeinschaft sein, vielleicht 12 Personen
- Schaffe eine Atmosphäre des Miteinanders wie in einem normalen Haushalt
- Betrachte den Menschen in seiner Gesamtheit mit allem, was zu ihm gehört
- Sichere ein beständige Begleitung durch kritische Phasen, mache aber keine Therapie
- Vermittle Hoffnung
- Psychotisches Erleben macht Sinn
- Psychologische kontinuierliche Begleitung ist wichtig
- Alle im Haus arbeiten zusammen
- Medikamente werden sehr restriktiv eingesetzt und minimal dosiert

Es ist eigentlich sehr bedauerlich, dass die Soteria- Bewegung nie wirklich eine grössere Bedeutung in der tatsächlichen Versorgung erlangen konnte. Selbst, wenn es über die Jahre an verschiedenen Orten immer wieder Versuche gegeben hat, derlei Einheiten aufzubauen. Immer gegen hohe ökonomische Hürden. Dagegen war das Interesse an der Sache in den Hörsälen und auf Konferenzen ausgesprochen gross und Mosher und Ciompi als die Leitfiguren der Bewegung füllten die Räume und erfüllten die Hoffnungen vieler Zuhörer.
In den frühen 80iger Jahren kamen weitere Impulse hinzu, diesmal aus Finnland. Y. Alanen und sein Team an der Universität Turku hatten etwas entwickelt, was sie Bedürfnisangepasste Behandlung nannten, noch besser bekannt als Need Adapted Treatment. Das bedeutet nicht nur, dass Patient und Familie als ein System, also zusammengehörig, erlebt werden, sondern man bereit war, sie dort zu unterstützen, wo sie lebten. Ein Team fühlte sich in auftretenden Krisen zuständig und das auch über einen längeren Zeitraum. Dies setzt bereits erhebliche organisatorische Veränderungen voraus, da man ja bisher von einem institutionenzentrierten Ansatz ausging. Und nun war die neue Botschaft: Die Person und andere ihm nahestehende Menschen stehen im Mittelpunkt unseres Bemühens.
Auf diese Art und Weise versuchten auch sie das System von innen heraus zu verändern, und wieder müssen wir feststellen, dass sich nach einer anfänglichen Zeit des Aufbruchs in Finnland und Skandinavien die Bewegung wieder erschöpfte. Das bekannteste Modell ist nach wie vor das aus West Lappland in Tornio, wo sich ausgehend vom Keropoudas Hospital eine ganze Region - und vielleicht deshalb so nachhaltig- umgestellt und weiterentwickelt hat. Heute heisst das Behandlungsmodell „Open Dialogue". Hier werden folgende Prinzipien und Elemente empfohlen:

- Sofortige Hilfe
- Netzwerkorientierung von Anbeginn
- Verantwortlichkeit
- Flexibilität
- Psychologische Kontinuität
- Zusammenarbeit
- Toleranz von Unsicherheit
- Dialogisches Sein
- Polyphonie

Diese Elemente und Prinzipien werden getragen von der Überzeugung, dass gegenseitiges Vertrauen, Hoffnung, Respekt und Anerkennung unersetzliche Voraussetzungen für eine gute Beziehung sind.

Und nun zu einer weiteren grossen Kraft, die sich in den zurückliegenden Jahren geformt hat und inzwischen zu einem bedeutsamen Akteur auf der Bühne der Handelnden wurde: die „Betroffenen", „Psychiatrieerfahrenen", „Nutzer", „Ex- In' ler" oder neuerdings „Peers". Ebenfalls in den 80iger Jahren wurden mehr und mehr Stimmen laut, die selber Erfahrungen mit eigenen Krisen im System gemacht hatten, und die zum Teil entrüstet, aber auch empört, Beobachtungen gemacht hatten, die ihnen keine Ruhe liessen. Sie formierten sich anfangs in Gruppen, die das psychiatrische System angriff, was ihnen die Etikettierung „antipsychiatrisch" eintrug. Die damals noch seltenen Professionellen, die mit dieser Bewegung sympathisierten, wurden als „Nestbeschmutzer" entsprechend geächtet. In der Bundesrepublik machte die Berliner „Irrenoffensive" von sich reden. Es handelte sich um einen Zusammenschluss von Psychiatrieerfahrenen, die sich wiederum anwaltlich beraten liessen, um bei gesetzlichen Unterbringungen auf zügigere Entlassung zu drängen, und sich für das Recht, sich gegen Medikation entscheiden zu dürfen, einsetzten. Sie sprachen sich insbesondere gegen Zwangsbehandlungen jeder Art aus.

Sie gründeten und betrieben ein „Weglaufhaus", in dem Patienten, die aus stationärer Behandlung „geflüchtet" waren, Unterschlupf und Beistand fanden. Damals waren wir empört über das manchmal rüde und von uns so genannte „ideologische" Vorgehen, ohne dass wir ahnen konnten, dass diese Ziele inzwischen in der UN- Behindertenrechtkonvention angekommen sind. Wir taten diese Aktivisten als „Störer" ab, wollten sie nicht ernst nehmen - was für eine Selbstüberschätzung, was für ein Fehler!

Heute kann ich sagen, dass ich diese Gruppe für ihren Mut bewundere, mit dem sie sich gegen das „System" gestemmt und für andere Lösungswege plädiert haben. Überall in der westlichen Welt entwickelten sich ähnliche Initiativen, die einen Siegeszug sonder gleichen antraten. Einer der Gründe für diesen Erfolg mag darin gelegen haben, dass sie sich vom üblichen Behandlungssystem nicht „kaufen" ließen. Nach den ersten Jahren des Kampfes „gegen" etwas besannen sie sich mehr und mehr auf eigene Erfahrungen und Stärken, ihre Kräfte und Kompetenzen. Sie gründeten Gruppen, Verbände und Organisationen, die inzwischen weltweit bekannt sind, um Freunde, Verbündete und Unterstützer und auch öffentliche Anerkennung zu gewinnen. Mehr und mehr der Menschen mit Erfahrungen im psychiatrischen Behandlungssystem begannen, ihre Geschichten aufzuschreiben und zu veröffentlichen und erreichten damit eine grosse Leserschaft in vielen Ländern. Arnhild Lauveng, Jacky Dillon, Lauren Spiro, Laura Delano, Sybille Prins, Olga Runciman, Dorothea Buck, Peter Mannsdorff und Alexandra-„Ola"- Kożuzek gehören dazu. Sie zeigten auf, wie wichtig es ist, nicht aufzugeben, dass es wieder besser werden kann. Auf ihre Initiative hin wurden Schutzhäuser, Wohngemeinschaften und Rückzugsräume geschaffen. Sie kreierten Webseiten (www.madinamerica.com) und Blogs, womit sie ihr Wissen und ihre Kenntnisse einer breiten Masse zugänglich machten. Zusammen mit der Bewegung der „Stimmenhörer", die mit Unterstützung von Marius Romme und Sandra Escher ein „Netzwerk der Stimmenhörer" gründeten (Voice Hearing Network, Intervoice), organisierten sie grosse Treffen, um die Botschaft zu verbreiten, dass Stimmenhören sehr viel verbreiteter ist, als wir gedacht hatten. Sie arbeiteten an eigenen Wegen zur Gesundung/ Recovery und sprachen es laut aus, dass Hoffnung auf beiden Seiten ein wesentlicher Bestandteil der Genesung darstellt, genauso wie die Überzeugung, dass Beziehungen wichtig sind, „einen Menschen zu treffen, der mich so nimmt, wie ich bin". Nach und nach wurden sie von den Professionellen zur Kenntnis genommen und eingeladen, von sich zu erzählen. Die Unterstützung wurde größer, WHO und UN nahmen ihre Ziele auf und machten daraus Programme. Sie entwickelten eigene Wege der Krisenbewältigung, wie das emotional CPR von Daniel Fisher. Sie schreiben anerkannte Bücher und Ratgeber, z.B. zum Absetzen von Psychopharmaka im Ikarus Projekt (Will Hall). Sie entwickelten mit Professionellen Wege, wie ihr Wissen im System Verbreitung finden kann, kreierten mit EU- Mitteln (Leonardo) in 6 Europäischen Ländern einen Ausbildungsgang für Psychiatrieerfahrene, die bereit sind, im System mitzuarbeiten (EX- IN) oder bieten Peer Support (intentionalpeersupport.org) an, inzwischen auch für die Arbeit mit dem Open Dialogue-Ansatz.

In England sind sie inzwischen als Experten in eigener Sache anerkannt und müssen in vielerlei Einrichtungen und an Forschungsvorhaben beteiligt werden, wobei weitere Länder nachziehen.

Diese Aufzählung ist voller Lücken, aber beispielhaft für das, was geschaffen wurde. Inzwischen ist es guter Brauch, Seite an Seite bei Konferenzen und Tagungen zu sitzen oder zu sprechen, um die Perspektivenvielfalt zur Geltung kommen zu lassen, sich gegenseitig in respektvoller Weise zuzuhören und so mehr und mehr des Weges zusammen zurück zu legen.

Ich kann sagen, dass ich in den zurückliegenden Jahren am meisten von denen gelernt habe, die den Mut gefunden haben, nach manchmal vielen dunklen Jahren davon zu berichten, wie es gelang, wieder am Gespräch oder dem Diskurs in der Sache „Leben" teilzunehmen. Auch sie haben für sich Prinzipien herausgearbeitet und Ziele formuliert. So sei Recovery nicht als etwas Statisches zu verstehen, sondern als Prozess, in dem es um

• Die Verbesserung von Gesundheit und Wohlbefinden geht,
• Genauso, wie um ein selbstbestimmtes Leben und
• Den Versuch, unser persönliches Potential zu nutzen

Das hört sich für mich an, als ob es allen Menschen zugute käme, das zu beachten. Sie sprechen von 4 Dimensionen, deren Beachtung den Weg zur Gesundung unterstützen könne:

• Gesundheit: wir sollen uns informieren, um eine Wahl treffen zu können, was unsere physische und emotionale Gesundheit fördern könnte.
• Wohnen: Jeder braucht braucht einen stabilen und sicheren Platz zum Leben
• Sinn: Sich in sinnvollen Aktivitäten engagieren, z.B. in Schule und Arbeit, Ehrenämter wahrnehmen, für die Familie sorgen, kreativ sein. Arbeit soll dem Zweck dienen, Unabhängigkeit, Einkommen und Ressourcen zu gewährleisten, die Teilhabe am Leben in der Gemeinschaft sichern.
• Gemeinschaft: Wir sollen Beziehungen und soziale Netzwerke aufbauen, die unterstützend wirken.

Und es geht noch weiter:
10 Leitprinzipien wurden formuliert (SAMHSA):
• Hoffnung
• Respekt
• Stärke mit Verantwortlichkeit
• Beziehungsorientierung
• Ganzheitlich
• Perspektivenvielfalt

- Personenzentriert
- Kultursensibel
- Traumasensibel

Wenn wir jetzt uns noch einmal die Grundprinzipien und Elemente Regeln und Hinweise anschauen, können wir feststellen, dass alle drei Strömungen ihren eigenen Blickwinkel und auch eigene Worte mit speziellem Bedeutungsgehalt nutzen. In der grundlegenden Bedeutung der Werte für ein menschliches Miteinander, wo auch immer, nämlich Beziehungsorientierung, Respekt und Ganzheitlichkeit unterscheiden sie sich nicht. Aber es ist eben nicht genau dasselbe. Wir müssen noch mehr lernen, uns gegenseitig zuzuhören. Einer der Unterschiede ist der, dass wir uns aus der Perspektive der Professionellen an Professionelle und Nutzer wenden, während die Peerbewegung sich eher an Gleichgesinnte mit ähnlichem Erfahrungshintergrund adressiert. Aber zusammenarbeiten sollten wir unbedingt, damit sich die Reformkräfte innerhalb des System mit den kritischen Stimmen von aussen so verbinden können, dass eine unwiderstehliche Kraft resultiert.

Nun zum Kurs selbst.
Wir beginnen schon um 12:00 Uhr, um 2 ganz frische Teilnehmerinnen und 3 weitere, die schon im zweiten Kurs dabei waren, mit einigen wesentlichen Bestandteilen des Vorgehens im Open Dialogue bekannt zu machen. Entlang ihrer Fragen, die sich um die Bitte nach einer Zusammenfassung der Praxis bei OD über die Frage, ob es ein Schema für das Vorgehen in einem Netzwerktreffen gibt, zur Frage der Einstellung und Bedeutung von professionellen Rollen, den Möglichkeiten der Implementierung und dem Vorgehen im Reflektierenden Team, erarbeiteten wir gemeinsam in der zur Verfügung stehenden Zeit eine Basis für den verspäteten Einstieg.
Noch weitere Späteinsteiger wird es jetzt allerdings nicht mehr geben, es sei denn, man verändert die Art der Schulung von der geschlossenen Gruppe im Block hinzu einer offenen Gruppe, die dann jeweils, auch wiederholend, bestimmte Themen anbietet. Das entspräche mehr der Alltagssituation in einer Klinik, die diesen Ansatz verfolgt und ständig vor der Frage der Sicherung von Nachhaltigkeit steht, wenn neue Ärzte, Schwestern oder andere Berufsgruppen auftauchen. Aber das wird man in einem Kurs, der unter anderen Voraussetzungen angetreten ist, wohl nicht riskieren.
Schliesslich ist die Gruppe bis auf 2 TN vollständig anwesend und wir beginnen

nach der Begrüssung mit einer Runde zur Situation der einzelnen Teilnehmer. Dabei sind die Beiträge sehr unterschiedlich, abgesehen von der allgemeinen freudig- gespannten Erwartung, die fast alle mitbringen.

Einige wenige berichten, dass sie mit der neuen Methode schon erste Erfahrungen sammeln. Manche davon im beruflichen, andere im privaten Bereich. Alle erleben das als bereichernd. Eine Teilnehmerin berichtet von einer persönlich ausserordentlich schwierigen Zeit: "am liebsten würde ich mich verkriechen". Ihr bieten wir direkte Unterstützung an, für den Fall, dass sie tatsächlich rauslaufen möchte. Andere berichten von aktuellen Konflikten, benennen diese aber als nicht so gravierend, dass es sie während der Zeit des Workshops beeinträchtigen würde. Eine Teilnehmerin berichtet von einem Misserfolg: die Arbeit mit einer „chronisch" belasteten Familie sei sehr unbefriedigend gewesen. Hier bieten wir die Möglichkeit zur Supervision am zweiten Tag an.

Nach einer kurzen Pause machen wir mit der **Übung** zum „Umgang mit Gefühlen" weiter. Renata liest beide Textabschnitte vor:

Umgang mit Gefühlen, Teil 2 „Einlegen einer Schweigepause"

„Bitte nehmt auf einem Stuhl Platz, macht es Euch so bequem wie möglich und bereitet Euch darauf vor, in den nächsten Minuten Zeit für Euch ganz allein zu haben. Ihr könnt, wenn Ihr wollt, die Augen schliessen, aber Ihr könnt auch Euren Blick auf einen Punkt fixiert halten. Wann immer Ihr wollt, könnt Ihr Eure Position verändern,

wichtig ist, dass Ihr Euch bequem und möglichst entspannt fühlt. Jetzt geht Ihr mit Eurer Aufmerksamkeit zu den Füssen. Nehmt wahr, welche Form oder Temperatur sie haben, wie sie sich anfühlen, nehmt nur wahr, wie es ist, bewertet es nicht. Von dort geht die Aufmerksamkeit weiter über die Fußgelenke, ihre Form, die Art, wie sie angewinkelt oder gestreckt sind, zu den Unterschenkeln und den Waden, auch hier nehmt nur zur Kenntnis, wie es ist. Dann stellt Euch vor, wie die Knie gebeugt sind, wie die Kniekehlen sich anfühlen, bevor Ihr zu den Oberschenkeln mit seinen großen Muskeln gelangt. Auf der Rückseite der Oberschenkel könnt Ihr den Druck spüren, der dadurch entsteht, dass Ihr das Gewicht an den Stuhl abgebt, der Euch gerade trägt, damit Ihr es etwas leichter habt. Dasselbe kannst Du auf der Haut der Pobacken spüren.

Spüre auch hin, wie sich Dein Bauch gerade anfühlt, bevor sich Deine Empfindungen dem Rücken in seiner ganzen Länge bis hinauf zum Hals zuwenden. Auf der Haut des Rückens kannst du vielleicht den Druck der Stuhllehne spüren, der dadurch entsteht, dass er Dich beim Sitzen unterstützt und hält, damit es für Dich etwas leichter werden kann. Vielleicht möchte Dein

Körper sich etwas bewegen, dann gib ihm nach, der Körper findet seinen Weg. Jetzt spüre Deine Schultern, ihre Form, wie sie herabhängen und folge mit der Aufmerksamkeit dem Verlauf des Oberarmes über den Unterarm bis zu den Händen und Fingern, die vielleicht auf Deinen Schenkeln ruhen.

Jetzt gehe mit der Aufmerksamkeit zum Kopf, fühle Dein Haar, die Kopfhaut und dann die Haut der Stirn, die sich vielleicht glätten möchte. Nimm wahr, wie die Augen in ihren Höhlen liegen, spüre die Haut Deiner Wangen, die Nase und dann die Lippen und den Mund. Der Unterkiefer hängt etwas herab und die Zunge sinkt zusammen mit ihm.

Dann nimm zur Kenntnis, dass sich Dein Körper beim Atmen bewegt, registriere nur, wie es sich anfühlt. Das Einatmen, das Ausatmen, die Bewegung nach vorne und die nach hinten, alles in Deinem eigenen Rhythmus. Jetzt spüre zu Deinem Oberkörper hin, bemerke, wie sich der Brustkorb beim Atmen bewegt und auch wie sich die Bauchdecken beim Atmen mitbewegen. Und mit jedem Atemzug kannst Du ein bisschen besser loslassen, und mit jedem Ausatmen kannst Du etwas der Anspannung aus dem Alltag wieder abgeben.

Bleibe noch eine Weile in dieser achtsamen Haltung und registriere, wie es sich anfühlt, vielleicht kannst Du Dich später daran erinnern.

Stell Dir nun eine Situation vor, die so oder so ähnlich sein könnte wie die, von der ich Dir jetzt berichte: Du hast Dich auf ein Treffen mit einem Freund oder einer Freundin gefreut und bist zu dem verabredeten Zeitpunkt dort. Vielleicht ist es eine Strassenecke oder ein Café oder irgendwo anders. Du wartest, aber niemand taucht auf. Andere Leute kommen und gehen, nur der Freund nicht. Du wartest 30 Minuten, immer noch passiert nichts. Das Wetter ist schon kühl, vielleicht beginnst Du zu frieren oder sitzt im Lokal und langweilst Dich. Immer wieder schaust Du auf die Uhr, merkst, wie Du unruhig wirst, und der Ärger über die geplatzte Verabredung steigt. Du runzelst die Stirn, deine Bewegungen werden unruhiger, und dann spürst Du den Ärger oder den Zorn, dass Du einfach sitzengelassen oder versetzt worden bist. Vielleicht passt diese Beschreibung nicht zu Deinen Erfahrungen, dann fühle Dich frei, Dich an etwas zu erinnern, was Dich ärgerlich gemacht hat. Gestatte Dir diese Enttäuschung, den aufsteigenden Ärger und alle anderen Gefühle, die bei dieser Vorstellung mit auftauchen. Sprich zu Dir selbst: "Ja, ich bin jetzt z.B. enttäuscht und ärgerlich, diese Gefühle gehören

in diesem Moment zu mir. Ich fühle, dass es angemessen und richtig ist und ich gebe diesen Gefühlen die Zeit und den Raum, den sie brauchen. Mit jedem Atemzug können sich diese Gefühle in meinem Körper ausbreiten, ich spüre sie an verschiedenen Stellen meines Körpers. In dieser Situation

gehören sie zu mir".
Verwende keine Energie darauf, den Freund oder die Freundin zu entschuldigen oder gar zu verteidigen. Versuche, Dich nicht von diesen Gefühlen abzulenken oder ablenken zu lassen. Gib ihnen Zeit und Raum.

Lege eine Schweigepause ein.

Nimm die Gefühle in ihrer momentanen Form nur wahr, vielleicht kommen und gehen sie wie Wellen, die an den Strand rollen. Halte sie nicht fest, lasse sie kommen und gehen und akzeptiere sie als Teil Deiner Erfahrung. Dies Schweigen und die Wertschätzung der eigenen Gefühle unterstützen Deine Bereitschaft, Dich selbst mit allen schmerzhaften oder unangenehmen Empfindungen anzunehmen, so wie Du bist.
Bereite Dich nun auf den Abschluss der Übung vor, halte die Augen noch geschlossen, während Du ein paar mal tief ein- und ausatmest und beginnst, Hände, Arme und Beine erst zu bewegen und dann kräftig zu strecken, bis Du dann zusammen mit dem Öffnen der Augen zurück in diesen Raum kommst.
Wenn es für Dich passt, kannst Du Dir ein paar Notizen zu den Erfahrungen machen."

Diese Übung, insbesondere die Grundform erfreut sich am Freitag Nachmittag großer Beliebtheit, allerdings fühlen sich manche auch durch die Aufforderung, „willkürlich" Gefühle empfinden zu sollen, gestört.
Andere wiederum staunen, dass sie keinen Ärger empfinden können oder merken, wie sehr und schnell sie geneigt sind, andere zu entschuldigen.
Eine Teilnehmerin merkt an, dass es ihr gar nicht klar gewesen sei, dass man Entspannung und das Erleben von Gefühlen miteinander verbinden könne. Sie bot an, beim nächsten Mal eine von ihr erlernte Form des Entspannung aus einer Kombination der Jacobson'schen Methode (progressive Muskelrelaxation) und Atemtechnik einzubringen. Warum nicht?

Jetzt bleibt noch Zeit, sich über erste Erfahrungen mit der Netzwerkkarte und der Planung eines Netzwerkgespräches auszutauschen. Dabei wird deutlich, dass es 2 Teilnehmer mit dem Einsatz der Netzwerkkarte versucht haben und auch gute Erfahrungen damit machten, dass es eine Hilfe für beide gewesen sei, auf die Karte und über das dort Sichtbar-Gewordene zu sprechen. Die anderen ermutigen wir, insbesondere in Situationen, in denen das Gespräch stockt, langweilig wird oder in eine Sackgasse geraten ist, daran zu denken, dass dieses Instrument eine Hilfe sein könnte.

Da wir schon über die vereinbarte Zeit hinaus gearbeitet haben, verabschieden wir uns für heute.

Am Abend gehe ich meine Aufzeichnungen durch, fange an, den Bericht aus dem Vorfeld dieses Workshops zu schreiben und mache mir Gedanken über den Tagesplan für morgen und die Notwendigkeit, etwas Platz für das Supervisionsangebot zu schaffen. Dabei geht mir durch den Kopf, dass eine Unterstützung für die Kollegin auf direktem Weg, z.B. durch ein Rollenspiel oder ein Gespräch mit Reflektierendem Team eine Überforderung darstellen könnte, da es sich um eine sehr schwierige Konstellation in der Familie zu handeln scheint. Und getreu der Devise, nicht mit dem Schwersten anzufangen, müsste man demnach erst einmal die Basis stärken. Schliesslich fängt man beim Erlernen des Schlittschuhlaufens auch nicht mit den Pirouetten an. Dann ist es klar, dass sich an die noch kommenden Ausführungen zur Natur und dem Verständnis von Krisen eine Übung zur Gestaltung eines Netzwerktreffens ohne jeden Druck anschliessen könnte.

Der Morgen beginnt mit einer Begrüssung in Bewegung:
„Bitte legt Eure Mappen und Papiere beiseite und steht auf und bewegt Euch durch den Raum und begrüsst jeden der Anwesenden auf die für Euch dazu passende Art und Weise". Danach bitte ich die Teilnehmer, sich einen Partner zu suchen und sich in ein stilles Plätzchen zurück zu ziehen, damit sich jeder 10 Minuten Zeit nehmen kann, um über das zu sprechen, was ihn heute morgen bewegt, während der andere ihm zuhört, um später in der Gruppe über das zu berichten, was er gehört hat. Ja, richtig, nur über das, was er gehört hat.
Danach treffen wir uns wieder in der Grossgruppe und es wird berichtet. Die meisten sind schon ziemlich gut darin, über das Gehörte zu berichten, sind aber sehr bemüht, möglichst alles Gehörte zu berichten und das trotz des Angebotes, sich auf das zu beschränken, was sie besonders angesprochen hat. Gelegentlich schieben sich Interpretationen ein oder Erklärungen. Ich korrigiere aber nicht, sondern setze darauf, dass die Zuhörer selber Unterschiede wahrnehmen können.

Nach einer kurzen Pause starten wir mit dem Thema des Tages, der vielfältigen Bedeutung von Krisen. Dazu habe ich einen Text geschrieben, der mir als Memo dient. Über das Thema spreche ich aber frei, kann sein, dass ich etwas vergesse, aber das ist dann eben so.

Überlegungen zum Thema Krise
Oder: Krise? Welche Krise?

Krisen geraten leicht in aller Munde, alle Welt befindet sich in der Krise, schlechte Ernten erzeugen bei den Landwirten eine Krise oder auch fallende Milchpreise oder ausbleibender Regen, und wenn es gerade keine Krise gibt, kann sie auch herbeigeredet oder geleugnet werden und erfüllt damit so manchen Zweck. Das sind jedoch nicht die (inflationierenden) Krisen, über die hier nachgedacht werden soll. Mir geht es um menschliche Grenzsituationen, in die wir erwartungsgemäss oder auch unverhofft geraten können, die uns an den Rand des seelisch Erträglichen führen können, uns jedoch zumindest irritieren, verstören, ratlos werden oder verzweifeln lassen. Es gab lange Zeit wenig Literatur zu speziell der Frage, wie wir eigentlich oder was wir unter einer Krise verstehen wollen(1,2). Erst in jüngerer Zeit ist wieder mehr über Krisenintervention und Notfälle geschrieben worden (2-10), aber natürlich soll nicht übersehen werden, dass sowohl in der Fachliteratur, als auch in der allgemeinen Literatur das Thema Krise –quasi am Rande oder auch verdeckt mittendrin- nahezu allgegenwärtig ist. Dieses kann als erster Hinweis gelten, dass Leben an sich etwas Krisenhaftes an sich hat, oder ohne solche nicht denkbar ist und deshalb auch zu den Begriffen zurechnen ist, die etwas Janusköpfiges haben, indem sie einerseits uns Menschen bis an den Rand des Erträglichen fordern können, andererseits uns aber auch etwas versprechen, was mit Reifung, Erwachsenwerden oder persönlicher Tiefe beschrieben werden kann. Einer von den in alle Richtungen auslegbaren Begriffen, die R. Rorty als "essentially contested terms" bezeichnet hat. Ein Spannungsbogen derart, wie ihn auch in der chinesischen Kultur das Schriftzeichen für Krise -gleichzeitig auch die Chance- zum Ausdruck bringt.

Einer der wenigen Fachleute, die sich während ihres ganzen beruflichen Lebens immer wieder mit dem Krisenbegriff befasst haben, ist der schwedische Psychologe Johan Cullberg, der erstmals 1975 eine Schrift zum Thema Krise herausgebracht hat, die bis 2005 immer wieder aufgelegt wurde. Cullberg argumentiert sehr für das Akzeptieren von Krisen als einen nicht weg zu denkenden Teil des Lebens und sein besonderes Verdienst liegt darin, dieses auch für die schweren Erscheinungs- und Verlaufsformen psychischer Erkrankungen nutzbar gemacht zu haben, um der bis dato vorherrschenden Idee eines prozesshaften Verlaufes dieser Erkrankungen etwas entgegen zu setzen. Das ist später ebenso eindrucksvoll von Marius Romme und Sandra Escher (Hrsg) (13) in dem Buch „Psychosis as a Personal Crisis" dargelegt worden.

Eines der Hauptanliegen Johan Cullbergs (2) ist es über die Jahre, uns Mut zu machen, es mit den kommenden Krisen aufzunehmen, da jede Krise, wie sehr sie uns auch fordern kann, auch zur Erweiterung menschlicher Reife und Integrität beitragen kann. Denn: Krisen sind nicht zu vermeiden und schon unendlich viele Alltagssituationen bergen den Keim zum Scheitern oder zur Bewältigung. Das kann nicht bedeuten, Krisen zu idealisieren und so das damit verbundene Leid herunter zu spielen. Dieses muss auch mit getragen werden. Aber es gibt keinen Grund, warum Helfer nicht Hoffnung stiften sollen - trotz der mit den Krisen verbundenen Leiden.

Wir wissen genug aus Literatur und Wissenschaft über die Verläufe menschlichen Lebens in all ihren Formen (11), um sicher zu sein zu können, dass unter günstigen Bedingungen, um die wir uns allerdings bemühen müssen, auch schlimmstes Leiden gelindert und beendet werden kann. Helfer sollten diese Hoffnung stellvertretend kultivieren, wenn der im Leiden Gefangene sie nicht mehr erkennen kann, ohne dabei aufdringlich zu werden.

Auch dem griechischen Wort für Krise, bzw. dem Wortstamm, kann die Definition einer entscheidende Wendung, plötzlichen Veränderung, folgenschwerer Störung entnommen werden. Folgerichtig unterstreicht er die Bedeutung der sozialen und gesellschaftlichen Bedingungen im Zusammenhang mit einem sich ändernden Erscheinungsbild von Krise: Durch den Wegfall der informellen Hilfsstrukturen in dörflicher oder nachbarschaftlicher Umgebung bei Lebensereignissen (Geburt, Tod) kommt es zum Ersatz durch soziale Institutionen wie den Hausarzt, das Sozialamt, oder eben den Krisendienst.

Wir Menschen, geraten in eine psychische Krise , wenn wir in eine belastende Lebenssituationen geraten, die wir nicht verstehen und aus eigener Kraft nicht bewältigen können, wenn wir keine passenden Bewältigungsstrategien zur Verfügung haben. Und das gilt, wie wir inzwischen wissen, für alle Menschen. Gegen Krisen kann man sich schlecht immunisieren lassen, und die Stärke des auslösenden Traumas kann jeden von uns in die Knie zwingen, denn es gibt, wie schon in der griechischen Mythologie in vielen Formen beschrieben, immer etwas oder jemand, der noch stärker sein kann, als wir.

Schaut man näher auf die besondere Situation der Krise, zu der man gerufen wird, empfiehlt Cullberg, sich folgende Fragen vorzulegen:

A. Welche Bedeutung hat die auslösende Situation?

Ist es ein von aussen einwirkendes Ereignis oder Trauma? Oder steht die Lebenskrisen im Zusammenhang mit Lebensereignissen, was dann manchmal ein vielschichtigeres Nachdenken bzw. Erkunden erfordert.

B. Welche persönliche Bedeutung hat das Ereignis für den Betroffenen?

C. Welche Bedeutung könnte das jeweilige Lebensalter haben?

D. Welche Bedeutung hat das soziale Netzwerk, welche Möglichkeiten bietet es?

Und immer wieder ist ihm die Vermittlung des Gedankens wichtig:
"Das Leben bietet zu allen Zeiten Möglichkeiten des Scheiterns oder des Überwindens", der Lauf des Lebens kann nicht anders. Die Grundthemen des Lebens, in der Kindheit noch unverhüllter erkennbar als später, wie - Hilflosigkeit, Trennung, Frustration, Schuldgefühle, Tod- stellen sicher, dass es nur ein Leben ohne Sicherheitsgarantien geben kann. Grundlegend bleibt die Auffassung über das Leben, das sowohl die normalen Lebenskrisen als auch die traumatischen Krisen eine Bedingung/ Voraussetzung für menschliche Entwicklung sind. Entwicklung und Reife haben dann mehr mit der Einsicht oder dem Wissen um die eigenen Ressourcen und Begrenzungen, wie auch der der anderen zu tun, hat also optimistische und pessimistische (Begrenzungen und Tod gehören zu den unausweichlichen Grundbedingungen von Leben) Anteile.
So kann man das Leben als ein ständig wechselndes oder ein Pendeln zwischen einem Zustand von Aufbau und Zerstörung oder von Ruhe und Aufbruch verstehen. Und so wiederholen und ähneln sich- aber nur ähneln- sich Entwicklungskrisen, Anpassungsstörungen, unerwartete oder traumatische Ereignisse durch die Wiederbelebung von Grundreaktionsmustern in der traumatischen Krise. Ein besonderes Anliegen ist ihm, ebenso auf die immerwährend lauernde Gefahr der Dekontextualisierung von Störungen aufmerksam zu machen.
Unsere im (Denk-) und realen System verankerte Tendenz, diese in den Bereich des Einzelnen zu lokalisieren, im Einzelnen dann weiter auf Organ, Gewebe, Zelle, Z.B. Synapsen zu "schieben" stellt eine Gefahr dar. Diese Gefahr wurde früh - z. B. von Ivan Illich, 1981: Die Nemesis der Medizin. Von den Grenzen des Gesundheitswesens (15) – gesehen, blieb
aber eine Randerscheinung im Konzert der Meinungsmacher.
Cullberg betont die Bedeutung von Lebenszusammenhängen um das Individuum herum, die Bedeutung sozialer Umstände und gesellschaftlicher Entwicklungen für das individuelle Krisenverständnis.
Und noch einmal: In der Therapie von Krisen sind wir bemüht, Krisen und Krisenreaktionen nicht als krankhafte Ereignisse aufzufassen, sondern als Prozesse, in denen die Grundlagen unserer Existenz erschüttert und in Frage gestellt werden (wie ein Erdbeben, in dem die sonst so sichere Scholle oder Oberfläche aufreisst und zu ungeahnten und unvorhersehbaren Verwerfungen und Folgen führen kann (s. Picasso- so jedenfalls A. Miller).
Die Versuche, Krisen zu typisieren sind vielfältig:

- Entwicklungskrisen
- Anforderungskrisen
- Verlustkrisen
- Sinnkrisen
- Interaktionelle Krisen
- Organisationskrisen
- Gesellschaftliche Krisen (zit. nach G. Schmidt, 10, S.28)

Hier kann man erkennen, dass kein Lebensbereich von Krisen verschont bleibt.

Andere Versuche Krisen zu typisieren, treffen Einteilungen nach:
- Einengungskrise
- Expansionskrise
- Auflösungskrise
- Transformationskrise

Es wurde auch der Versuch einer Einteilung eines Krisenverlaufs unternommen und zum Beispiel für das Erleben des Kindes in der Situation einer Krankenhausaufnahme und der darauf folgenden Zeit getan: John Bowlby beschrieb folgende Entwicklungs(-phasen)

- Trauer,
- Protestphase
- depressive Verzweiflung
- Gleichgültigkeit

Inwieweit das Herausstellen eines phasenähnlichen Verlaufes hilfreich ist, mag dahingestellt bleiben; wichtig bleibt, dass die Beschäftigung mit dem Thema zu wesentlichen Veränderungen im Umgang mit den Kindern im Ablauf einer Krankenhausbehandlung geführt hat (z. B. rooming in).

Ähnliches gilt für den Verlauf bei traumatischen Krisen:
a. Schockphase
b. Reaktionsphase
c. Verarbeitungsphase
d. Neuorientierung

Hier ist nicht eigentlich die Identifizierung der möglichen Phasen das Wichtige, sondern die Anerkenntnis von verstörtem Leben über den Rahmen der Wissenschaft hinaus, dass traumatische Folgen z.B. durch Kriegserlebnisse von der Gesellschaft/ Politik bisher hin- und nun auch angenommen wurden, ohne früher anzuerkennen, dass ohne Hilfe, solche Erfahrungen nicht verarbeitet werden können.

Der Versuch der Einteilung in Phasen entspricht dem Versuch in vielerlei Wissenschaften, hinter dem Einzelnen eine mögliche Regel zu entdecken mit dem Ziel, dadurch schneller zu erkennen oder gar zielgerichteter handeln zu können. Die Haltung des Open Dialogue bevorzugt allerdings, im Einzelnen jeweils das Besondere zu erkennen, um ihm so möglichst gerecht zu werden. Kein Leben gleicht dem anderen, alles organische Leben ist speziell.

Aus der Idee heraus, die auch der Familientherapie zugrunde liegt, dass es zwischen lebendigen Bestandteilen der Welt Zusammenhänge gibt, vermittelt über die Sinne (Bateson: alles hängt mit allem zusammen), legt auch die Methodik des Open Dialogue Wert auf das Zusammenwirken in den natürlichen Zusammenhängen, was zur Einbeziehung des Netzwerkes um den verstörten Menschen herum führt. So kann wahrscheinlich der Brüchigkeit und der Zerrissenheit, dem Verlust des "festen Bodens" unter den Füssen, mit Hilfe derer entgegengewirkt werden, die fester Bestandteil der Lebenswelt der Klienten sind.

Das wird versucht über die Wiederherstellung von Vertrauen und das Vermitteln von Sicherheit und den Aufbau eines Zugehörigkeitsgefühls durch das therapeutischeTeam, indem sie

• sofort
• netzwerkorientiert
• verantwortlich,
• flexibel und mobil,
• kontinuierlich und
• auf Zusammenarbeit ausgerichtet

tätig werden. Dabei wirken unterstützend: Das Tolerieren von Unsicherheit mit einem Standpunkt, es nicht besser zu wissen als andere. Der Respektierung von Polyphonie und der Nutzung der Kräfte, die im Dialog liegen. Immer wieder wird die Frage gestellt, in wieweit angemessene und fachlich fundierte Interventionen helfen, Krisen schneller zu überwinden. Dazu gibt es unterschiedliche Ansichten in unterschiedlichen Therapieformen.

Gunther Schmidt hat in seinem Beitrag (10, S.30) als Grundprämisse formuliert: "Für eine effektive Beratungsarbeit in Kriseninterventionen brauchen wir Konzepte die schnell und nachhaltig wieder eigene Gestaltungsmöglichkeiten aktivieren. Das hypnosystemische Konzept für Beratung erreicht dies durch differenzierte Möglichkeiten, die sowohl individuelle internale (bewusste und unbewusste) als auch interaktionelle Dynamiken eines Krisengeschehens systematisch beschreiben und daraus passgenaue Interventionsstrategien ableiten". Das erinnert mich leider fatal an ein Vorgehen, welches ich für mich „Gehirnmechanik" nenne. Es wird von der „passgenauen Intervention" gesprochen, die der geschulte Fachmann durch Überlegungen planen und einsetzen könne. Das widerspricht meiner Haltung des Nicht-Wissens und der Entwicklung eines gemeinsamen Entwicklungsprozesses im Dialog. Gehe ich weiterhin davon aus, dass nicht die Methodik das wirksame Agens der Veränderung ist, sondern die gemeinsame Beziehungsgestaltung, sollte ich derlei Interventionen nur vorschlagen, wenn ich mir der Beziehung sicher bin. Und wenn das so ist, findet der krisengeschüttelte Mensch den Boden wieder, auf dem er stehen und seine eigenen Lösungen formulieren kann.

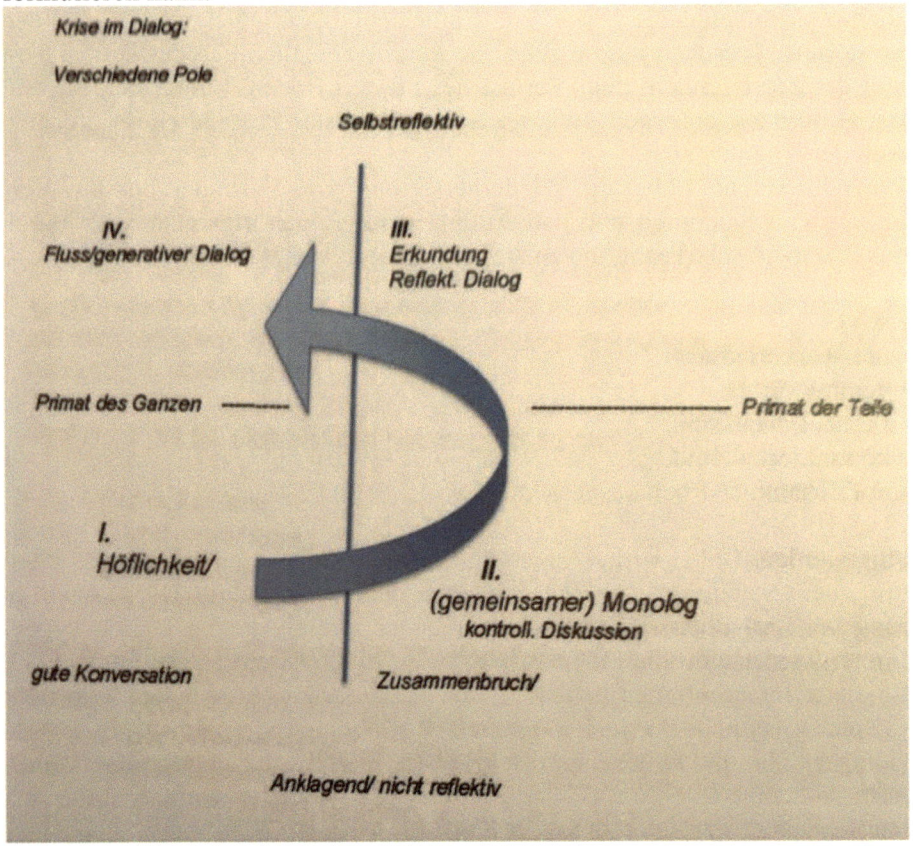

Aber auch der Dialog ist keine Kraft an sich, sondern muss erarbeitet werden und kann selbst durch vielerlei Krisen gestört sein.
Im obigen Schaubild (von O. Scharmer, zit. nach William Issaacs, (12)) wird deutlich , wie ein Gespräch verlaufen und in welche Sackgassen es geraten kann. Über die Stadien Konversation (I), Diskussion (II) Erkundung (III) und Dialog (IV) kann sich jedes Gespräch entwickeln .Allzu häufig bleiben Gespräche im Stadium II, der Diskussion "hängen", indem einzelne nur noch ihre Meinung gelten lassen und nur Argumenten eben dafür Geltung zugesprochen wird. Wenn es nur um "richtig" oder "falsch" geht, sind wir in einer der Sackgassen gelandet. Hier müssen die Gründe für die unterschiedlichen Sichtweisen erkundet werden können, sonst trennt man sich unzufrieden, kopfschüttelnd und frustiert.

Literaturverzeichnis:
1. D.S. Everstine, L. Everstine(1988) : Krisenintervention, Klett- Cotta
2. Johan Cullberg, keiner leidet ganz umsonst- Menschen brauchen Krisen zur Entwicklung, Gütersloher Verlagshaus, 1975, 1980 Neuaufllage 2005,
3. Stefanie Kunz (2009): Krisenintervention, ein fallorientiertes Arbeits buch für Aus- und Weiterbildung, Beltz- Juventa
4. G. Sonneck, N. Kapusta, G. Tomandi, M. Voracek (Hg)(2012) Krisenintervention und Suizidverhütung, UTB- GmbH
5. Margret Dross (2001) Krisenintervention, Hogrefe
6. Wolf Ortiz- Müller, U. Scheuermann, S.B. Gahleitner (2010):Praxis der Krisenintervention; Handbuch für helfende Berufe, Kohlhammer
7. Alexander Nikendey (2012) Psychosoziale Notfallversorgung(PSNV)- Praxisbuch Krisenintervention, Stumpf & Kossendey
8. Manuel Rupp (2013) Psychiatrische Krisenintervention, Psychiatrie Verlag
9. P. Abilgaard (2013) Stabilisierende Psychotherapie in akuten Krisen: PITT für die psychotherapeutische Grundversorgung, Klett- Cotta
10. Gunter Schmidt (2011) Gut beraten in der Krise: Konzepte und Werkzeuge für ganz alltägliche Ausnahmesituationen, managerSeminare Verlag
11. K. Egidi, M. Boxbücher(1996): Systemische Krisenintervention, Dgvt-Verlag
12. s. Langzeitverläufe (Huber, Ciompi- Müller, Vermont- Studie, zuletzt Harris...)
13. William Isaacs (2011) Dialog als Kunst gemeinsam zu denken, EHP-

Organisation

14. M. Romme, S. Escher (Hrsg) (2012): Psychosis as a Personal Crisis"
Routledge, NY, ISPS- Series
15. Ivan Illich (1981): Die Nemesis der Medizin. Von den Grenzen des
Gesundheitswesens

Hiernach folgt nun eine **Übung** zur Auseinandersetzung mit eigenen Krisen und ihrer Überwindung. Es werden Gruppen à 4 Personen gebildet. Es gibt einen Interviewer, einen Interviewten und 2 Beobachter. Jeder hat 15 Minuten Zeit, sich über seine oder eine Krise in seinem Leben Gedanken zu machen und sich vor Augen zu führen, was ihm beim Überwinden der Krise geholfen hat. Danach erfolgt Rollenwechsel, bis jeder die Gelegenheit hatte, über sich zu sprechen. Dauer ca. eine Stunde.
Daran schliesst sich ein Austausch in der Grossgruppe an, geprägt von viel Nachdenklichkeit und Staunen über das, was im Einzelnen passiert ist.

Nach der Mittagspause folgt eine weitere Einheit: Theorie zur Krise. Renata stellt verschiedene Typen von Krisen vor, die sich mit Einengung, Expansion, Auflösung und Transformation beschreiben lassen. (s.u.)

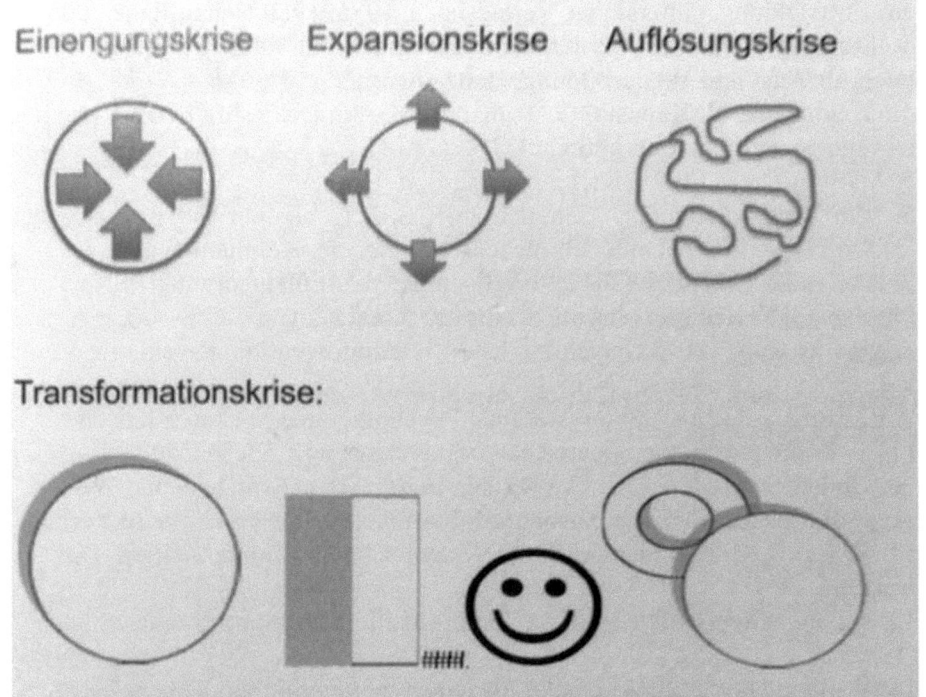

Nach diesen Erläuterungen wird nun ein **Krisenplan** besprochen, wie er sich in der tatsächlichen Arbeit bei NiG Pinel in Berlin bewährt hat.

Inhalt eines Krisenplans:

Erstellt am von :

Name Geburtsdatum:

Telefonnummer mobil:

Adresse gesetzl. BetreuerIn:
(Bereiche)

Telefonnummer mobil:

Entstehung:
Was fördert die Krisenentstehung?:

Wie kann die Klientin die Entstehung einer Krise fördern?

Wie kann die Umgebung (wer?) die Krisenentstehung fördern?

Welche Frühwarnzeichen gibt es?
(welche Gefühle, Gedanken, (Nicht-) Handlungen kennt die Klientin von sich? was ist von aussen wahrnehmbar?)

Wer bemerkt Frühwarnzeichen neben der Klientin als erstes?

Krisenbeschreibung

Welche Erfahrungen gibt es aus vergangenen Krisen?
(Gefühle, Verhalten des Betreffenden, Reaktion d. Umgebung, Krisenverlauf...)

Welchen Ausgang nahmen Krisen? In welcher Situation kam es zur Klinikeinweisung?

„Hauptsymptomatik" (mehrere möglich)
O depressiv
O psychotisch
O Angst/Panik
O Selbst- oder Fremdgefährdung und selbstverletzendes Verhalten
O sonstiges ....

Gab es Suizidalität, Suizidversuche?
(wie viele? wie? was genau passierte vorher?)

Konkrete Unterstützungswünsche im Krisenfall:
Was war in der Vergangenheit hilfreich?
was ist schädlich?

Vertrauenspersonen
Tel./ Rolle/ Funktion/ Name /email (Schwester, gesetzl. Betreuer...)
(was kann sie tun?)

soll jmd. nicht einbezogen werden? (wer? warum?)

Arztkontakt erwünscht? zu wem? (Tel.)

Medikamente
Welche Medikamente waren in Krisen hilfreich? Dosierung?
Gab es zusätzlich Bedarfsmedikation?
Womit wurden schlechte Erfahrungen gemacht?

Welche Vorbeugemassnahmen sind bekannt?
was hilft nicht als Vorbeugemassnahme?

Wie lassen sich Klinikaufenthalte vermeiden?

Welche Lebensinhalte (Ressourcen/Interessen) stehen in krisenfreien Zeiten im Mittelpunkt?
(was tut Klient/in gut/ macht Spass, bringt Entspannung?)

Vereinbarungen mit Klient(in): Wer nimmt im Krisenfall Kontakt zu Behandlern auf?

O Klient(in) selbst
1. Kontaktperson Name Adresse Telnr./ Handynr.
2. Kontaktperson Name Adresse Telnr./ Handynr.

Wer mobilisiert das persönliche Netzwerk?

Wie ist/wird diese Vereinbarung mit dem persönlichen Netzwerk des Klienten abgestimmt?

Nach der Erläuterung folgt die Aufforderung, sich zu zweit dabei zu helfen, einen eigenen Krisenplan zu erstellen. Das geschieht mit großem Engagement und die meisten können für sich erkennen, dass es einen Gewinn bedeutet, dieses Instrument zu benutzen.

Nach einer kurzen Pause erfolgt die letzte Übung des Tages als Ergebnis der Überlegung, wie der Kollegin, die einen Misserfolg bei der Anwendung der Open Dialogue Methodik erlebte, geholfen werden kann. Ich erläutere ihr, dass es nicht nur erlaubt, sondern erwünscht wäre, sich nicht am Beginn des Lernprozesses gleich mit den schweren und schwierigen Familien zu beschäftigen, das dürfe sie alles so machen wie bisher. Ich verstehe es als einen Akt der Selbstfürsorge, sich nicht in der Weise unter Druck zu setzen. Deshalb möchten wir der Gruppe die Möglichkeit geben, erst einmal einen Einstieg zu finden in ein Netzwerkgespräch, in dem es nur darum geht, ins Gespräch zu kommen.

Übung : Ein Netzwerktreffen beginnen:

2 Moderatoren, 4 Familienmitglieder. Die Moderatoren wissen nicht, warum Familie kommt! Familie mit Vater, Mutter, 2 jugendliche Kindern, 14 und 18 Jahre alt

Die Geschichte: Eine ganz normale Familie mit ihren alltäglichen Problemen. Grund zur Beratung: Sie finden in letzter Zeit wenig Zeit, um gemeinsam Familienangelegenheiten zu besprechen.

Aufgabe: Eine Unterhaltung mit der Familie beginnen, die einzelnen Familienmitglieder kennenlernen, Kontaktaufnahme, Eröffnung: Worüber möchten Sie sprechen ?

Achtung: Moderatoren und Familien getrennt informieren.

Damit geht der III. Workshop zu Ende.

Kapitel 4
Workshop IV Arbeit im Netzwerk

Zwischenräume:

Auch diesmal hat sich für mich zwischen den Kursen wieder etwas ereignet, das mich bewegt und getragen hat. Herausragend dabei ein halber Tag Supervision mit Live-Familie. Im Verlauf des Gespräches wurde deutlich wie gut es ist, schon etwas / etwas mehr Erfahrung mitzubringen und die junge Moderatorin zu erleben, die noch mit angstbesetzten Vorstellungen lebt, dass eine Psychose doch eigentlich immer ein schreckliches Ereignis sein muss, selbst wenn der Betroffene etwas anderes äußert. Oder wie ich einem Gespräch über vermeintliche Schwächen eines Teilnehmers eine solche Wendung gebe, dass daraus auch eine anerkennende Wertschätzung resultieren kann.

Und dann natürlich Wieliczka, ein Ort in der Nähe von Krakau, eigentlich bekannt durch seine Salzgrotten, die heute nach Beendigung des Bergbaus zu einem Denkmal mit Unesco-Welterbe-Status avanciert sind. Dort hatte der Trägerverein Leonardo da Vinci (Mariusz Panek), ansässig in Krakau und Organisator des Kurses zusammen mit dem Polski Instytut Otwarty Dialogu (Regina Biskiewicz) und der Menschenrechtsbeauftragten (Ombudsman) der polnischen Regierung eine Tagung organisiert, um die Implementierung des Open Dialogue-Ansatzes in der Region zu fördern. Dazu waren auch neben den Fachleuten (u. a. Jaakko Seikkula) Politiker und Verwaltungsbeamte geladen, die später auf dem Podium die Möglichkeiten der Umsetzung diskutieren sollten. Ich habe dort einen Vortrag zur Frage der „Möglichkeiten und Grenzen" der Methode gehalten, der in seinem Original in englisch in einer polnischen Fachzeitschrift erscheinen soll.

Am nächsten Tag war ein Workshop mit einer Live-Supervision einer Familienbehandlung vorgesehen. Allerdings rief die Mutter am frühen Morgen an, um mitzuteilen, dass sie doch zu aufgeregt seien und deshalb leider nicht kommen können. Was nun?

Jaakko und ich, die das Gespräch führen sollten, haben uns angeschaut und kurz überlegt, was wir tun könnten. Unsere nächste Idee war, mit den beiden Therapeutinnen zu sprechen, was sie im Umgang mit der Familie beschäftigt. Aber das konnten die sich nun wiederum nicht vorstellen, so dass es zu Beginn des Workshops kein Thema gab, und nun die Notwendigkeit zur Improvisation bestand. Dann fragten wir das Publikum, ob jemand mit uns über etwas sprechen möchte, was ihn beschäftigt. Auf ein – leicht betretenes Schweigen -, wohl ob dieser Überraschung- meldete sich dann eine

76

Mutter, die bereit war, mit uns über ihre Situation mit einem kranken Kind zu sprechen. Wir waren zu Dritt auf der Bühne, da Bogdan de Barbaro, kurz „Byszek", die Moderation des Morgens übernommen hatte, und Jaakko lud ihn nach kurzem Blickwechsel mit mir ein, das Gespräch mit uns zusammen zu führen. So entwickelte sich aus dem, „was da war", etwas völlig Unvorhergesehenes, wie es im Alltag auch nicht so selten ist, denn welche Familie kommt „immer" pünktlich, vollständig und gut vorbereitet?

Auffällig ja auch das scheinbare Ungleichgewicht auf der Bühne: 3 Männer führen ein Gespräch mit einer Frau (von den ebenfalls anwesenden 2 Dolmetschern ganz zu schweigen) aber es war zu erleben, dass die Frau dadurch keinesfalls gehemmt wurde und für die Zuschauer sicherlich interessant zu beobachten, wie sich persönliche Unterschiede und andere „Schulen" (hier: Systemisch verglichen mit Open Dialogue) auswirken. Während wir z.B. Hypothesenbildungen ganz zurückstellen, um stattdessen den Kontakt im gegenwärtigen Moment zu fördern, benutzt der Systemiker sie auf seine Art, um Übereinstimmung zu erzielen i.S. eines gemeinsamen „Grundes" oder einer gemeinsamen Sprache oder Erklärung. Jeder eben auf seine Art. Kein besser, kein schlechter, anders eben, und jeder so, wie es zu ihm passt. Der Frau scheint es genauso gut getan zu haben wie dem Publikum. Sie war sehr berührt und hat sich auch noch lange nach dem Gespräch sehr dafür bedankt, dass wir ihr Gefühle zurückgebracht hätten, die sie in den Tränen hatte fliessen lassen können.

Und nun zurück zum Workshop:
Dieser Tag entwickelte sich allerdings auch völlig unerwartet... Der vorgesehene Flug fiel aufgrund zu starken Nebels in Krakau aus. Eine Ausweichmöglichkeit ergab sich nicht, so entschloss ich mich schweren Herzens zu einer langen Autofahrt durch das winterlich graue Polen, entlang der Frostgrenze und über verstopfte Strassen zwischen Katowice und Krakau, vom Schleichen durch die Innenstadt am Tag vor „Nikolaus" ganz zu schweigen, bis ich nach 7 Stunden dann endlich gegen 17 Uhr ankam.

Innerlich noch vibrierend brauchte ich meine Zeit, um mich auf die Runde, die diesmal aus 17 Teilnehmern bestand, einzustellen. Bis zu meiner Ankunft hatten sie die Begrüssung und eine erste Lektion zu prozessorientierten Fragen im Netzwerktreffens hinter sich gebracht.

Danach war die Übung zum Umgang mit Gefühlen dran, erst die Grundübung von einem TN gelesen, danach von Renata der 2. Teil, diesmal zum Thema „Akzeptanz" vorgetragen.

Übung- Umgang mit Gefühlen Teil II

„Akzeptanz"

Beginn mit der Grundform der Entspannungsübung.... ... nach dem letzten Satz: „Bleibe noch eine Weile in dieser achtsamen Haltung und registriere, wie es sich anfühlt, vielleicht kannst Du Dich später daran erinnern", folgt nun:

„Stelle Dir eine Situation so oder so ähnlich wie die Folgende vor: Eine gute Freundin, Verwandte oder auch Arbeitskollegin, mit der Du häufig zusammen warst, und die Du sehr gern hast, hat beschlossen, nach England auszuwandern. Ihr hattet viele Gespräche zusammen, habt viel zusammen gelacht. Du erinnerst Dich an gemeinsame glückliche Momente. Du erinnerst Dich an erlebnisreiche Unternehmungen zusammen, und nun hast Du sie verabschiedet, ihr ein letztes Mal auf Wiedersehen gesagt, mit Tränen in den Augen. Du spürst, wie die Trauer über den Verlust der geliebten Person zunimmt

Lass alle die unterschiedlichen Gefühle, die Du jetzt erlebst, zu. Es ist vielleicht eine Mischung aus unterschiedlichsten Empfindungen, die liebevoll, freundschaftlich, angenehm, glücklich, traurig und unangenehm oder noch ganz anders sein können. Alle diese Gefühle sind ein Teil von Dir, auch sie machen Dich aus und formen Dich. Trauer ist angemessen und wichtig, sie braucht Akzeptanz, Zeit und Raum für sich, damit sie überwunden werden kann und Du sie in deine persönliche Entwicklung integrieren kannst. Erlaube Dir ausdrücklich, traurig sein zu dürfen. Akzeptiere – nimm es an, denn Schmerzen und alle anderen damit verbundenen Gefühle wollen angenommen werden.

Vielleicht ist Dir die Versuchung bekannt, Dich von solchen Gefühlen abzulenken und erinnere Dich ruhig daran, wie Du es üblicherweise machst (30 Sekunden) ... und kehre dann wieder zurück zu Deinem eigentlichen Gefühl und widme Dich ihm noch eine Weile (1 Minute)..... bevor Du Dich auf das Ende der Übung vorbereitest, indem Du noch die Augen geschlossen hältst, während Du beginnst, Hände, Füsse, Arme und Beine zu bewegen und dann kräftig zu strecken bis Du die Augen öffnest und zurück in diesen Raum kommst.

Wenn es für Dich passt, kannst Du Dir Zeit nehmen, um Notizen zu dem Erlebten zu machen."

Nach kurzer Pause erfolgt nun wiederum eine **Übung zum Führen von Netzwerkgesprächen:**

2 Moderatoren, Familie mit 5 Mitgliedern, Mutter, Grossmutter (ms) Vater, 2 Kinder 10, w und 14, m Jahre alt. Die Mutter hat den Kontakt zur Beratungsstelle hergestellt. Thema: Es gibt Streit in der Familie, die sich nicht

darauf einigen kann, wohin im Urlaub gefahren werden soll. Die Mutter möchte ans Meer, der Vater in die Berge, die Kinder schliessen sich den jeweiligen Elternteilen an, die Grossmutter findet, sie sollten gar nicht fahren, da alles zu teuer geworden sei. Zeitdauer 30 Min.

Danach Austausch in der Grossgruppe.
Nach der Pause erfolgte der Austausch über das Erlebte. Dabei habe ich gehört, dass doch erstaunlich viele mit Teilen ihrer eigenen Geschichte in Kontakt gekommen sind und sichtlich bewegt waren. Darauf sollten wir noch reagieren und mir kommt die Idee, morgen eine spezielle Übung zu persönlichen Themen unter Berücksichtigung der dialogischen Möglichkeiten anzubieten.
Als Fragen tauchen in der Rückmeldung auf: Wie sehr muß ich das Gespräch unter Kontrolle behalten? Wie wichtig ist es, sich vorzustellen, alle zu Wort kommen lassen? Was mache ich, wenn Aggressionen auftreten, darf ich einschreiten? Wie mache ich das dann am besten?
    Auf so viele Fragen gibt es nur einige Antworten, die mehr Anregungen darstellen, und dann beenden wir diesen Tag.

Abends Nachbesprechung im Team und Niederschrift.

Am nächsten Morgen beginnen wir um 9 Uhr polnischer Zeit (meint: 9.20 Uhr). Wir beginnen mit einer Zweierübung. Jeder hat 10 Minuten Zeit, über das zu sprechen, was ihn heute morgen beschäftigt. Danach sagt jeder in der großen Gruppe, was für ihn das Wichtige gewesen ist, von dem, was er gehört hat. Dabei wird deutlich, wie schwer es immer noch ist, sich auf „Wichtiges" zu beschränken. Die Stimmung ist recht gut, sehr angeregt mit vielen Anmerkungen zu dem gestrigen Tag, der offenbar ganz im Zeichen der „Gefühle" stand. Danach fordere ich die Gruppe auf, sich alle im Raum umzusetzen – um damit eine Zäsur vor der nächsten Übung zu setzen und zu helfen, eine andere Perspektive einzunehmen.
Jetzt füge ich einen ersten Teil von Ausführungen zur Durchführung von Netzwerkgesprächen ein, wie ich sie bisher im Kurs selber mehr „eingestreut" habe, wie die TN aber als Handout zur Verfügung haben. Sie orientieren sich an der Perlenschnur des Posters zum Netzwerktreffen, was ich vor ca. einem Jahr entworfen hatte.

Einführung zum Netzwerkgespräch als offenem Dialog:
Im Zuge der Entwicklung der bedürfnisangepassten Behandlung hin zum offenen Dialog erwiesen sich die Therapieversammlungen und schliesslich

die so genannten Netzwerkgespräche als zentrale Drehscheibe des Behandlungsprozesses. Dabei gehen wir davon aus, dass die grundlegenden, weiter oben beschriebenen Elemente von der sofortigen Hilfe bis hin zur collaborativen Haltung den strukturellen Rahmen darstellen. Im Netzwerkgespräch kommen dann mehr die beschriebenen Elemente von der Toleranz der Unsicherheit, der Dialogizität und der Polyphonie zum Tragen.

In dem folgenden Schaubild sind verschiedene Elemente – Die Perlen des Netzwerkgespräches- angeordnet, die nun näher erläutert und in einen Zusammenhang gestellt werden sollen.

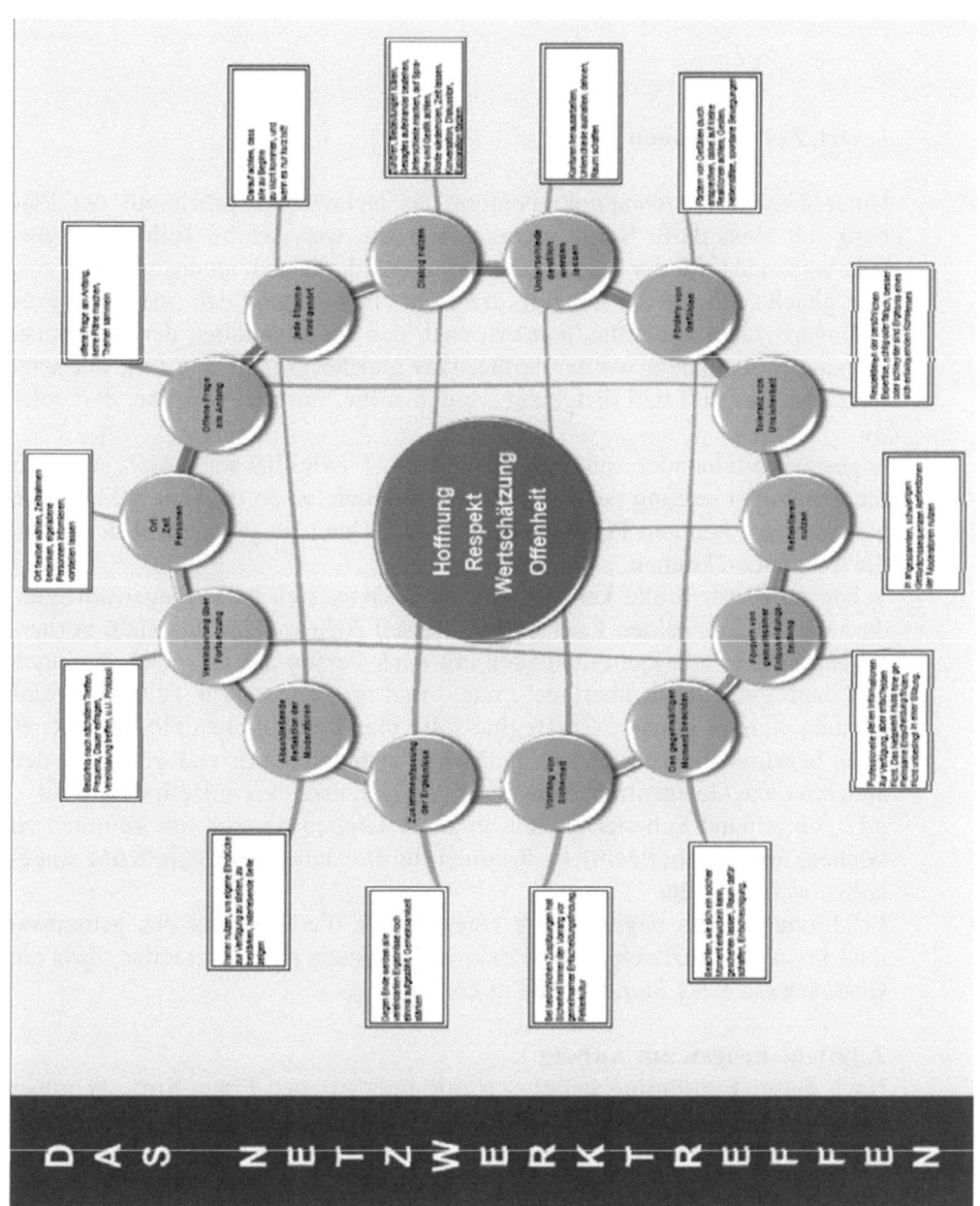

1. Ort, Zeit, Personen

Unter diesem Gesichtspunkt beginnt das Netzwerkgespräch mit der Planung. Es muss dafür Sorge getragen werden, wer welche Teilnehmer einlädt, was meist mit der Person besprochen wird, die sich an uns wendet.

Das gleiche gilt für die Uhrzeit, die nicht entsprechend den „Arbeitszeitregelungen" für Angestellte, sondern nach den Möglichkeiten der Netzwerkteilnehmer festgelegt werden sollte. Das gleiche gilt für den Ort, der vom Netzwerk gewählt und festgelegt werden sollte, mit der Vorgabe, dort relativ

ungestört miteinander sprechen zu können. Flexibilität kann sich auch auf die Zusammensetzung des Netzwerkes beziehen, wenn es nicht gelingt, alle als wichtig erkannten Personen einzuladen. Dann fängt man mit denen an, die teilnehmen können.

Schon an dieser Stelle kann es eine Hilfe sein, sich zu vergegenwärtigen, dass ein Prozess seinen Lauf nimmt, dessen Ausgang für uns nicht vorhersehbar ist. Deshalb kann man auch mit einer Person das Gespräch beginnen und dann gemeinsam überlegen, wie – und ob - andere zur Teilnahme eingeladen werden können. Zu Beginn folgt man den üblichen Höflichkeitsregeln, begrüsst die Teilnehmer, man stellt sich selbst vor und gibt auch den anderen dazu Gelegenheit. Man erkundigt sich nach ihrem Befinden, fragt u.U., ob jemand Schwierigkeiten in Kauf nehmen musste, um kommen zu können, und welcher zeitliche Rahmen für die Dauer des Gespräches eingehalten werden sollte.

Erfahrungsgemäss beginnt nach einer Stunde die Intensität des gemeinsamen Prozesses abzunehmen, so dass wir meistens davon sprechen, dass ein Gespräch ca. 1 1/2 Stunden dauern könnte.

2. Offene Fragen am Anfang

Nach dieser Einführung fahren wir mit einer offenen Frage fort: „Worüber sollten wir heute sprechen ?" oder „Welche Themen haben Sie heute mitgebracht?". Dabei achten wir darauf, alle Anwesenden anzuschauen und sie so zu ermuntern, das auszusprechen, was für sie wichtig ist. Wir selbst sammeln keine Daten oder Fakten über Hintergründe, und wenn wir etwas vorab hören, versuchen wir, es im ersten Gespräch beiseite zu legen, um offen und neugierig bleiben zu können und nicht in Versuchung kommen, bestimmte Hypothesen zu „überprüfen".

Wir machen keine Pläne über den möglichen Verlauf, überlegen uns nicht im Voraus, welche Fragen zu stellen sind, sondern halten uns offen für das, was sich vor unseren Augen mit uns entwickeln kann. Falls viele Themen zur Sprache kommen sollen, ist es gut, wenn sich einer der Moderatoren Notizen macht, um am Ende zu überprüfen, ob etwas übrig geblieben ist, was u.U. vertagt werden kann.

3. Jede Stimme wird gehört
Die Wertschätzung der Polyphonie im menschlichen Miteinander hat dazu geführt, dass sie zu den grundlegenden Elementen unserer Haltung zählt. Das wirkt sich in den Gesprächen so aus, dass wir jeden der Teilnehmer am Anfang ansprechen, dieses als Höflichkeitsgeste (s.o.), aber auch als Hinweis, dass seine Meinung zu den Themen wichtig sein kann. Wir schauen aufmerksam in die Runde, wer ein Zeichen gibt, zu dem einen oder anderen Thema etwas beitragen zu wollen. Das können manchmal kleine Bewegungen von Armen und Beinen, Veränderungen der Mimik oder ein Räuspern sein, gerade bei denen, die nicht als Wortführer hervortreten, deren Meinung deshalb aber keineswegs weniger wichtig ist. Hier ist es auch von Bedeutung, sich sowohl der horizontalen, also der Polyphonie der Anwesenden bewusst zu sein, aber sich ebenso der vertikalen, der inneren Polyphonie bewusst zu sein, da wir die Möglichkeit haben, auch mit uns selbst aus den verschiedenen Erfahrungsstimmen heraus zu sprechen. Dafür müssen wir Wert auf Pausen legen, auf eine Entschleunigung des Gesprächs, um den Raum zu schaffen, den jeder von uns braucht, um an den inneren Dialog anknüpfen zu können. Dazu dienen auch die Momente, in denen die Moderatoren die Gelegenheit nutzen, um sich über ihre Gedanken auszutauschen bzw. zu reflektieren.

4. Dialog nutzen
Hier handelt es sich um ein zentrales Anliegen des offenen Dialoges, wie wir ihn praktizieren. Es beginnt mit dem Zuhören, was in sich bereits eine Kunst sein kann. Wie unter 2. „Offene Frage" am Anfang angedeutet, kann Zuhören deutlich besser gelingen, wenn wir uns nicht von eigenen Vorstellungen und Hypothesen leiten oder gar bestimmen lassen (Das wird verständlich am Wunsch des Anfängers, am liebsten Gelerntes wieder zu erkennen, um es der erlernten Theorie zuordnen zu können, denn damit fühlt er sich oft sicherer). Wir dagegen sagen, dass sich organisches Leben allzu oft der vermeintlich gefundenen Regel entzieht und wir deshalb mit Wittgenstein nicht mehr nach einer gemeinsamen zugrundeliegenden Regel suchen sollten, sondern nach dem Besonderen in eben dieser besonderen Ge-

schichte, die sich in diesem besonderen Moment ereignet und entfaltet. Das erfordert, unser Wissen für einen Moment zu suspendieren, quasi aus der Aufmerksamkeit „nach hinten" in die Erinnerung zu verschieben, um tatsächlich offen dafür zu sein, dass wir in dieser Situation etwas bemerken, was wir so noch nie erfahren haben. Wir können uns nicht damit beruhigen, indem wir kopfnickend uns selbst versichern „Ach, das kenne ich schon, hab das so oft gehört".

5. Unterschiede deutlich werden lassen
Es ist normal, dass verschiedene Menschen unterschiedlich denken oder unterschiedliche Vorstellungen von dem haben, worüber gesprochen wird. Wir unterstützen das Auftreten von Unterschiedlichkeiten mit dem Ziel, dass es von allen anerkannte unterschiedliche Wahrheiten geben kann, und diese miteinander verhandelt werden müssen. Dabei bewältigen die Moderatoren einen Balanceakt, um die Unterschiede gleichberechtigt nebeneinander stehen zu lassen und die Protagonisten dabei zu unterstützen, auszusprechen, was sie bewegt und damit Konturen ihrer Einstellungen deutlich werden zu lassen. Das kann in Gesprächen zu Diskussionen ausarten, in denen es um richtig oder falsch geht und das Gespräch in der Folge zu stocken beginnt. Dann wird es erforderlich, einen Raum zu schaffen, um zu erreichen, dass die Geschichten hinter den jeweiligen Ausführungen Gehör finden können.

6. Fördern von Gefühlen
Wir betrachten Gefühle als die Triebkräfte unserer Vorstellungen. Gedanken dienen häufig der Rechtfertigung innerer Gestimmtheiten. Gefühle sind viel seltener „eindeutig", als wir es im Alltag geneigt sind, anzunehmen. Unsere inneren Widersprüche sind wohl immer gekoppelt an widerstreitende Gefühlsregungen. Das sollten wir uns bewusst machen. Wir können uns hinter Gedanken und Überlegungen verstecken oder verschanzen. Mit den Gefühlen gelingt das nicht. Daher achten wir darauf, wo Gefühle auftauchen und beantworten bzw. reagieren auf sie. Häufig verstecken sie sich oder deuten sich an in kleinen Gesten, mimischem Ausdruck, spontanen Bewegungen oder Nebensätzen, manchmal scheinbaren Nebensächlichkeiten. Diese zu erkennen und aufzugreifen, führt dann meistens zu vertiefenden und klärenden Formulierungen. Wir verstehen sie als Kostbarkeiten.

7. Toleranz von Unsicherheit
Hiermit ist das Aushalten von Unterschiedlichkeit und Andersartigkeit gemeint, genauso wie der Verzicht auf eine Lösungs- oder Ergebnisorientie-

rung. Dass am Ende eines Gespräches doch etwas herauskommt, was ein Ergebnis genannt werden kann, ist kein Widerspruch, sondern entsteht durch den sich entwickelnden Gesprächsprozess. Wir wissen nicht, was richtig oder falsch ist, wenn wir davon ausgehen, dass unsere vermeintlichen Wahrheiten immer mehr oder weniger ausgehandelte Kompromisse sind, die wir konsentieren. Es kann uns passieren, dass wir durch andere Gefühlsbewegungen und Gedankengänge verunsichert werden, weil sie nicht zu dem passen, was wir kennen. Wir müssen lernen, diese Unterschiede zu akzeptieren und uns für sie zu interessieren.

8. Reflektion von Moderatoren nutzen:
Jedes Gespräch, wenn es gelingt oder ins Stocken gerät, führt bei den Moderatoren zu dem Wunsch, sich über ihr Erleben des Geschehens hin und wieder auszutauschen. Das tun sie nach den Regeln, wie sie für das Reflektierende Team gelten. Das unterstützt die Moderatoren im Sich-Offenhalten oder dient dem eigenen Spannungsabbau und stellt den Zuhörern zugleich etwas zur Verfügung, was aus dem Kontext des Gesagten stammt und bei den Moderatoren Wirkung erzeugt hat. Es gibt keine Regel, dass in regelmässigen Abständen reflektiert werden müsste, die Moderatoren müssen lernen, auf ihre Bedürfnisse in der Situation zu achten.

9. Gemeinsame Entscheidungsfindung fördern
Moderatoren haben die Aufgabe, einen Gesprächsfluss zu ermöglichen, in dem jeder zu Wort kommen soll, und unterschiedliche Perspektiven deutlich werden können. Sie haben nicht die Aufgabe, dafür zu sorgen, dass Entscheidungen getroffen oder Entschlüsse gefasst werden. Sie entscheiden keinesfalls für das Netzwerk. Sie fördern aber die gemeinsame Entscheidungsfindung im Netzwerk und können dazu auch ihre Erfahrungen und Expertise als Informationen einbringen. Dieses aber auf eine Weise, die offen lässt, sich so, aber auch anders entscheiden zu können. Auch dieses ist eine Orientierungshilfe, um als Moderatoren so wenig wie möglich in Entscheidungssituationen mit- oder gar einzuwirken. Die Neutralität soll erhalten bleiben. Das bleibt insbesondere in einem klinischen Kontext durch die wirksamen Berufsbilder und hierarchischen Realitäten oft lediglich ein hehres Ziel. Aber es geht auch nicht um ein Ganz oder Gar nicht, sondern um die bestmögliche Unterstützung des Netzwerkes bei der Entscheidungsfindung.

10. Den gegenwärtigen Moment beachten
Der gegenwärtige Moment stellt die Kraftquelle dar, aus der heraus Neues

sich entwickeln kann, da in ihm ein sicherer Kontakt zu anderen als Grundlage für Entwicklung oder zumindest einen nächsten Schritt enthalten ist. Dies gelingt, wenn wir uns unter Beachtung unserer körperlichen Empfindungen gegenüber den Personen um uns herum offenhalten, uns auf sie einstimmen, indem wir achtsam gehaltvolle Regungen sprachlich, stimmlich, gestisch beantworten und uns um sorgfältiges Verstehen dessen, was gesagt wird, bemühen.

11. Vorrang von Sicherheit

Immer wieder kann- insbesondere in zugespitzten Krisen- die Frage der Sicherheit einzelner Personen aufkommen. Diese Fragen haben unbedingten Vorrang. Ohne ein Gefühl der Sicherheit für alle Anwesenden kann kein Vertrauen wachsen. Andere wesentliche Inhalte werden dadurch blockiert. Hier muss eine Lösung, der alle zustimmen können, gefunden werden, und wenn es nur für diesen Tag gilt. Dabei kann es auch zu Entscheidungen kommen, die Gewalt durch Zwang (Polizei, Feuerwehr, Fixierung) einschliessen. Das ist nicht auszuschliessen oder immer zu vermeiden. Wichtig ist dann aber, das Gespräch hinterher zu suchen, auch um die eigene Hilflosigkeit zu artikulieren, keine bessere Lösung gefunden zu haben. Und:
wir sollten auch aussprechen, dass es uns Leid tut oder uns entschuldigen, wenn wir das so empfinden.

12. Zusammenfassung der Ergebnisse

Am Ende der Sitzung fassen die Moderatoren Ergebnisse oder Diskussionsbeiträge zusammen, die so nochmals von den Teilnehmern gehört und bestätigt werden können. Das dient dem Konsens und damit der Sicherheit aller.

13. Abschließende Reflektion der Moderatoren

Die abschliessende Reflektion der Moderatoren dient vor allem der Rückmeldung des Erlebten in der Sprache der Moderatoren an die Netzwerkmitglieder, die nun Gelegenheit haben zu überprüfen, in wieweit sie zustimmen, sich verstanden fühlen, oder unter Umständen doch noch anderer Ansicht sind.

14. Vereinbarung über Fortsetzung treffen

Zuletzt soll die Frage gestellt werden, ob die Teilnehmer des Netzwerkgespräches eine Fortführung dieser Gespräche möchten und wer ausser den Anwesenden auch noch teilnehmen sollte. Den neuen Termin sollte das Netzwerk finden und auch selbst bestimmen, wer weitere Teilnehmer ansprechen möchte.

Damit ist das Netzwerkgespräch beendet.

Diese 14 „Perlen" haben einen sehr dichten und anspruchsvollen Gehalt von Wissen und Erfahrung und müssen auch persönlich er- oder durchgearbeitet werden. In späteren Kursen habe ich gelegentlich die Teilnehmer aufgefordert, sich mit einem der Punkte, die sie besonders interessieren, speziell zu befassen. Dann konnten sich Kleingruppen zu den Themen bilden, um das Erarbeitete zu vertiefen. Anschliessend konnten diese Gruppen sich dann wieder in der Grossgruppe austauschen.

Da das Netzwerkgespräch als „der" zentrale Bestandteil des Open Dialogue Ansatzes gilt und für die Teilnehmer in Grundkursen das Erlernen der Moderation die grösste Herausforderung darstellt, sollte dieser Teil des Kurses mit ausreichend Zeit, Raum und Intensität erlebt werden.

Leitfaden für einen gelingenden Dialog:

Wie bedeutend das Führen eines gelingenden Dialoges innerhalb dieses Ansatzes ist, erschliesst sich aus dem, was bisher gesagt wurde, unmittelbar. Was aber in praktischer Weise dazu beitragen kann, ist nicht so schnell einleuchtend. Hier folgt jetzt ein kleiner Leitfaden für das Führen eines hilfreichen Dialoges. Dabei handelt es sich nicht um Regeln, sondern um Anregungen, die jeder für sich ausprobieren sollte, um herauszufinden, in wieweit er sich durch das Beachten der Anregungen bereichert und unterstützt, aber u.U. auch behindert fühlt. Wir alle haben unsere ganz persönlichen Eigenheiten, mit denen wir uns in Beziehung setzen und darin bewegen. Das soll genauso genutzt werden, wie die folgenden Vorschläge. Dabei kann ein Leitsatz sein, dass es darum gehen kann, der anderen Person dabei zu helfen, die eigenen Gedanken zu erforschen. Auch hier beginnen wir mit der sehr offenen Frage: „Worüber möchten Sie sprechen?"

Dinge die man ausprobieren sollte:
1. Präsent sein
2. Hauptsächlich Zuhören
3. Entschleunigen (streckt die Zeit, schafft Raum, in dem Neues auftauchen kann)
4. Pausen einlegen, zulassen
5. Nach Bedeutungen fragen
6. Einzelne Worte wiederholen
7. Sätze wiederholen
8. Schweigen aushalten
9. Nach Gefühlen fragen
10. Körperbewegungen („Nebensätze") ansprechen

Dinge, die man besser oder auch genauso gut lassen kann:
1. Lösungen oder Ergebnisse anstreben
2. (neugierige) Fragen aus eigenem Interesse stellen
3. Paraphrasieren oder Spiegeln („Neokolonialisierung")
4. Interpretationen und Wertungen vornehmen
5. Mitteilung eigener Erlebnisse (gilt nur für Professionelle)

Dieser Leitfaden wird vor der Übung erläutert, da einige der Anregungen („keine Fragen aus eigenem Interesse", oder „kein Paraphrasieren") doch der Erläuterung bedürfen, um aufgenommen werden zu können.

Dann wird geübt.

Übung zum Führen des Dialogs:
Ein Interviewer, ein Sprecher. Jeder hat 30 Minuten Zeit, um über etwas zu sprechen, was ihn beschäftigt. Dabei sollen die oben dargestellten Anregungen beachtet werden. Jeder sollte sich einen oder zwei der Punkte als Übungsfeld wählen.
Renata geht von Gruppe zu Gruppe und unterstützt die Interviewer, die sich anfangs doch schwer tun. Dabei fällt ihr auf, dass doch viele noch Probleme damit haben, zu hören, was sie hören und das Bedürfnis haben zu paraphrasieren, also mit ihren Worten zu umschreiben, was sie glauben, was der Andere gemeint haben könnte. Die meisten können in der Rückmeldung darüber sprechen, als wie hilfreich sie diese Regeln erleben und wie hilfreich die Unterstützung durch die Ausbilderin an dieser Stelle war. Sie sprechen auch noch über Bewertungen und Interpretationen, die vorkommen, so dass in einer nächsten Übung 2 weitere Gesichtspunkte gewählt werden müssen.
Insbesondere die nicht so versierten TN brauchen mehr Unterstützung, an die sie anknüpfen können. Das ist im Zweiergespräch sicherlich einfacher als in der Position des Moderators einer Netzwerksitzung, da es auch noch verbunden ist mit der Erfahrung am „eigenen Leib", was für den persönlichen Entwicklungsprozess unverzichtbar ist. Für eine Reihe von Teilnehmern, die nicht in einer Organisation arbeiten, die Netzwerkarbeit ermöglicht, kann es frustrierend werden, das Gelernte nicht zur Anwendung bringen zu können. Das Erlernte zum Dialog wird für sie dann zum wichtigsten Bestandteil, da dies Gelernte fast überall Anwendung finden kann, ob im beruflichen Feld, Schule, Freundeskreis oder sogar in der Familie. Es scheint auch so zu sein, dass die Basisregeln im Verlauf eines Kursjahres immer wieder aufgerufen und nochmals eingeübt werden müssen, um ihre Verankerung im Erleben und Handeln zu sichern. Es ist wohl anzuerkennen, und entspricht meiner eigenen Erfahrung während der Ausbildung, dass intensiveres Lesen von auch anspruchsvollen Texten erst dann in Erwägung gezogen wird, wenn die eigene innere Neugier geweckt ist. Und das kann manchmal dauern.
Nach einer kurzen Pause fahren wir mit der nächsten Übung fort:

Übung zum Führen eines Netzwerkgespräches:
2 Moderatoren, 4 Familienmitglieder, Vater, Mutter, Tochter (10), Sohn (8)
Problem: Die Kinder räumen ihre Zimmer nicht auf. Mutter hat die Beratungsstelle angerufen. Die Moderatoren werden getrennt eingewiesen. Sie haben von dem Problem gehört. Zeitdauer pro Durchgang 30 Minuten.

Am heutigen Tag spielen wir diese Übung 3mal durch, damit alle Teilnehmer einmal die Möglichkeit haben, ein Netzwerkgespräch zu moderieren. Diesmal tauchen in der Nachbesprechung Themen auf wie: Wer hat geleitet? Wer konnte besser die Besonderheiten der Familie tolerieren? Wie geht es mit der Berücksichtigung der Regeln aus dem dialogischen Gespräch?
Aus dem Kreis der Familienangehörigen kamen Bemerkungen dazu, wie und wodurch sie sich von den Moderatoren unterstützt fühlten, wie überrascht sie waren, als die Moderatoren plötzlich anfingen sich zu unterhalten bzw. zu reflektieren.
Die Mittagspause verging mit Gesprächen über die Live- Supervisionen in Warschau und Wielicka wie im Fluge. Nachdem wir uns wieder versammelt hatten, stelle ich die Frage, ob es etwas gibt, was sie noch unbedingt wissen wollten, bevor sie heute Abend nach Hause gehen.
Es taucht die Frage nach der Reflektion als regelmässigem Bestandteil der Sitzungen auf, und ich erläutere, dass es im Alltag die grosse Ausnahme darstelle, dass man ein Reflektierendes Team zur Verfügung hätte und diesen Aufwand realistischer Weise nur in speziellen Situationen betreiben kann. Im Alltag sind die Moderatoren selbst ihr reflektierendes Team. Auch das bleibt eine künstliche Situation, die manchmal einer Intervention gleichen, aber trotzdem den Prozess wirksam unterstützen kann.

Nun folgt die dritte der heutigen Übungen:
Übung zum Führen eines Netzwerkgespräches:
Vater, Mutter, Tochter, Sohn (s.o.) Thema wahlweise. Die Kinder schauen nicht mehr die Eltern an sondern nur noch ihre smartphones. Die Eltern wissen keinen Rat mehr.
Oder: Die Eltern akzeptieren den neuen Freund der Tochter/ des Sohnes nicht.
Moderatoren getrennt instruieren. Die Familie kann das Problem selbst wählen, Moderatoren wissen nicht, welches Problem die Familie hat. Die Rückmeldung aus den Familien zeigt, dass manche Moderatoren tatsächlich Fortschritte machen und zunehmend die Regeln beachten. Für manche, meist die Ungeübten, zu deren alltäglicher Arbeit es nicht gehört, ist es noch aufregend und dann greifen sie auf alte „Stressmuster" zurück, wenn sie

beginnen zu strukturieren oder zu paraphrasieren oder nicht merken, wenn die Fragen, die sie stellen, nicht den Adressaten erreichen, weil der noch zu sehr in seiner Rolle oder den Gefühlen befangen ist. Solche Rückmeldungen geben dann die Möglichkeit, etwas zu der Art zu sagen, wie man Fragen vorbereitet, indem man z.B. die Erlaubnis zum Fragen einholt, oder auf Anzeichen zu achten (Blickkontakt halten) die vermuten lassen, dass etwas anderes noch wichtiger sein könnte. Es werden auch mehr Bemerkungen dazu gemacht, wie doch in jedem Rollenspiel ein eigener Anteil „mit"- reagiert, mal stärker, mal weniger ausgeprägt, und dass man dadurch in Kontakt mit eigenen Erfahrungen kommt, die manchmal nur überraschend, manchmal aber auch anstrengend bis überwältigend ausfallen können. Hier biete ich ihnen an, dann eine Bemerkung dazu zu machen, damit wir im Trainerteam überlegen können, wie wir sie bei der weiteren Klärung unterstützen können.

Dann schliesse ich eine Übung ohne Worte an:
Mikadostab- Übung:
Jeder erhält einen Mikadostab, sucht sich einen Partner, die Stäbe werden zwischen den Fingerkuppen gehalten. Findet einen gemeinsamen Rhythmus und dann erzählt dem anderen das, was ihr sagen wollt, ohne Worte. 10 Minuten, fallende Stäbe können eingesammelt werden, es können auch die Augen geschlossen werden.
Diese Übung bringt wie kaum eine andere Energie zurück in den Raum. Nun bleibt uns noch Zeit, die „Früchte" der beiden Tage zu ernten mit der Frage: "Was werdet ihr diesmal mit nach Hause nehmen?"
Und so äussern sie sich:
„Ich will versuchen, weniger an Kontrolle zu denken, mich nicht immer so verantwortlich zu fühlen".
„Ich bin beeindruckt vom Schweigen in der Sitzung, daran ist jetzt nichts mehr falsch oder gefährlich".
„Zuviel Kontrolle führt zu mehr Distanz gegenüber Gefühlen, wenn ich aber den Gefühlen folgen kann, dann werden die anderen und ich ruhig".
„Ich schaffe eine Insel in mir, von der aus ich ruhiger bin, fühlt sich gut an".
„Im Rollenspiel habe ich das Kind in mir wiederentdeckt".
„Ich fühle mich bestätigt, dass wir nicht immer Worte finden müssen, um uns sicher zu fühlen, es reichen auch kleine Gesten, oder einfach da zu sein".
„Ich glaube, der Wunsch nach mehr Kontrolle ist destruktiv, zerstörerisch".
„Ich habe gute Hinweise bekommen, werde ruhiger sein".
„Anstelle des Wunsches vom Beginn, zu kontrollieren, fühle ich nun eine

grössere Ruhe im Körper, keine Schuldgefühle mehr, ich kann es annehmen".

„Ich fühle mich jetzt weniger müde als am Anfang des Tages, als ich ankam, das überrascht mich".

„Ich habe an mir die Möglichkeit zur Entschleunigung entdeckt"

„Der Dialog in mir ist eröffnet, der Prozess setzt sich fort, es arbeitet in mir und hört nicht auf".

„Als Moderatorin fühle ich mich so schnell erschöpft, in meinem Alltagsleben drücke ich mich um Entscheidungen, will nicht verantwortlich sein".

„Mir dämmert die Bedeutung von Gefühlen von mir und anderen in den Beziehungen".

„Wenn ich mich nicht so stark und unverwüstlich gebe, erhalte ich mehr Unterstützung von anderen. In jedem Rollenspiel steckt ein Teil von uns".

„Mir wird immer bewusster, dass etwas hinter den Gefühlen steht".

„Mich beschäftigt, wie ich einen Raum in der Beziehung zu anderen schaffe, denn wenn ich das nicht tue, kann er sich nicht zeigen".

Reiche Ernte? Aber ja!!

Exkurs: Ein Vortrag in Wieliczka:

Open Dialogue - Seine Möglichkeiten und Grenzen zu einer gesunden Gesellschaft beizutragen. *

Ich möchte mit einem Zitat von MD Pat Bracken aus Irland beginnen, das aus einem Artikel stammt, der in der Zeitschrift "World Psychiatry", dem offiziellen Organ der World Psychiatric Organization, im Oktober 2014 veröffentlicht wurde: „Die Psychiatrie befindet sich zur Zeit in einer Vertrauenskrise. Einige der Kommentatoren des Geschehens haben sogar die Glaubwürdigkeit des Berufsstandes in Frage gestellt. Es gibt eine Reihe von Indikatoren für diese Krise.... so sind zum Beispiel ernst zunehmende Fragen zur Validität des gesamten neuentwickelten Buches des DSM (Diagnostisches und Statistisches Manual Psychischer Erkrankungen)V aufgeworfen worden. Klar ist auch, dass die Psychiatrie speziell ins Visier der Marketingstrategen der pharmazeutischen Industrie geraten ist, mit Strategien, die die evidenzbasierte Medizin im Allgemeinen in Verruf gebracht haben. Manche der so sehr propagierten Fortschritte in der Pharmakotherapie der Psychosen haben sich als fragwürdig und zweifelhaft erwiesen. Der Versuch der akademischen Psychiatrie, sich als „angewandte Neurowissenschaft" darzustellen, hat enorme Ressourcen verschlungen, aber für die Patienten sehr wenig gebracht..."

Nun, hier handelt es sich um eine harsche Kritik eines prominenten Insiders an der sog. wissenschaftl. Psychiatrie, die sich nahezu euphorisch in den Jahren nach der Deklamation der "decade of the brain" gänzlich in eine Neuro-Wissenschaft verwandelt hat, mit der Folge eines Reduktionismus menschlicher Verhaltensbesonderheiten auf einfache Störungen neuronaler Schaltkreise.

Das hört sich nicht unbedingt nach einem Beitrag zu einer gesünderen Gesellschaft an.

Er fährt fort:" Für mich steht fest, dass sich gute Psychiatrie im Kern vorrangig mit Bedeutungen, Werten und Beziehungen befasst. Dabei ist Bedeutung nicht etwas, was sich lediglich im Individuum oder seinem Gehirn zeigt, sondern uns durch unseren sozialen Umgang entgegenkommt, der die Wahrnehmung der Welt um uns herum formt". Das hört sich an wie der Ruf nach einem hermeneutischen Ansatz in der Auseinandersetzung mit psychischer Gesundheit, "ausgehend von der Idee, dass die Bedeutung einer Erfahrung nur aus dem jeweiligen Kontext heraus verstanden werden kann, in dem der Mensch lebt, und nur durch diesen die Erfahrung ihre besondere Bedeutung bekommt ".

Vergleicht man die beiden unterschiedlichen Abschnitte des Zitates, mit den unterschiedlichen Sichtweisen, merkt man wie unterschiedlich dieses Feld beschrieben werden kann, und es könnte ein Gefühl aufkommen, dass man sich dazwischen wie in einem Feld voller Fallen und Minen befindet und sich einige Orientierungspunkte wünscht, um heil durchzukommen.

Was trägt „Open Dialogue" als Ansatz in der Behandlung akuter schwerer psychischer Krisen zu dieser Diskussion bei? Man kann den Open Dialogue-Ansatz als etwas sehr Neues und Revolutionäres betrachten, aber gleichzeitig ist er bei genauerer Betrachtung keineswegs neu, lediglich, könnte man sagen, sind die verschiedenen bewährten Bestandteile in einen neuen Zusammenhang gebracht worden, und so zu einem Behandlungsansatz geformt wurden, dass sie den Bedürfnissen der Menschen, ihrer Angehörigen und des Umfeldes in schweren Krisen gerecht zu werden in der Lage sind. Das gilt auch für die Bedürfnisse des Nationalen Gesundheitsfonds, der landeseigenen Einheitskasse (in Deutschland handelt es sich um die Verbände der verschiedenen Krankenkassen), wobei klar sein dürfte, dass es sich dabei um sehr unterschiedliche Interessen handelt.

Dieser neue Ansatz verlangt nach einem umfassenden Systemwechsel, denn jetzt sollen sich die Professionellen darauf einstellen, ihre Patienten oder Klienten mit ihren Familien und Netzwerken nicht mehr nur in ihren Büros zu begrüssen, sondern sie dort zu treffen, wo das Anliegen entstanden ist oder wo die Beteiligten es wünschen.

Das stellt in der Tat eine ziemliche Veränderung dar, ist aber anderenorts bereits geübte Praxis, wo sog. Akutteams oder Krisenteams gegründet wurden, deren Aufgabe zunehmend darin bestehen sollte, die Behandlung im Lebensumfeld oder zu Hause anzubieten, so wie es in Finnland, Schweden und Norwegen, aber auch in England und nun sogar in Deutschland an einigen Stellen geschehen ist.

Sie haben schon etwas fachlich Fundiertes über die Entwicklung in Finnland, speziell West- Lappland gehört, und ich möchte wiederholen, dass die erreichten Ergebnisse weltweit ihresgleichen suchen.

Auch das „Assertive Community Treatment", und die Krisenteams haben ihre Wirksamkeit nachweisen können, insbesondere, wenn es um die Vermeidung vollstationärer Behandlung geht. Und trotzdem gibt es neuerdings wieder eine Tendenz, die Zahl der vollstationären Betten zu erhöhen. Und das trotz fehlender Evidenz für die Überlegenheit der vollstationären Behandlung gegenüber anderen Therapieformen.

Dieser Widerspruch bleibt festzustellen. Die besten Behandlungsergebnisse liegen für Formen des Home Treatment vor und trotzdem werden die Kapazitäten der psychiatrischen Krankenhäuser wieder ausgebaut. Wobei die Gründe dafür auf der Hand liegen: Denn es gilt die Regel, dass man dem Weg des Geldes folgen muss, um zu verstehen, warum sich bestimmte Dinge in bestimmter Weise entwickeln. Und das gilt nicht nur für das Gesundheitswesen. In allen Ländern Europas gibt es eine grosse Zahl von psychiatrischen Krankenhäusern unterschiedlicher Größe. Und nahezu überall werden sie pro belegtem Bett finanziert. Darüber verdienen sie ihr Geld, und wenn sie mehr Geld verdienen wollen, müssen sie mehr Betten belegen können.

Und die nationalen Krankenhausgesellschaften haben sicher eine starke Stellung oder Lobby. Wir wissen auch, dass die vollstationäre Behandlung psychiatrischer Patienten vergleichsweise die mit Abstand kostenintensivste Form ist. Und ich möchte wiederholen, dass wir nicht wissen, ob diese Form der Basisbehandlung auf lange Sicht ausreichend erfolgreich genannt werden kann, oder zumindest anderen Formen der Behandlung überlegen ist. Man könnte einiges zu den Ergebnissen sagen, die Robert Whitaker, ein Wissenschaftsjournalist, bei seinen Recherchen zu den Ergebnissen von standardisierter Behandlung gefunden hat. An dieser Stelle kann ich nicht weitergehend darauf eingehen, aber es spricht einiges dafür, ausgehend von seinen Ergebnissen, die bisher üblichen Standardbehandlungen für psychiatrische Störungen zu überdenken, bzw. zu revidieren. Und das ist einer der Gründe für das hiesige Treffen.

Möglichkeiten und Grenzen (des Open Dialogue) gibt der Titel meines Vortrages vor. Und die sind aus jeder der unterschiedlichen Perspektiven auf diesem Gebiet vorhanden, was nicht so einfach zu überblicken ist, und um so komplizierter wird, je mehr man damit beginnt, Dinge zu hinterfragen oder ihnen auf den Grund zu gehen. Dann öffnen sich Dimensionen eines Spannungsfeldes zwischen Kräften, die nach Veränderung streben, und den Kräften, die auf das vermeintlich Bewährte setzen. Dazu könnte man auch sagen, dass es wahrscheinlich ist, dass es Gewinner und sog. Verlierer geben wird, vor allem, wenn wir ökonomisch denken. Und noch kann das Versprechen auf Erleichterung für alle nicht als überzeugend gelten, nur weil wir unsere Form des gemeinschaftlichen Handelns konsequent an den Interessen der Betroffenen ausrichten wollen.

Bevor ich mich nun intensiver mit den Möglichkeiten und Risiken für die einzelnen Beteiligten befasse, möchte ich noch einige Worte zu Grenzen der Methodik des Open Dialogue sagen. Wann oder in welchen Situationen sollten wir nicht nach den Regeln und der Methodik des Open Dialogue arbeiten? Ursprünglich wurde die Methode entwickelt, um mit Familien und Netzwerken zu arbeiten, in denen ein Mitglied Symptome einer Psychose zeigte, und dann stellte sich heraus, dass sie auch in anderen Krisenformen erfolgreich angewandt werden kann. Dabei hängt es dann mehr von den Gegebenheiten der Situation, den Wünschen des Betroffenen oder des Netzwerkes ab, ob und in welcher Form die Regeln und Elemente des Open Dialogue zur Anwendung kommen. Und es ist auch zu konstatieren, dass nicht in jeder persönlichen Krise ein Netzwerktreffen stattfinden muss, denn manchmal reicht durchaus das Einzelgespräch aus.

Das ergibt sich aus der Grundhaltung, dass wir uns bemühen, den Bedürfnissen unserer Klienten gerecht zu werden. Und es scheint um so wichtiger zu werden, eine Netzwerkversammlung mit den wichtigen Personen im Leben des Patienten einzuberufen, je ängstlicher, irritierter oder verstörter der Mensch ist. Familien tendieren dazu, sich in Momenten von psychischen Krisen eines Mitgliedes zurückzuziehen, sich abzusondern, obwohl der Boden, auf dem sie sich bewegen, schlüpfrig, glatt, unsicher oder bröckelig zu sein beginnt, vielleicht auch gerade deshalb. Und an dieser Stelle kann es dann wichtig und hilfreich sein, wenn andere Menschen beteiligt werden, um ein Gefühl von Sicherheit und Vertrauen aufzubauen oder wieder herzustellen. Aber darüber, und das müssen wir zugeben, gibt es noch keine verlässlichen Forschungsergebnisse.

Wie in jeder anderen Therapieform auch kann die Frage der Sicherheit einzelner Beteiligter auftauchen, verbunden mit Überlegungen inwieweit Zwang zum Schutz der körperlichen Integrität zur Anwendung kommen muss. In diesen Fällen scheint die Lösung einfach zu sein, denn ohne dass die Sicherheit aller Beteiligten verbindlich und verlässlich gewährleistet ist, wird Vertrauen nicht entstehen und ein offenes Gespräch nicht möglich sein. Deshalb wird man all das zur Anwendung kommen lassen, was die Situation gebietet, um Schaden zu begrenzen oder abzuwenden.

In gewisser Weise knüpft das an Begrenzungen an, die in uns selber als Moderatoren liegen. Wieviel Erfahrung haben wir? Wie sicher fühlen wir uns? Was brauchen wir als Moderatoren, um uns ausreichend sicher zu fühlen? Das sind alles sehr persönliche Fragen, die sich jeder stellen muss, nicht nur in dieser Methodik, allerdings. Ein Sicherheitsnetz in dieser Hinsicht könnte die Bereitschaft zur Zusammenarbeit mit anderen Professionen (Kollaborativität) sein, denn dadurch öffnen wir eine Tür für Unterstützer und Menschen, die etwas können, was wir nicht beherrschen.

1. Von der Isolation zur Inklusion

Im Folgenden will ich nun näher auf die Chancen und Risiken eingehen, die sich für die unterschiedlichen Teilnehmer am Prozeß der Entwicklung von Open Dialogue ergeben könnten. Zuerst möchte ich mich mit Nutzen und Risiken für den Patienten oder Nutzer beschäftigen. Dabei stellt sich die Frage, in wieweit es ein Risiko sein könnte, seine Bedürfnisse, die eingebettet sind in die seiner eigenen Familie oder seines Netzwerkes, zu berücksichtigen. Für mich ist das nicht zu erkennen, denn wenn derjenige es doch vorzieht, allein zu sprechen oder zu sein, würde niemand ihn dazu überreden, etwas anderes zu tun. Dann kann er genauso gut in eine Klinik gehen oder einen anderen Ort aufsuchen, um seine Ruhe zu finden.

Gibt es ein Risiko für den Patienten, wenn in einem Netzwerkgespräch plötzlich Konflikte auftreten, Tabus berührt oder Geheimnisse ausgesprochen werden? Wenn unerwartet heftige Gefühle zum Ausdruck kommen? Natürlich ist das ein Risiko, aber ist das eins, dem man aus dem Wege gehen sollte? Oder ist es nicht mehr eine Frage, wie damit umgegangen wird?

Wir sehen starke Gefühle als eine treibende Kraft hinter all dem, was wir tun und sagen. Und je mehr wir in der Lage sind, diese starken Gefühle in Worte zu kleiden oder zum Ausdruck zu bringen, umso leichter kann es werden, sie gemeinsam zu tragen oder auszuhalten, was in sich eine heilende Wirkung entfaltet.

Die Recovery-Bewegung gibt auch eine Antwort auf diese Frage, denn wenn wir uns anschauen, welche Prinzipien für Recovery-orientierte Projekte entwickelt wurden, so wie sie von der SAMHSA (Substance Abuse and Mental Health Social Administration, US) formuliert worden sind, fällt auf, dass sie sich sehr mit denen des Open Dialogue decken.

Und das dürfen wir an dieser Stelle als Kompliment sehen. Das kann man nachlesen auf http://www.madinamerica.com. In der Überschrift steckt die Richtung, in der wir uns verändern möchten. Wir sehen das Heil nicht mehr in der Isolation der Patienten in besonderen Einrichtungen, sondern darin, die aufgetretenen Probleme mit ihnen dort zu lösen, wo sie aufgetaucht sind.

2. Vom Auschluß zur Beteiligung

Etwas Ähnliches gilt für Familienmitglieder, wenn die Belastung durch den kranken Angehörigen zu stark geworden ist, und sie eine Trennung wünschen. Meistens beklagen sich Angehörige heutzutage noch immer darüber, dass sie nicht zu Gesprächen eingeladen, nicht informiert oder als Gesprächspartner im Heilungsprozess ernst genommen werden. Auch hier ist es unerlässlich, über die Dinge zu sprechen.

Als Moderatoren von Netzwerkgesprächen laden wir sie ein, stellen ihnen die nötigen Informationen zur Verfügung, hören ihnen zu und werden aber keine Entscheidungen dazu treffen, was sie zu tun oder zu lassen hätten. Unsere Aufgabe sehen wir in einem solcherart moderierten Treffen darin, alle nötigen Informationen so zur Verfügung zu stellen, dass die Netzwerkmitglieder sich in der Lage sehen, selbst eine für sie passende Lösung zu finden. Risiken und Grenzen? Im Alltag passiert es, dass ein Krisenteam und das Klinikteam nicht an dem gleichen Strang ziehen, indem sich beide einem respektvollen, auf Gegenseitigkeit beruhenden Dialog verpflichtet fühlen. So kann es ein Wechselbad der Gefühle auslösen, wenn man zwischen diese so unterschiedlichen Behandlungsphilosophien gerät. Deshalb ist es von grosser Bedeutung, dort, wo der Open Dialogue implementiert wird, das zuständige Krankenhaus für eine gemeinsame Arbeit zu gewinnen. Und das nicht nur aus Gründen der Behandlungsphilosophie, sondern auch aus ökonomischen Überlegungen heraus. Denn sicherlich kostet die Einführung von kompetenten Krisenteams auch Geld, aber wie wir wissen, wird es dazu beitragen, vollstationäre Behandlungen zu vermeiden. Und was muss das Krankenhaus in dieser Situation machen? Die üblichen Patienten kommen deutlich seltener, immer mehr Betten bleiben leer? Wenn es keine vernünftige Gesamtplanung in dem Versorgungsgebiet gibt, hat das Krankenhaus keine andere Möglichkeit, als "neue" Patientengruppen zu aquirieren, die dann meist weniger krank sind, was letztendlich wiederum zu einem nicht angemessenen Anstieg von Kosten im System beiträgt. Wir wissen heute schon, dass etwa 30% der vollstationären Patienten nicht im Krankenhaus sein müssten, wenn es angemessene ambulante Hilfen gäbe. Deshalb sollte man bei der Einführung einer Methode, die so weitreichende Veränderungen mit sich bringt, immer die gesamte Versorgungsregion betrachten. Dabei ist es natürlich denkbar, dass man mit Modellregionen beginnt, die dann wissenschaftlich gut begleitet, durch ihren Erfahrungsschatz zu Vorreitern einer grösseren Veränderung werden können.

3. Vom Fachmann zu "Einem von uns"

Risiken und Begrenzungen für die Professionellen? Ja, da gibt es allerdings einige Aspekte, die man diskutieren muss. Das, was den Professionellen möglicherweise am Schwersten fällt, könnte die Notwendigkeit sein, den Status als "allwissender" Experte aufgeben zu sollen. Denn bisher entschei-

98

den die Fachleute, legen fest, planen, verordnen. Das gilt ganz besonders für die Ärzte, aber trifft genauso für Psychologen, Sozialarbeiter und Ergotherapeuten zu. Sie alle sind auf eine Weise beruflich sozialisiert, die z.B. suggeriert, dass alle Menschen mit gleicher Diagnose gleichartige Symptome zeigen, einer gleichen Behandlung, und das am besten "leitliniengerecht", bedürfen. Doch je mehr man solchen Theorien vertraut, desto schwerer wird es, zu hören, was die Menschen wirklich zum Ausdruck bringen wollen. Insbesondere Anfänger freuen sich darüber, wenn sie etwas Gelerntes im Alltag erkennen können. Aber wenn ich glaube zu wissen, höre ich auf, neugierig zu sein. Und dabei sollten wir in Anbetracht der Vielfalt menschlicher Erlebnisformen daran denken, dass es gerade in diesem vorliegenden Fall anders sein könnte. Einer meiner klinischen Lehrer sagte einmal zu mir:"Je länger ich diese Arbeit mache, desto mehr stelle ich fest, dass ich nicht weiss, wie die Dinge eigentlich zusammenhängen". Das ist wohl ein Aspekt dessen was Sokrates meinte, als er sagte "Ich weiss, dass ich nichts weiss". Was ja weise ist.

Weitere Risiken? Ja, die gibt es durchaus. Wir sind es gewohnt, innerhalb der Krisenteams mit allen unterschiedlichen Professionen zusammen zu arbeiten. Alle Teammitglieder einer Einrichtung werden gemeinsam für ihre neue Aufgabe geschult, und es gibt keinen Grund, diese Berufsgruppen nicht zusammen arbeiten zu lassen, wenn die Einzelnen das miteinander können. Allerdings kann und sollte man auch keinen Kollegen dazu zwingen, diese Art der Behandlung zu machen. Man kann es keinem Menschen oktroyieren, sich die Behandlungsphilosophie in der beschriebenen Weise zu eigen zu machen. Aber man kann sie quasi einladen, sich mit dieser Art des Denkens und der Beziehungsgestaltung vertraut zu machen, man kann ihnen alle Informationen zur Verfügung stellen und ihnen Erfahrungen ermöglichen, die es ihnen erleichtern, für sich eine Entscheidung zu fällen. Doch mehr davon später.

In der Arbeit eines Krisenteams muss nicht ständig ein Arzt oder Psychologe anwesend sein, und ganz nebenbei hätten wir davon auch nicht genug - noch nicht. Für eine Krankenschwester stellt es einen großen Schritt dar, sich als Moderatorin zur Verfügung zu stellen, anstatt bei ihrer sonst üblichen Arbeit zu bleiben. Für jüngere Kollegen mag es Anfang ängstigend sein, zu den Patienten nach Hause zu gehen, dort als Gast, und nicht, wie in der Institution, als Gastgeber, aufzutreten. Deshalb ist darauf zu achten, dass alle Beteiligten für diese Tätigkeit gut und gründlich ausgebildet werden, wie es im übrigen auch in anderen Methoden üblich ist. Dazu gehören auch die Anleitung, Beratung und Supervision.

4. Von geschlossenen Stationen zum Gemeindepsychiatrischen Behandlungszentrum

Im Krankenhaus mag es noch mehr, wenn auch andere Einschränkungen oder Probleme geben. Das ergibt sich schon aus der Situation heraus, dass man nicht alle Teammitglieder gleichzeitig schulen kann. Und so kommt es zu unterschiedlichen Erfahrungshintergründen in den Teams zwischen denen, die bereits das Privileg der Fortbildung genießen konnten und denen, die noch darauf warten müssen. Oder aber, wenn man nicht darauf achtet, die Leiter der Abteilungen als Meinungsbildner von Anfang an in den Prozess einzubeziehen. Wenn nicht, wird es gezwungenermaßen Diskussionen über den "richtigen" Weg geben, was dann für beide Seiten frustrierend sein kann. Zu Beginn dieses Entwicklungsprozesses muss die Leitung den Anstoss dazu geben und die Voraussetzungen dafür bereitstellen. Aber nach und nach muss die Veränderung der Alltagsroutinen von der Basis her geschehen. Und es wird immer Kollegen geben, die zwischen den Polen stehen und etwas sagen wie z.B.: "Wenn der Chef das sagt, mach ich das so, aber ich glaube nicht, dass es funktionieren wird". Das sind alles Gründe, warum die Leiter bei der Organisation eines solchen Umdenkungsprozesses sehr vorsichtig und umsichtig vorgehen müssen, um zu erkennen, wo sie unterstützen müssen, aber auch abwarten können, wo das angemessen erscheint. Alle Führungskräfte sollten sich engagieren. Es gibt nichts Überzeugenderes als das, was ich als Leiter selbst tue.

Es gibt einen weiteren wichtigen Punkt, den ich bedenken muss, wenn ich in einer Institution oder Region ein neues Behandlungssystem einführen möchte. Und das ist der Punkt der Nachhaltigkeit. Was wir mit einer solchen Einführung eines Behandlungssystems machen, ist die Schaffung einer "Lernenden Organisation". Man kann diese Aufgabe auch als Veränderungsmanagement beschreiben. Das bedeutet, dass ständig neues Wissen und die Gelegenheit zum Einüben des Erlernten in den Alltag integriert werden müssen. Nur wenn ich mir darüber im Klaren bin, kann ich die Herausforderung, die es bedeutet, immer wieder neue Kollegen in die Teams zu integrieren und gleichzeitig die schon Erfahrenen zu unterstützen, meistern. Das stellt keine leichte Aufgabe dar, fordert entsprechende Ressourcen und das macht man sich am besten früh genug klar.

Das Gesagte stellt eine Beschreibung von Risiken dar. Auf der anderen Seite werden diese wettgemacht durch die Vorteile, die eine solche Veränderung mit sich bringt. So ändert sich z.B. die Art und Weise, wie Mitarbeiter untereinander und auch im Umgang mit Patienten sprechen. Plötzlich geht es respektvoller und schlichtweg höflicher zu. Wenn wir anerkennen, dass wir nicht für die Veränderungen in den Leben anderer verantwortlich sind, nicht für bestimmte Entscheidungen sorgen müssen, die andere für sich treffen sollen, dann entlastet es uns erheblich und hilft, den alltäglichen institutionell erzeugten Druck und Stress zu verringern. Stattdessen können wir wieder neugierig werden, um uns für die Geschichten zu interessieren, die hinter den Symptomen stehen, Geschichten, die wahrscheinlich noch nie erzählt, geschweige denn, gehört wurden. Für jeden Teilnehmer an dem Training und dieser Art des Arbeitens besteht die Möglichkeit zum persönlichen Wachstum, vor allem durch die Kraft, die im gelungenen Dialog/ Gespräch liegen kann und uns genauso wie unsere Gesprächspartner beeinflusst. Aber am Ende ist man immer selbst derjenige, der entscheidet, wie die eigene Gesundheit und das Wohlbefinden verbessert werden sollen, wie ich ein selbstbestimmtes Leben für mich führen möchte, und auf welchen Wegen ich wandeln möchte, um mein Potential zu entwickeln.

Und ist das nicht ein gesundes Konzept für alle Menschen? Auch die Recovery-Bewegung schlägt eben dies vor. Und das gilt auch für Professionelle, auch sie können sich ändern im Sinne von einer für sie gesünderen Einstellung. Denn viele Jahre psychiatrischer Arbeit im institutionellen Kontext haben ihren Preis, der häufig in einer speziellen Art der „Chronifizierung" und inneren Verhärtung besteht.

Und hier zeigt sich ein Ausweg!

Der Open Dialogue-Ansatz ist ein sehr umfassender Ansatz. Um auf diese Weise arbeiten zu können, brauche ich Mitstreiter und Kollegen, ein Team und die entsprechend offene Umgebung. Sonst werde ich schnell frustriert und gebe auf. Dann muss ich mich auf den Dialog mit Einzelnen beschränken. Die Belohnung liegt dann in dem, was man den Unterschied zwischen einem Dialog und einem üblichen therapeutischen Gespräch nennen könnte. Das könnte sich sogar im ganz normalen Alltag bewähren.

Aber es bleibt auch so, dass der Dialog sein volles Potential am besten dort entwickeln kann, wofür er einst eingeführt wurde, nämlich für die Bewältigung schwerer Krisen. Dann ist da natürlich noch die Angst des Klinikdirektors, durch den neuen Behandlungsansatz Betten in seinem Haus zu verlieren und damit u.U. sich marginalisiert zu fühlen in Bezug auf seine Position und seinen Einfluss und nicht zuletzt, damit verbunden die Sorge um die

Höhe seines Gehaltes.

Die Chance für alle liegt hier in der Umorganisation einer traditionellen Klinik in ein flexibel organisiertes Behandlungszentrum, in dem bedürfnisangepasst für den Patienten das Passende angeboten werden kann. Die Krankenhäuser hätten dann weniger Betten, aber nicht weniger Mitarbeiter, denn die werden in gleicher Zahl für die unterschiedlichen Angebote gebraucht, nun aber mehr im ambulanten und nicht mehr im vollstationären Bereich. Ist das nicht eine brilliante Idee?

Und natürlich wird jeder Geschäftsführer fragen, wie das Geld verdient wird, mit dem die Gehälter bezahlt werden sollen, wenn nun nicht mehr die gut bezahlten Betten belegt werden, sondern vor allem Hometreatment angeboten wird? Ja, da gibt es ein ökonomisches Risiko, wenn nicht gleichzeitig entsprechende Veränderungen im Finanzierungssystem mit geplant werden.

5. Eine Schildkröte auf ihrem Weg

Jetzt möchte ich noch etwas über den Deutschen Weg bei der Implementierung des Open Dialogue sagen, wie er sich seit 2007 entwickelt hat.

Dank einiger ungewöhnlich engagierter Kollegen wie Thomas Keller in Langenfeld oder Volkmar Aderhold in Hamburg, war bereits an wenigen Orten die bedürfnisangepasste Behandlung nach finnischem Vorbild über die Familientherapie in sehr beschränktem Umfang in die klinisch- psychiatrische Praxis eingeführt worden.

Ich traf im Jahre 2006 Birgitta Alakare und Tapio Salo vom Keropoudas-Krankenhaus in Tornio, West Lappland auf einer Konferenz zur "subjektiven Seite der Schizophrenie" in Hamburg. Sie referierten dort gemeinsam über ihren in Tornio eingeführten Ansatz zur Behandlung von Menschen in Krisen, und ich war so beeindruckt, dass ich unbedingt mit ihnen sprechen wollte. Sie luden mich dann zu einer Tagung des "International Network for the Treatment of Psychosis" ein. Die würde in jenem Jahr in Falun in Schweden stattfinden. Nach meiner Rückkehr muss ich in besonderer Weise "geglüht" haben und war überzeugt davon, dass ich gefunden hatte, wonach ich schon lange suchte. In der Folge hatten wir viele Versammlungen und Treffen sowohl in als auch ausserhalb des Krankenhauses und der Abteilung, wo wir lange und ausführlich über die Einführung des Behandlungsmodells diskutierten. Schliesslich beschlossen wir einstimmig: "Ja, das schaffen wir". Ein, bzw. mehrere glückliche Zufälle kamen uns zu Hilfe und so konnten wir mit der Schulung der Mitarbeiter bereits 2007 beginnen.

2010 führten wir erste Hometreatment- Behandlungen durch, verhandelten parallel dazu erst scheinbar erfolgreich mit den Krankenkassen, wurden dann aber aus rein finanziellen Erwägungen einiger weniger Kassen gestoppt.

Aber in der Zwischenzeit hatten einige andere psychiatrische Kliniken sich auch um die Weiterbildung gekümmert, unter ihnen die Klinik in Berlin-

Neukölln, die Psychiatrische Klinik der Charité in Berlin und ebenso in der Klinik des Kreises Steinburg in Itzehoe bei Hamburg.

So gibt es inzwischen im Jahre 2018 mehr als 20 Regionen, in denen Schulungen stattgefunden haben und- beflügelt von den Ideen des Open Dialogue-

Teams zur Krisenintervention und Hometreatment gebildet wurden. Einige haben dafür spezielle Absprachen mit Kostenträgern, die etwas wie eine Pauschale pro Kopf und Jahr anbieten, treffen können. Dieses vorrangig aus dem Gedanken heraus, dass insbesondere die Patienten davon profitieren sollen (und damit natürlich auch die Kasse), die von Chronifizierung bedroht sind. Diese Pauschale ist so berechnet, dass sie ambulante Behandlung belohnt und vollstationäre Behandlung sanktioniert. Das ist ein Schritt in eine erwünschte Richtung, selbst wenn manche der getroffenen Regelungen noch fragwürdig sind. Das Ergebnis dieses Vorgehens ist eine Kostenersparnis von etwa 50% pro Jahr, was erheblich ist und überzeugend noch dazu. Der erhebliche Nachteil bei diesem Modell ist allerdings, dass die örtlich zuständigen Krankenhäuser nicht integriert sind, was aber eine unbedingte Voraussetzung für die weitere Entwicklung sein sollte.

Das andere Finanzierungsmodell nennt sich Regionales Psychiatriebudget. Hier bekommt das Krankenhaus mit seinen Möglichkeiten der vollstationären, teilstationären und ambulanten Behandlungen ein festes Budget pro Jahr. Mit diesem Budget geht es die Verpflichtung ein, jeder Person im Versorgungsgebiet Hilfe anzubieten, Die Mitarbeiter können dabei aber selbst entscheiden, welche Art der Hilfe sie für angemessen halten.

Und was glauben Sie, was passiert? Nur durch diese strukturelle Veränderung geht die vollstationäre Belegung um 25% zurück. Wenn man das Personal zusätzlich schult, kann mit einem Rückgang um 50% gerechnet werden.

6. Vom Paternalismus zur Kooperation

Worin könnten Möglichkeiten und Einschränkungen für die örtlichen, regionalen und nationalen Behörden und Ämter und Krankenkassen / Kostenträger liegen?

Zum Beispiel mit einem Psychiatrieentwicklungsplan, der fordert:

1. Reduzierung von Krankenhausbetten
2. Unterstützung und Ausbau Gemeindepsychiatrischer Dienste
3. Aufklärung der Öffentlichkeit?

Um es ganz deutlich zu sagen: Auch wenn ich kein Politiker bin und in keiner Position, in der ich für die Organistion von psychiatrischer Versorgung verantwortlich wäre, wage ich zu behaupten, dass in diesen Zeiten die am meisten interessierende Frage die nach dem Geld ist. "Wieviel soll das kosten?", "Wie können wir Kosten reduzieren?" "Wird sich das rechnen?", "Wie kann ich sicher sein?" Was werden meine Wähler dazu sagen?" Nun ist es unsere Sache, dieses Denken der Politiker zu verstehen und eine Sprache zu finden, in der wir sowohl inhaltlich- fachliche Überzeugungen vertreten, aber auch ökonomische Zwänge mitdenken. Es gibt keine überzeugenden oder befriedigenden Antworten auf all die Fragen, aber es gibt einige Tatsachen, die wir kennen und vertreten können.

Zum Beispiel:

1. Die teuerste Form der Behandlung ist die vollstationäre Behandlung. Dabei ist nicht erwiesen, dass sie die vergleichbar Erfolgreichste wäre.

2. Bis zu 30% unserer Patienten müssen nur deshalb im Krankenhaus behandelt werden, weil es keine passenden ambulanten Angebote gibt.

3. Das gegenwärtige Behandlungssystem produziert seinerseits neue Kosten durch eine steigende Anzahl von Frühberentungen aufgrund seelischer Störungen (4-fach in den letzten 20 Jahren). Die Kosten entstehen dann in anderen Finanzsektoren, aber die Gesellschaft als Ganzes zahlt mehr.

4. Wenn man über ein Behandlungsangebot für schwere seelische Krisen nachdenkt, muss man in Zeiträumen von 5-10 Jahren denken.

5. Wenn man Kostenberechnungen zu einzelnen Personen anstellt, macht das nur Sinn, wenn man die Kostensektoren übergreifend zwischen Krankenkassen, Rentensystem und Sozialversicherungssystem verfolgt.

6. Viele sprechen von der Bedeutung der Prävention, aber niemand nimmt das wirklich ernst. Dabei wissen wir, dass Frühinterventionsprogramme sehr erfolgreich sind. Open Dialogue ist ein solcher Ansatz und hat sich als solcher in der Region West Lappland bewährt.

7. Wenn man neue Angebote zusättzlich zu den bestehenden schafft, führt das nur zu mehr Kosten. Die Einführung von Hometreatment zur Krisenbewältigung macht nur Sinn, wenn gleichzeitig die Reduktion von Krankenhausbetten mitgedacht wird.

8. Es gibt genug Geld im System, wir müssen und wollen es nur intelligenter und effizienter ausgeben.

9. Wenn man an Familientherapie denkt, dann hat sich erwiesen, dass der Hometreatment- Ansatz verglichen mit Sitzungen in den Beratungsstellen der mit Abstand finanziell günstigste ist. (Russel Crane: Die Effizienz von Familientherapie)

10. Regionale Budgets sind in der Lage, vollstationäre Behandlungen zu reduzieren und damit auf lange Sicht durch Reduzierung der Bettenkapazi-

täten Geld zu sparen (A. Deister, Krankenhaus Itzehoe)

11. Unter bestimmten Bedingungen können pauschalierte Entgelte die Behandlungskosten für Patienten um 50% reduzieren, wenn Hometreatment zum Einsatz kommt. (TKK- Pinel- Report) Um herauszufinden was die besten Antworten oder Lösungen hinsichtlich der aufgeworfenen Fragen sind, sollten auch die Stimmen der Psychiatrieerfahrenen, der Peers, der Angehörigen und der betroffenen Professionellen gehört werden. Das wäre dann der Beginn einer neuen Zeitrechnung bei der weiteren Planung in Kooperation mit allen Beteiligten.

7. Schlussfolgerungen

Die Einführung und Implementierung des Open Dialogue-Ansatzes in ein bestehendes Behandlungssystem stellt eine wahre Herausforderung dar. Diese Art der Praxis mit der Notwendigkeit umfassender Veränderungen macht es nötig, dass sich alle im therapeutischen System Beteiligten aktiv engagieren. Das gilt für die vor Ort tätigen Therapeuten im gleichen Maße wie für die regionalen Behörden und Ämter, Krankenhäuser und weiterer Organisationen. Dabei ist der Ansatz sehr darauf bedacht, neue Gemeinschaften, Kooperationen und Verbünde zu schaffen. Es gibt keine schnelle Lösung für dieses Vorgehen und man braucht etwas wie einen langen Atem, um den Versprechungen, die im Ansatz liegen, nahe zu kommen. Man kann diesen Ansatz niemandem aufzwingen. Es sollte ein Angebot bleiben, das auch abgelehnt werden darf, wenn es denn gar nicht passen sollte. Deshalb muss die Einführung dieses Ansatzes in das bisherige System sorgfältig vorbereitet und begleitet werden. Es erfordert eine gute und verlässliche Zusammenarbeit zwischen den Akteuren im Feld. Man sollte nicht weiter untereinander konkurrieren. Und es braucht Zeit zum Wachsen, man darf es nicht erzwingen wollen.

* Dieser Vortrag wurde für eine Veranstaltung in Wieliczka geschrieben und gehalten. Organisiert vom Leonardo Partnership Programme-Life Long Learning at Wieliczka, Pl 27./28. Nov. 2014
**Zitate und Nachweise können beim Autor erfragt werden.

Workshop V – Das Genogramm
2015

Zwischenräume

Etwas mehr als 4 Wochen sind seit dem letzten Workshop vergangen, der mich noch eine Weile beschäftigt hat, insbesondere zu Fragen, wie den einzelnen Teilnehmern die besonderen Möglichkeiten, die im Dialog liegen, nahegebracht werden können. Diese und die Überlegung (immer wieder mit Volkmar Aderhold aufgegriffen), wie der Prozess des Lernens für den Einzelnen nachhaltig gestützt werden kann. Folgt man Scott Miller in seinen Ausführungen zur Verbesserung meiner therapeutischen Fähigkeiten, könnte ein kleines Manual hilfreich sein, das nach jeder Sitzung angeschaut werden kann. In diesem Manual stehen Fragen, die mir helfen zu überprüfen, in wieweit ich Grundsätze der Methodik befolgt habe, wo auch nicht, und was dazu beigetragen haben könnte. Ich kann mir auch selbst immer wieder die Frage vorlegen: „Was würde ich beim nächsten Mal anders machen"? Darüberhinaus könnte ich mir Rückmeldung von anwesenden Kollegen holen. Und Miller ist der Überzeugung, dass wohl nichts das ständige Üben ersetzen kann, am besten unter Kontrolle. Dazu gehört im Kurs die Wiederholung des Reflektierens – üben, üben, üben.

Aber auch die Einsichten und Erfahrungen des Zuhörens zu intensivieren durch die Übung zum Führen eines Dialoges und dabei diese Übungen dann wiederum zu verknüpfen mit Anliegen, die sich aus der Gruppenarbeit des Tages ergeben haben. Die Rückmeldungen in den kleinen und in der grossen Gruppe dienen dieser Kontrolle bzw. besser dieser Art des kontrollierten, vielleicht sogar besser formuliert: als begleitetes Lernen, was sich nicht mehr von dem unterscheidet, was wir auch reflektiertes oder kollaboratives Lernen nennen.

Diesmal klappt alles mit dem Flug, ich werde sogar - Überraschung, Überraschung- am Flughafen abgeholt, eine sehr nette Geste, und mit Dariusz ist gut plaudern über die Lage der Polen und Polens in der EU oder in der Welt, ihre Ängste und Sorgen vor dem russischen Bären in Gestalt Putins, den sie echt fürchten und deshalb das Heil unter dem Schutzschild der NATO vermuten. Wir sprechen über die Werteverschiebung von der Ökologie zur Ökonomie und dem innewohnenden Unausweichlichen. Soweit das.
Als ich das Gebäude in der Ul. Piekarska betrete, sehe ich zuerst Mihał Kłapczinski, der heute, zu Beginn des fünften Workshops, eine weitere Erhebung für seine Doktorarbeit machen muss. Auch Regina's Lern- Kontrollbögen sollen ausgefüllt werden, sodass alle ziemlich pünktlich sind und

wir mit lediglich geringfügiger Verzögerung beginnen können.

Die erste Runde findet in der traditionellen Form statt, in der jeder das erzählt, was er von dem, was er in den letzten Wochen erlebt hat, mitteilen möchte. Und die Berichte stehen sehr im Zeichen der vorangegangenen Weihnachtszeit und dem Jahreswechsel, verbunden mit manchem „guten Vorsatz" für das kommende Jahr. Dabei spielt das im Kurs Gelernte eine völlig nebensächliche Rolle, manchmal taucht es in Nebensätzen auf, dass jetzt manches anders geworden ist, seitdem sie diesen Kurs besuchen. Es braucht etwas Zeit, sich wieder aneinander heran zu tasten, immerhin steht ein bewegendes Thema auf dem Programm.

Nach einer kurzen Pause geht es weiter mit der nächsten
Übung zum Umgang mit Gefühlen: Eine Teilnehmerin liest die Grundübung vor,
Renata schliesst sich mit dem speziellen Teil an:

Übung- Umgang mit Gefühlen Teil III
Achtsamkeit

Beginn mit der Grundform der Entspannungsübung....... nach dem letzten Satz: „Bleibe noch eine Weile in dieser achtsamen Haltung und registriere, wie es sich anfühlt, vielleicht kannst Du Dich später daran erinnern", folgt jetzt:
„Stelle Dir nun die folgende oder eine ihr ähnelnde Situation vor: Ein Dir gut
Bekannter, vielleicht ein Freund, kritisiert plötzlich auf einer Feier Dein Verhalten. Du warst auf dieser Feier sehr ausgelassen und fröhlich, ja begeistert, dabei auch übermütig, zufrieden, selbstbewusst und sogar überlegen. Du hattest wild und temperamentvoll, ausdrucksstark getanzt und ausgelassen mit verschiedenen anderen Gästen gelacht und sogar geflirtet. Dein Freund oder Deine Freundin findet nun Dein Verhalten übertrieben, anstössig, einfach unpassend. Du hattest Dich aber ausgesprochen wohl, heiter und entspannt gefühlt. Und nun diese Kritik. Du spürst vielleicht, wie sich etwas in Dir zusammenzieht, Du bist vielleicht verunsichert und beschämt, fühlst Dich sogar missverstanden und verletzt.

Es kann sein, dass in Dir der Wunsch aufkommt, Dich zur Wehr zu setzen, zu verteidigen, Du könntest aber auch behutsam und achtsam mit allen Gefühlen umgehen, sowohl den angenehmen, die Du auf dem Fest erlebt hast, als auch den durch die Kritik ausgelösten. Du könntest einen inneren Dialog mit Dir beginnen, in dem Du darauf achtest, welche wunden Punkte diese Kritik getroffen hat.

- Was es ist, was Dich so schmerzt?

- Steckt eine Wahrheit in der Kritik?
- Warum habe ich die Situation so ganz anders erlebt als mein Bekannter/Freund?
- Tut der Inhalt der Kritik weh, oder ist es der Ton gewesen oder die Tatsache, kritisiert worden zu sein?
- Bist Du unachtsam mit den Gefühlen anderer Menschen umgegangen?
- Was kannst Du daraus für Dich lernen?

Achtsamkeit kann bedeuten, all den Gefühlen Aufmerksamkeit zu schenken, die aufgetaucht sind, sich ihnen zu öffnen und sich zu vergegenwärtigen, dass Gefühle ein wichtiger Teil unseres Lebens und unserer Lebendigkeit sind. Es kann auch sein, dass ein Gedanke auftaucht, der Dir suggerieren möchte, dass Du verantwortlich oder sogar schuld bist für die Gefühle des Freundes. Ihr habt beide ein Recht auf Eure Gefühle, ein Anrecht auf unterschiedliche
Empfindungen. Dabei vergiss nicht, dass Du selbst immer nur Auslöser für die Gefühle anderer bist, aber nie die Schuld an seinen unangenehmen Empfindungen trägst.
Nimm Dir noch etwas Zeit, diesen Gedanken nachzuhängen, bevor Du Dich auf das Ende der Übung vorbereitest, indem Du noch die Augen geschlossen hältst, während Du beginnst, Hände, Füsse, Arme und Beine zu bewegen und dann kräftig zu strecken, bis Du die Augen öffnest und zurück in diesen Raum kommst."
Jetzt folgt ein Austausch zu dem, was während der Übung erlebt wurde, und alle haben das Bedürfnis etwas zu sagen. Meist sprechen sie von Erinnerungen an Situationen, in denen sie kritisiert worden sind und was es für Spuren hinterlassen hat.

Nun folgt eine kurze Einführung in das Genogramm, was für einige, insbesondere die Erfahreneren unter den Teilnehmern nicht Neues ist, sie aber trotzdem gespannt sind, was wohl diesmal zur Sprache kommt.

Das Genogramm und die Möglichkeiten seiner Auswertung

Das Genogramm stellt eines der methodischen „Werkzeuge" dar, die in allen Formen von Psychotherapie Verwendung finden können. Auch in den überwiegend oder fast ausschließlich aufas d Gespräch fokussierenden Methoden kann es seinen Platz als das „Dritte", auf das man zusammen schauen kann, einnehmen. Um sich einen mehr systematischen Überblick über die Familiensituation und ihrer Geschichte zu verschaffen, ist es nahezu konkurrenzlos. Deshalb ist es auch von besonderer Bedeutung, sich die eigenen Familienverhältnisse vor Augen zu führen und einige der möglichen Fragen zu beantworten. Sehr oft wird man überrascht sein, was man „so" noch nicht gesehen oder erlebt hat. Folgende Fragen können helfen, einen umfassenden Eindruck zu erhalten:

1. Wer gehört zur Familie?
2. Welche Verbindungen gibt es in der Familie?
3. Wodurch zeichnen sich die Familienmitglieder aus?
4. Welche Bedeutung haben sie in der Familie?
5. Wer steht miteinander in Verbindung, wer nicht?
6. Was für „kritische" Ereignisse hat es in der Familie gegeben (Scheidungen, Todesfälle, schwere Erkrankungen)?
7. Welche Folgen haben die gehabt?
8. Welche transgenerationalen Wiederholungen gibt es in der Familie?
9. Welche sozialen, ökonomischen und politischen Einflüsse haben sich ausgewirkt?
10. Welche traumatischen Ereignisse oder Zeiten waren zu bewältigen (Krieg, Unfälle, Überfälle, etc)?
11. Haben sich spezielle Bewältigungsmuster ergeben?
12. Gibt es Koalitionen, Triangulierungen oder Isolierungen?
13. Lassen sich Delegationen/ Aufträge der älteren Generationen an die Jüngeren erkennen?
14. Gibt es jahreszeitlich, regelmässige Wiederholungen?
15. Welche Besonderheiten gibt es in der Geschwisterreihe?
16. Gab es besondere Erfolge oder schwere Niederlagen Einzelner oder Mehrerer?
17. Welche Traditionen halten sich, welche teilen die Familie?
18. Wer feiert mit wem welche Feste?
19. Gibt es spezielle kulturelle Einflüsse?
20. Ist eine besondere Rollenaufteilung erkennbar?

In dieser Weise kann das Genogramm helfen, wichtige Themen für das gemeinsame Gespräch zu identifizieren, die sich in horizontaler Betrachtung auf das derzeitige Zusammenspiel innerhalb der Familie beziehen. Vertikal gesehen kann man wichtige Themen, die aus der Geschichte der Familie stammen und möglicherweise das Familienleben mitbestimmen, erkennen. Wesentlich ist dabei nicht zu vergessen, dass die Familie immer nur ein kleiner Teil des gesamten Netzwerkes ist, in dem sich die Familienmitglieder bewegen, so dass der soziale Kontext ebenso erfasst werden sollte, was dann mit der Erstellung einer Netzwerkkarte mit den Sektoren Familie, Freunde, Beruf und Professionelle geschehen kann. Natürlich tauchen die wichtigen Themen mit hoher Wahrscheinlichkeit auch in anderen Gesprächsformen auf, und der Anspruch auf Vollständigkeit der Erhebung hat in sich auch seine Grenzen, aber es kann, insbesondere mit der Arbeit mit Einzelpersonen, deren Geschichte nicht mehr ohne genauere Betrachtung rekonstruiert werden kann, ein erster Anknüpfungspunkt zur Intensivierung des Kontaktes sein, der beim Sammeln von Fakten noch unkomplizierter herstellbar ist als beim Verstehen, Bewerten und Einordnen der auftauchenden Gesprächsinhalte.

Dazu nutzen wir die standardisierten Symbole zur Erstellung von Genogrammen, wie sie von McGoldrick, und Gerson in „Genogramme und Familienberatung", 1990 dargestellt worden sind.

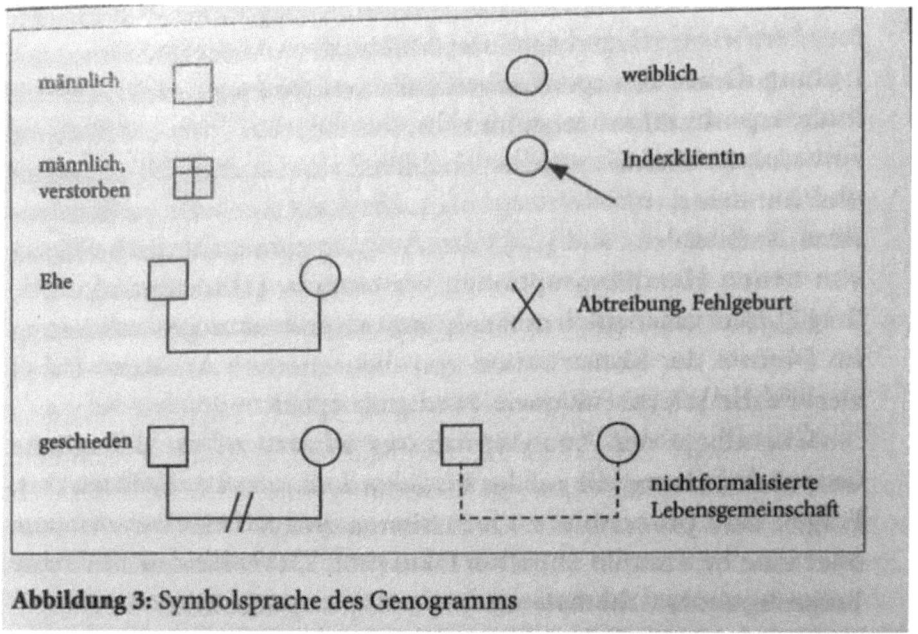

Abbildung 3: Symbolsprache des Genogramms

Danach haben alle etwa eine Stunde Zeit, ihr Genogramm anzufertigen. Einige bringen ihres bereits mit, das sie nochmals anders, d.h. etwas übersichtlicher anordnen, andere vertiefen sich in die Arbeit. In der sehr kurzen Schlussrunde klärten wir offene Fragen und Organisatorisches für den kommenden Tag.

Der Abend verging mit einem gemeinsamen Abendessen mit Renata und Zuzanna und ihren Partnern, danach zog es mich ins Hotel, um mich noch auf den morgigen Tag vorzubereiten, da dieses in der Runde nicht möglich war. Ich wollte anhand meiner Aufzeichnungen zu den Anfangsbemerkungen der Teilnehmer schauen, welche Anknüpfungspunkte es gäbe, kam aber zu dem Schluss, dass es wichtiger sein könnte, bei der gemeinsamen Auswertung (Sharing) der Gespräche über die Genogramme auf „Unerledigtes" zu achten und das für eine Übung zu nutzen.

Es waren noch emails zu schreiben über die zukünftige Organisation von Kursen in Polen, zur Frage möglicher Co- Trainer/-innen Stellung zu nehmen, späte gute Nacht-Wünsche auf WhatsApp zu beantworten, und so war es plötzlich sehr spät und ich innerlich noch ziemlich „aufgekratzt", so dass die Nacht unruhig aber ausgefüllt erschien und ich in der Frühe nicht einmal den Wecker im Nebenzimmer hörte.

Am nächsten Morgen tröpfelten die Teilnehmer nach und nach ein, als ob sie doch etwas unsicher und verhalten wären, was sie heute wohl erfahren würden. So starteten wir die erste Runde zu zweit unter dem Aspekt: Zuhören lernen. In dieser Partnererübung hat jeder 10 Minuten Zeit, über das zu sprechen, was ihm durch den Kopf geht. Der andere hört zu und berichtet anschliessend in der grossen Runde, wenn alle wieder beisammen sind, davon, was er gehört hat. Dabei fällt auf, wie häufig doch interpre- tiert und paraphrasiert wird, so dass wir darauf speziell noch mehr achten müssen.

Jetzt bilden sich 3-er und 4-er- Gruppen die sich gemeinsam zurückziehen, damit jeder mindestens 30 Minuten Zeit hat, über sein Genogramm zu sprechen. Die anderen dürfen fragen, aber sollen vorher den Sprecher um Erlaubnis bitten. Z.B.: „Ich würde Dich gerne etwas fragen, passt das für Dich?" Das nimmt dann einen Zeitraum von 2 Stunden in Anspruch. Als wir uns in der grossen Gruppe wieder treffen, sieht man den Gesichtern an, wie nahe ihnen die Beschäftigung mit der eigenen Geschichte doch ging. Sie beginnen von dem zu berichten, was ihnen aufgefallen ist, wie sie die Zusammenhänge jetzt sehen. Viele der Älteren erzählen von den ganz unterschiedlichen Verwerfungen, die der Krieg mit sich brachte und sich auch auf sie ausgewirkt haben. Manche berichten kurz und knapp, mühsam beherrscht. Bis auf 2 Teilnehmer konnten alle über ihr Genogramm sprechen, für 2 weitere gab es nicht genügend Zeit. Deshalb verabreden wir, nach der Mittagspause eine weitere Runde in Kleingruppen zum Thema zu machen, damit alle ihre Gelegenheit bekommen.

Bevor wir in die Pause gehen, bitte ich alle, sich einmal richtig zu schütteln, um die Anspannung etwas zu reduzieren, was auch gelingt, und beim Mittagessen entspannt sich die Situation deutlich. Mir ist im Ohr, wie wichtig es für Einige war, während des Sprechens über das Genogramm nicht bewertet oder kritisiert zu werden und sie sich dadurch ermutigt fühlten, „alles" auszusprechen, was ihnen einfiel. Ich vermute, dass auch die Vorgabe, sich für eine Frage vorab die Erlaubnis zu holen, hier einen Einfluss hatte.

In dieser Situation kommt mir der Gedanke, wie es wäre, im nächsten Workshop eine Einheit zum Umgang mit Trauma zu machen. Beginnend mit einem theoretischen Input, sollen die Teilnehmer dann eine Liste mit eigenen Traumata erstellen und diese bewerten (von 1-10, wobei 10 nahezu unerträglich bedeutet). Dann würde ein Einzelgespräch mit Reflektierendem Team für jeden über ein von ihm zu bestimmendes Thema aus der Liste, möglichst nicht über 5 Punkte Schweregrad, folgen.

Das möchte ich vorher mit Renata besprechen. Angeregt dazu hat mich ein Facebook-Eintrag, der Allie Hope zugesprochen wurde: „Mitgefühl ist keine passende Beschreibung für die Beziehung eines Therapeuten oder Arztes zu einem Kranken oder Patienten. Es beschreibt besser die Beziehung zwischen gleichen Partnern. Nur wenn wir unsere eigenen dunklen Abgründe kennen, können wir uns den Abgründen des Anderen stellen. Mitgefühl wird dann wirklich, wenn wir uns bewusst werden, dass es die Menschlichkeit ist, die wir teilen".

Es gibt Nachfragen über die Möglichkeit zur Supervision und Interesse an einem Besuch in Berlin, um sowohl die Arbeit in der Klinik, als auch die Möglichkeiten, die zum Beispiel Pinel mit den Home Treatment Teams nutzt, zu erleben.

Dann ist auch diese Pause vorbei, und wir bilden nun 4 Gruppen um diejenigen, die noch zum Genogramm weiterarbeiten möchten. 40 Minuten Zeit gibt es dafür und für Einige vergeht die Zeit wie im Fluge, bis wir uns wieder in der grossen Runde treffen, um das an Gedanken und Erfahrungen auszutauschen, was noch nicht ausgesprochen werden konnte. Und wieder entsteht eine dichte Atmosphäre intensiver, kraftvoller Nachdenklichkeit, in die hinein die Worte fallen.

Wie weiter? Es sind ja noch Übungen vorgesehen. Mir kommt die Idee, der

Gruppe anzubieten, dass jeder sich für den Moment auf einer Skala der Zufriedenheit zwischen 0 und 10 einordnet, wobei mit 10 die absolute Zufriedenheit dargestellt wäre. Nach einer Minute frage ich alle nach ihrer Zahl und es gibt 3 x die 8 ,und 3 x die 3, alle anderen liegen dazwischen.

Dann frage ich, ob jeweils eine aus der 8er und der 3-er Gruppe bereit wäre, miteinander darüber zu sprechen, „was den Unterschied ausmacht". Dazu wird ein Reflektierendes Team gebildet. Nun entspannt sich ein Dialog zwischen E und A, der anfangs von dem inneren Unglück der einen bestimmt ist, wobei sich dann herausstellt, das sie erkennen kann, dass ihr Gefühl des Unglücklichseins die Voraussetzung dafür ist, etwas anderes denken und tun zu können. Das Reflektierende Team wird zweimal genutzt. Es sind überwiegend erfahrene Kollegen, die meinen Hinweis, darauf zu achten, sich kurz zu fassen, nahezu sehr wörtlich nehmen. Hier ist es gelungen, die Notwendigkeit des Übens (Reflektierens) mit dem Gruppenprozess der Entwicklung der Einzelnen in der Arbeit am Genogramm so zu verbinden, dass alle Gruppenteilnehmer sich intensiv beteiligt fühlten. Die so entstandene Spannung wieder aufzulösen, gelang durch eine Mikadoübung, bei der jeder einen Stab in die Hand bekam und damit machen durfte, was er wollte, was zu lebhaftem Miteinander und Austausch, klicken der Hölzer gegeneinander, waghalsigen Balanceakten und rhytmischem Miteinander führte.

Eine der Kleingruppen war nicht fertig geworden, so dass zwei Mitglieder der Gruppe ihr Genogramm nicht hatten besprechen können. Diese Gruppe verabredet sich jetzt, vor Beginn des nächsten Workshops früher zu kommen, um das nachzuholen.

So blieb schließlich nur noch übrig, die Evaluationsbögen auszufüllen und einzusammeln, eine Ankündigung zum Thema des nächsten Workshops zu machen und zu sagen: Do widzenia- auf Wiedersehen!

Am Abend gab es noch eine Einladung des Veranstalters für die „Teammitglieder". Dort ging es, sprachlich wie immer querbeet, um die Frage, ob ich auch für Supervisionen nach Krakow käme? Ja, wenn es ein ganzer Tag sein soll.

Es ging auch um die Frage, was ein praktikables Finanzierungsmodell für die Einführung von OD und Hometreatment sein könnte, da Regina B. inzwischen im Ministerium in den inneren Bereich vorgedrungen ist, wo sie Teil einer kleinen Beratergruppe ist, die vom Minister gehört wird, da im Moment auch durch die neue Ministerpräsidentin etwas an Aktivität gewünscht ist, was schnell zu solchen Erfolgen führt, die helfen, ihre Wiederwahl im nächsten Jahr zu sichern. Was man auch davon halten mag, ich will versuchen sie so zu unterstützen mit Informationen und Erklärungen, dass sie sich in den nächsten Tagen in dieser Expertengruppe erklären kann.

Kapitel 6
Workshop VI - Mit dem Trauma leben

Zwischenräume

Der Workshop beginnt im Vorfeld mit einigen Vorbereitungen, zu denen sowohl die Erstellung eines Textes zur Bedeutung der Erkenntnisse der Psychotraumatologie für die Arbeit mit dem Open Dialogue gehört, als auch ein eigener Text zum „Reframing". Nichts ist so gut, wie sich die Texte selbst zu schreiben, wenn man darüber frei sprechen möchte.

Es kam mir schon im Vorfeld dieses neuen Worshops so vor, als ob Monate dazwischen gelegen hätten, dabei waren es nur 7 Wochen. Aber es kann auch damit zusammenhängen, dass ich nach dem intensiven letzten Wochenende die Vorbereitungen für den nächsten Kurs gleich anschliessend fertig gestellt habe.

Und dann gab es noch ganz andere Erlebnisse, die bei mir Spuren hinterlassen haben:

Die Supervisionstage in Warschau und Breslau, Projektsupervision in Jerichow und Itzehoe und nicht zuletzt die Arbeit im Lichtblick vor Ort, der ich mich nun doch noch einmal intensiver zuwenden muss, um die Belastungen im Vorstand auf mehrere Schultern gleichmässig zu verteilen. Dazu kommt der bevorstehende Besuch der polnischen Regierungskommission in Sachen Gemeindepsychiatrie in Berlin, der seinen Schatten vorauswirft.

Es ist viel und viel Gutes in Bewegung gekommen. Es gibt verschiedene Initiativen, die sich bilden, um sich die Ideen des Open Dialogue zu eigen zu machen, Konkurrenzen und Rivalitäten tauchen dabei genauso auf, also, das Übliche, was zu erwarten ist, wenn sich etwas Neues mit Einflussmöglichkeiten bildet und dann auch noch Geld zur Verteilung ansteht oder damit verdient werden könnte.

Strahlend schien die Sonne in freudiger Erwartung steigender Temperaturen, als ich das Haus verliess und ins Flugzeug stieg. Dort holte mich der Copilot zurück in die Wirklichkeit, als er davon sprach, wie grau das Wetter in Krakow sei. Aber, sei es drum. Ian Mc Ewan und "Honig" fesselten mich so, dass der Flug schnell verging. Auch diesmal wurde ich abgeholt, was mir eine grosse Erleichterung war. Es ist einfach anders, so willkommen geheissen zu werden.

Das lässt mir dann wiederum mehr Zeit mich noch vorzubereiten oder einzustimmen auf den Beginn des Workshops. Diesmal sind alle da, aber anfangen können wir trotzdem nicht, da die Gruppe, die noch ein Genogramm vom letzten Mal besprechen wollte, nicht fertig wurde.

Aber schliesslich starteten wir mit der ersten Runde und dem Austausch über die Erfahrungen mit sich selbst, der Arbeit und/ oder dem Open Dialogue. Dabei standen heute ganz im Vordergrund die persönlichen Lebenslagen einzelner, die sehr bewegend und intensiv unsere Aufmerksamkeit in Anspruch nehmen. Was zeigte sich da plötzlich mit solcher Macht? Sind ungewöhnlich viele unerwartete Dinge in den Leben der Teilnehmer eingetreten oder sprechen sie in der Gruppe jetzt offener über das, was ihnen zustösst? Und kann das Thema Trauma an diesem Wochenende einen Einfluss darauf haben?

Ich habe keine Antwort auf diese Fragen, merke aber, wie ich mich innerlich neu ordne, um den persönlichen Bedürfnissen Einzelner so gerecht wie möglich zu werden. Neben diesen persönlichen Wendungen des Lebens kommen auch Fragen zum Open Dialogue in der Arbeit auf. Viele wenden mehr und mehr Elemente der dialogischen Gesprächsführung vor allem in Einzelgesprächen an, andere laden zu Netzwerk oder Familiengesprächen ein und stehen vor Fragen wie:"Was mache ich, wenn die Familie keinen Hausbesuch möchte"? "Was mache ich, wenn die Familie nach einer Sitzung nicht mehr kommen will"?

Insgesamt lasten die Erzählungen auf uns Allen. Die Atmosphäre ist voller Bedrückung, verstärkt dadurch, dass manche sich schwer tun, überhaupt anzufangen zu sprechen und dadurch manche Schweigepause entsteht, die es auszuhalten gilt. Und zwei von ihnen möchten auch explizit erst erst einmal nichts sagen.

Nach einer Pause von 20 Minuten fahren wir fort mit der Übung zum Umgang mit Gefühlen, diesmal "Gefühlswellen".

Übung zum Umgang mit Gefühlen, Teil IV „Gefühlswellen"

Beginn mit der Grundform der Entspannungsübung....... nach dem letzten Satz: „Bleibe noch eine Weile in dieser achtsamen Haltung und registriere, wie es sich anfühlt, vielleicht kannst Du Dich später daran erinnern", folgt nun:

„Nimm Dir nun persönlich etwas Zeit, um Dich an eine grössere oder kleinere Belastungssituation Deines Lebens zu erinnern. Es kann sich dabei um z.B. einen Wendepunkt in Deinem Leben, oder eine Prüfungssituation, eine Enttäuschung oder Trennung, eine Zeit der Arbeitsüberlastung, eine Krankheit oder Ähnliches handeln. Nimm Dir Zeit, bis das Ereignis aus der Erinnerung aufsteigt. Wenn Du es vor Augen hast, versuche die Gefühle, die damit verbunden sind, zu spüren. Vielleicht fühlt es sich an wie Überlastung, wie Anspannung, Missmut könnte auftreten, Ungeduld, Leere oder Einsamkeit. Möglicherweise mischen sich auch andere, angenehme Gefühle wie z.B. Stolz, Erleichterung, Dankbarkeit, Zufriedenheit oder noch etwas ganz anderes dazu. Lass all das, was kommen will, in Deinem Erleben in den Vordergrund treten und beobachte es nur, ohne irgendetwas daran zu verändern. Und vielleicht kannst Du beobachten, wo in Deinem Körper sich diese Gefühle bemerkbar machen und dass diese Gefühle wie Wellen sein können, die kommen und gehen, anschwellen und abnehmen. Und dann kannst Du beobachten, dass jeder dieser Gefühlszustände nur eine Zeitlang da ist und immer irgendwann vorübergeht.

Und es könnte sein, dass Du etwas von der Lähmung wiedererlebst, die mit den Gefühlen verbunden war, vielleicht auch etwas wie Panik oder Wut, oder Gleichgültigkeit und Erschöpfung, unter Umständen auch Stolz und Dankbarkeit, etwas hinter Dir gelassen zu haben. Versuche, Dir selbst gegenüber Mitgefühl zu entwickeln, so wie es eine gute Mutter, eine Freundin oder Freund tun würde.

Bleibe noch eine Weile bei Deinen Gefühlen, wie sie durch die vorgestellte Belastungssituation ausgelöst wurden, gib ihnen Raum und Zeit, sich auszubreiten und beobachte nur, was da in Dir vorgeht. Und vielleicht ist es möglich zu spüren, wie die Wellen kommen und gehen, so wie Du es am Strand erleben kannst........

Nimm Dir noch etwas Zeit, diesen Gedanken nachzuhängen, bevor Du Dich auf das Ende der Übung vorbereitest, indem Du noch die Augen geschlossen hältst, während Du beginnst, Hände, Füsse, Arme und Beine zu bewegen und dann kräftig zu strecken, bis Du die Augen öffnest und zurück in diesen Raum kommst.

Wenn es für Dich passt, kannst Du Dir Zeit nehmen, um Notizen zu dem Erlebten zu machen."

Offenbar trifft diese Übung die Stimmungslage in der Gruppe recht gut, denn die Resonanz beim Austausch fördert weitere Erinnerungen und Geschichten zutage, die erzählt werden wollen. So könnte es sich doch zu einem Selbsterfahrungswochenende hin entwickeln, wenn das dem Entwicklungsprozess in der Gruppe entspräche.

Da sich nach diesem Austausch wiederum das gehörte Leiden wie "Mehltau" auf die Teilnehmer legte, bat ich sie aufzustehen und im Raum herumzugehen, dabei sich schnell zu bewegen und nicht zu sprechen, sie sollten sich nur darauf konzentrieren, wie sie zwischen anderen hindurchkommen und den Raum durchqueren.

Daran anschliessend trage ich meine Überlegungen zum Thema "Trauma"vor:

Überlegungen zur Bedeutung von Traumatisierungen für die Arbeit im Open Dialogue- Trauma sensibles Arbeiten

In der Diskussion um die Unterschiede zwischen Sympathie und Empathie (engl: empathy vs sympathy) wird schnell deutlich, dass Sympathie alleine nicht ausreicht, um ein festes Band, eine Verbindung zwischen mir und anderen herzustellen. Wenn ich mich auf die Seelenabgründe des Anderen einlassen möchte, muss ich etwas über meine eigenen Abgründe oder „dunklen Flecken" wissen und eine Haltung dazu gefunden haben. Nur dann wird mir das tief empfundene Zuhören möglich, in dem es nicht nur um das Aufnehmen von Sinneseindrücken über Augen und Ohren geht sondern um ein Mit-Sehen und-Hören von Herz und Seele. Das scheint die Voraussetzung für Mitgefühl auch im „Dunklen" zu sein.

Deshalb soll hier eine Abschnitt zum Verständnis von Trauma, Traumafolgen und Möglichkeiten der Behandlung eingefügt werden.

Bis in die 80-iger Jahre des letzten Jahrhunderts hatte man sich in der psychologischen Wissenschaft um die Folgen traumatischer Erlebnisse - abgesehen von einigen Ausnahmen, (Charcot, Janet, Freud) - wenig Gedanken gemacht, selbst wenn der Begriff des Traumas natürlich längst gebräuchlich und in der Menschheitsgeschichte weitgehend literarisch verarbeitet worden war. Vielleicht wohnt es ja dem Thema inne, um eben dieses einen Bogen zu machen, oder es zu vermeiden- bis es nicht mehr geht.

Nach dem II. Weltkrieg und den anschliessenden Kriegen, insbesondere dem Vietnamkrieg, war es kaum noch möglich, die Augen zu verschliessen. Zu viele junge Männer kamen gebrochen und drogenabhängig in die "heile Welt" zurück und kannten sich in ihr nicht mehr aus. Die Veteranen- Verwaltung stand vor einem schier unlösbaren Problem. Damals machte sich Judith Herman (Die Narben der Gewalt, 2. Auflage 2006) als eine der ersten

auf, zu untersuchen, was es für Folgen haben kann, traumatischen Situationen ausgesetzt zu sein. So liessen sich in der Folge 3 Symptomenkomplexe (ich habe den vierten wegen der immensen Bedeutung für die Therapie ergänzt) diagnostizieren, die es erlaubten, eine in Zukunft so genannte posttraumatische Belastungsstörung zu benennen. Das sind:

• Intrusionen und Flashbacks
• Numbing und Vermeidung
• Übererregung
• Existenzielle Verunsicherung

Diese Symptomenkomplexe treten in sehr unterschiedlicher und manchmal in schwer zu erkennender Weise auf. Ihnen lassen sich eine Unzahl von üblicherweise anders zugeordneten Symptomen zuordnen, die auf manche Diagnose ein anderes Licht zu werfen in der Lage sind. Um das zu illustrieren, folgt eine Fallgeschichte, wie sie viele von uns erlebt oder davon gehört haben könnten. Stellen Sie sich vor:

An einem ganz normalen Morgen fährt ein Bekannter mit seinem Auto den üblichen Weg zu Arbeitsstelle. In Gedanken geht er den vor ihm liegenden Tag durch, als er plötzlich an der Einmündung einer Seitenstraße aus den Augenwinkeln sehen kann, dass sich ein Auto schnell nähert. In der Annahme, dass der Fahrer halten wird, fährt er weiter und starrt nun auf das andere Auto, das sich unaufhaltsam nähert. Er sieht den Zusammenstoss kommen, blitzartig schiessen ihm Gedanken durch den Kopf, was das bedeuten könnte, bis ein kreischend–metallisches Geräusch und ein Schlag von der Seite das Lenken unmöglich machen und er durch einen weiteren Schlag vor einer Begrenzungsmauer stehen bleibt. Glas splittert, er schreit, er hört auch andere Stimmen, Getrappel und dann einen Moment unerklärlicher Stille und Benommenheit. Helfer reißen die Fahrertür auf sprechen ihn an, er reagiert überrascht, schaut die Helfer wie verständnislos an und lässt sich aus dem Auto bitten, schnallt sich selbst ab, schiebt den Airbag beiseite und verlässt das Auto. Auf die Frage, ob er verletzt sei, antwortet er: „Ich glaube nicht." „Haben Sie Schmerzen?" "Nein". Vor seinem inneren Auge taucht plötzlich wieder das Bild auf, wie der andere Wagen unaufhaltsam auf ihn zurast. Dieses Bild wird er nicht los, selbst wenn er sich schüttelt. Er fühlt sich etwas benommen, vielleicht auch steif. Die Polizei kommt und bittet ihn um seine Aussage zum Geschehen. Er geht mit zum Polizeiauto, er beantwortet die gestellten Fragen, er funktioniert. Er fühlt sich immer noch benommen und steif, spürt sich ansonsten aber fast gar nicht, etwas hölzern vielleicht. Schliesslich wird er von den Polizisten gefragt, ob sie ihn nach Hause bringen sollen. Er verneint, er habe es nicht weit, könne mit dem Bus fahren. Er geht zur Bushaltestelle, wartet auf den Bus, löst eine Fahrkarte beim Fahrer, der ihn kennt und ihn begrüssen möchte, aber er reagiert nicht. Der Fahrer denkt, er habe wohl einen schlechten Tag. Als er sich setzt, bemerkt er zum ersten Mal ein merkwürdiges Zittern der Beine, was er nicht kontrollieren kann. An der Haltestelle angekommen springt er auf, verlässt den Bus und geht die letzten Meter bis zu seinem Haus. Alles kommt ihm irgendwie fremd und wie tot vor. Er schaut sich um, aber das ist seine Strasse, sein Haus. Er geht zur Haustür, schließt auf, er ist allein zu Haus, zieht den Mantel aus, geht ins Wohnzimmer und setzt sich auf das Sofa, eben wollte er noch Zeitung lesen. Aber plötzlich ist das Zittern in den Beinen da und eine innere Unruhe, die ihn quält. So kennt er sich nicht. Tränen drängen in die Augen, er versucht sich abzulenken, schaltet den Fernseher ein, wieder aus. Ein anderes Programm, es interessiert ihn nicht. Er fängt an zu weinen, bebt am ganzen Körper, schluchzt unaufhörlich, kann sich nicht beruhigen. Das Bild vom Unfall ist plötzlich wieder da, er möchte es wegwischen, es geht nicht, das macht ihm noch mehr Angst. Das Zittern will gar nicht aufhören. Er fühlt sich so allein. Das Zittern wird weniger, die Tränen versiegen.

Schliesslich kommt seine Frau nach Hause. Sie ist gut drauf, er kann ihre Fröhlichkeit kaum ertragen. Sie fragt was los sei und er berichtet erstaunlich nüchtern von dem Unfallgeschehen, ärgert sich über das demolierte Auto und den nötigen Papierkrieg. Auf Nachfragen reagiert er gereizt und ungehalten. Als ein Moment der Ruhe eintritt, beginnt das Zittern erneut und auch wollen die Tränen wieder fliessen. Die Frau nimmt ihn in den Arm, das tut gut, aber das Zittern ist nicht zu bremsen. Sie möchte ihn trösten, dass ihm ja Gott sei Dank nichts Schlimmes passiert sei, aber das erreicht ihn nicht. Im Laufe des Abends geht es etwas besser, er spürt, wie Leben in seinen Körper zurückkehrt, aber das verdammte Bild! Und die Nackenschmerzen, wo kommen die her? Und das linke Bein? Er fängt an zu humpeln, das Knie tut plötzlich auch weh. Er möchte schlafen gehen, aber der Schlaf will nicht kommen, er liegt den grössten Teil der Nacht wach, das geht mehrere Tage so. Plötzlich wird er schreckhaft, bei Geräuschen aus der Küche, wenn seine Frau mit den Töpfen klappert, zuckt er zusammen.

Draussen muss ein Auto mit quietschenden Bremsen halten, er erschrickt und beginnt zu zittern, kann sich das alles nicht erklären. Am liebsten möchte er nicht mehr Auto fahren, im Bus geht es gerade noch, aber schon als Beifahrer fühlt er sich ausgesprochen unwohl. Er ist während des Tages gereizter als sonst, manchmal deprimiert, beide Eheleute rätseln, womit das zu tun haben könnte? Überarbeitung, die anstrengenden Kollegen? Ihre Beziehung? Die gedrückte Stimmung wird schlimmer, er möchte am liebsten nicht mehr aus dem Haus. Die Frau macht einen Termin beim Hausarzt, der hört sich alles an und ist der Meinung, dass hier ein Fachmann 'ran müsse. Beim Fachmann handelt es sich um einen Psychiater und Psychotherapeuten, der kurz erwägt, ob es sich bei der Symptomatik um eine depressive Erkrankung oder eine Anpassungsstörung, vielleicht auch um „burn out" handelt. Als er dann aber am Rande erfährt, dass es diesen Unfall gegeben hat und noch einmal die Symptome unter diesem Gesichtspunkt bewertet, stellt er die Diagnose einer Posttraumatischen Belastungsstörung. Er verschreibt lediglich ein Schlafmittel für wenige Tage und bietet eine traumaorientierte Psychotherapie unter Einsatz von EMDR an.

Das ist die Geschichte, wie sie tausendfach, tagtäglich passieren kann. Was ist geschehen? Buchstäblich genommen, trifft den Fahrer des Autos, der mit keinem Zwischenfall rechnet, der Schlag in Form des Aufpralls durch das andere Auto. In diesem Moment fühlt er sich schutzlos preisgegeben und muß die Wucht der sinnlichen Eindrücke in dieser Situation aufnehmen, ohne sie zuordnen zu können. Dieser Wucht der sinnlichen Eindrücke versucht der Körper sich zu erwehren, was biologisch gesehen sinnvoll ist und er „ertaubt", er spürt sich nicht mehr. Er erlebt sich als gefühllos. Das bezeichnet man auch mit „Einfrieren" (freezing). Dieses Gefühl der Gefühllosigkeit ist ein Schutzmechanismus vor Überladung durch zu viele Reize, was zu einer Reaktionsunfähigkeit führen würde. Der Körper tut aber in solchen Situationen alles, um weiter zu funktionieren. Das ist von aussen nicht leicht zu erkennen und in der akuten Situation kann der Traumatisierte das so nicht beschreiben. In dieser plötzlich schutzlosen Situation können sich die gesehenen Bilder regelrecht in die Wahrnehmung und das Gedächtnis „einbrennen", so dass, wenn sie später wieder auftauchen, es wirkt, als ob es gerade eben passiert. Hierfür hat sich der Begriff des „flashback" eingebürgert, medizinisch nennt man das Intrusionen.

Nun hat das „Einfrieren" der starken Gefühlsregungen in der traumatischen Situation aber seinen Preis, bzw. seine Folgen. Damit der Organismus wieder in sein Gleichgewicht kommt, muss sich die Spannung, die im Körper gespeichert ist, in irgendeiner Weise lösen oder auflösen, und unser Gedächtnis muss lernen, die Gefühle aus der traumatisierenden Situation von anderen, neuerlich auftretenden Bewegungen und Erlebnissen zu unterscheiden.

In den allermeisten Fällen löst sich die Spannung im Körper durch Zittern und heftiges Weinen. Das kann von Ängsten, meist diffus und nicht anderweitig zuzuordnen, begleitet sein und wie eine Panikattacke wirken. Dabei handelt es sich um einen natürlichen Vorgang, den wir unterstützen können, in dem wir uns viel bewegen, Sport treiben oder nur Spazierengehen. Wenn der Organismus es nicht schafft, diese Integrationsleistung zu erbringen, was manchmal von der Stärke des Traumas abhängt, kann die Symptomatik immer wieder auftreten. Ausgelöst wird das dann durch sogenannte „Trigger", das sind meist akustische oder visuelle Phänomene, es können aber auch Gerüche oder Bewegungsabläufe sein, die entfernt an das Erlebnis erinnern oder damit in einem flüchtigenZusammenhang stehen. Dann treten vor allem Flashbacks und Phänomene der körperlichen Unruhe bevorzugt auf, die leicht fehlgedeutet werden können.

Der Organismus lernt dann auch, bestimmte Reize zu vermeiden und geht ihnen aus dem Weg. So möchte man eine Weile nicht mehr Auto fahren und nicht mehr die Unfallstelle passieren, so dass man Umwege in Kauf nimmt. So können sich Symptome entwickeln, die später als Phobien bezeichnet werden, die eine Tendenz haben, sich auszudehnen.

Das Beispiel des Autounfalles ist ein Beispiel eines möglichen Traumas, und der Prototyp für z.b. unvorhergesehene Ereignisse wie Unfälle aller Art. Dabei kann es nicht nur den Verletzten treffen, sondern auch den Zuschauer, besonders, wenn es sich bei den Verletzten um nahe Angehörige handelt.

Besondere Traumen mit noch ausgeprägteren Folgen sind die, in denen einem Menschen innerhalb einer Beziehung Gewalt angetan wird. Hierbei geht es um Raub, Vergewaltigungs- oder Folteropfer, die sehr spezieller Behandlung bedürfen. Kriegstraumen, Haft oder Lagererfahrungen nehmen ebenfalls eine Sonderrolle ein.

Zwar hat man bei der Einführung der Posttraumatischen Belastungsstörung in die Diagnostischen Manuale versucht, den Rahmen eng zu stecken, innerhalb dessen das anerkannt werden soll, aber es lässt sich unschwer schon bei scheinbar weniger gravierenden Traumatisierungen nachweisen, dass in der Folge Phänomene im Sinne von Flashbacks, Vermeidung und Übererregung auftreten. Das wurde in der psychiatrisch- psychologischen Literartur lange sträflich vernachlässigt, insbesondere für Psychosen sogar lange bestritten, da es sich ja um eine biologisch begründete Erkrankung handeln sollte. Hier ist es John Read (J. Geekie, P. Randal, D. Lampshire, J. Read:2012, „Experiencing Psychosis", ISPS Series) zu verdanken, sich diesem Thema gewidmet zu haben. Inzwischen wissen wir, dass etwa 50% aller Menschen mit psychotischen Erfahrungen unter schweren Traumata gelitten haben. Auch sei darauf hingewiesen, dass der Begriff der Dissoziation (dissociative disorder) ebenfalls sehr eng mit traumatischen Erfahrungen verbunden ist und nicht mit einer psychotischen Symptomatik verwechselt werden darf.

Und es geht noch weiter: Aus der Studie zu „schädlichen Einflüssen in der Kindheit" (Adverse Childhood Experiences- ACE) wissen wir um den Zusammenhang zwischen eben diesen Erlebnissen und emotionalen, sozialen und kognitiven Einschränkungen, Gefährdung durch Risikoverhalten, Krankheiten, Behinderungen und gravierenden sozialen Einschränkungen sowie einem früheren Tod. Diese 4 Ebenen bilden in der beschriebenen Aufzählung eine Pyramidenform. Das sollte uns zu denken geben. Mit dieser Pyramide werden die frühen Traumatisierungen beschrieben und verdeutlicht, wie sie sich im seelischen und im körperlichen Befinden darstellen. Das Wichtige hier ist, dass insbesondere auf die körperliche Anfälligkeit für Herzerkrankungen, Krebs, chronische Lungenerkrankungen und eine verkürzte Lebensphase geachtet worden ist. Dieses passt zu Befunden bei Affektregulationsstörungen bei Kindern, die unter ungünstigen Bedingungen aufwachsen, was bei entsprechender Disposition im seelischen Bereich zu unerträglichen Gefühlsspannungen führen kann und im körperlichen Bereich zu Stress, der sich später durch Überstrapazierung der Organsysteme in Erinnerung bringt. Das hebt die Bedeutung der Beachtung körperlicher Signale bei den Patienten in besonderer Weise heraus, was Peter Levine sich in seinem Therapieansatz (Traumatherapie, „Das Erwachen des Tigers") besonders zunutze macht

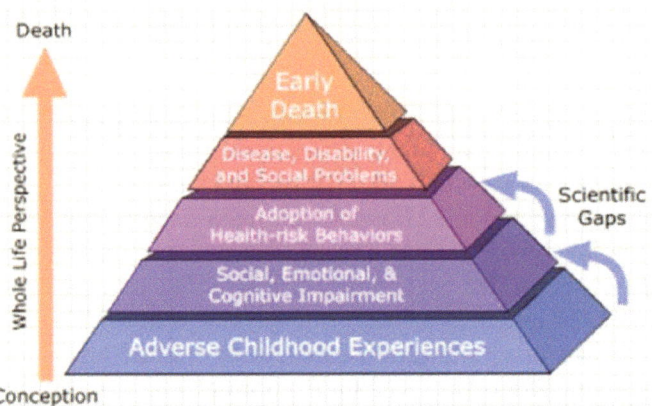

So ist das Fazit zu ziehen, dass bei allem, was wir hören, daran zu denken ist, dass sich eine traumatische Erfahrung hinter einer vielleicht auch ungewöhnlichen Beschwerde verbergen könnte, die in sehr vorsichtiger und respektvoller Form erfragt und besprochen werden muss. Das ist mit traumasensiblem Umgang gemeint.

Die Zeit reicht allerdings nicht aus, um auch noch den therapeutischen Umgang mit dem Trauma aufgreifen und darstellen zu können, so dass ich schon überlege, wie das in das morgige Programm zu integrieren wäre. So ist die verbleibende Zeit ausgefüllt, und mit dem Hinweis, am heutigen Abend gut für sich zu sorgen, gehen wir nach Hause.
In der Nachbesprechung im „Portofino" geht es um die Frage, wie wir dem Wunsch nach persönlicher Entlastung und Schulung gerecht werden können. Dann stellen wir einen neuen Tagesplan zusammen, in dem Wissen, dass wir ihn dem, was morgen passieren kann, werden anpassen müssen.
Das beschäftigt mich auch während der Nacht in ungewöhnlicher Weise, wie diese Balance zwischen dem Wunsch, über eigene schwierige Erfah-

rungen zu sprechen und der Vermittlung von Wissen gehalten werden kann. Ich kann erst sehr spät einschlafen und werde früh wach, nicht nur wegen des Lärms auf der Miodowa- Strasse, der den Pulsschlag dieses Stadtteils bestimmt.

2. Tag
Wir beginnen halbwegs pünktlich mit der Übung zum Zuhören: Jeder sucht sich einen Partner, beide haben jeweils 10 Minuten Zeit von sich zu erzählen, was immer ihnen am heutigen Morgen durch den Kopf geht. Der Andere hört zu und achtet darauf, wie das Gesagte ihn berührt. Anschliessend treffen wir uns in der Grossgruppe wieder und jeder soll 2 Sätze, die ihm von dem Gehörten wichtig erschienen, wiederholen, nur 2 Sätze.

Diese Übung ist immer wieder eine Herausforderung an Alle, und wird in sehr unterschiedlicher Weise gemeistert. Wenige schaffen es tatsächlich, sich an die Vorgabe zu halten. Andere können dem Bedürfnis nicht wiederstehen, doch umfassender zu berichten. Einigen gelingt es, tatsächlich wörtlich zu wiederholen, aber das bleibt die Ausnahme. Deshalb nehme ich mir vor, beim nächsten Mal die Vorgabe insoweit zuzuspitzen, als nur ein oder zwei Sätze "zitiert", also wörtlich wiedergegeben werden sollen.

Hieran schliesst sich die Fortsetzung zum Thema **"Traumatische Erfahrungen – therapeutische Möglichkeiten"** an. Dabei ist mir wichtig, den Faden wieder aufzunehmen, dass traumatische Erfahrungen in unter schiedlichsten Formen als Lebensereignisse vorkommen, früher haben wir das "Schicksalsschläge" genannt. Dazu kommen die Traumen, die Menschen von anderen Menschen angetan werden, Gewalt, Missbrauch, Folter etc. Auch das wurde früher als schicksalhaft betrachtet, heute wissen wir mehr über die Auswirkungen und die Spuren, die das in unseren Leben hinterlässt und was wir dagegen unternehmen können. Wir sind den Folgen nicht mehr ausgeliefert, wir werden wieder handlungsfähig.

Die Behandlung von Traumatisierungen besteht aus fünf Phasen:
1. Stabilisierung
　1a. Stabilisierung
　　1b. Stabilisierung
2. Traumakonfrontation
3. Traumaintegration

Diese besondere Art der Aufzählung soll verdeutlichen, dass die meisten

Traumatisierungen im psychiatrischen Umfeld vorwiegend durch sorgfältige Stabilisierung im Lebensfeld behandelt werden, damit wieder ein sicheres Gefühl und Vertrauen wachsen können. Daran kann das Netzwerk im Behandlungsprozess einen grossen Anteil haben.

In der Phase der Traumakonfrontation kann mit Hilfe spezieller Techniken (Distanzierungs-, Bildschirmtechnik) an der Rekonstruktion des Traumas mit den daraus resultierenden körperlichen und seelischen Folgen gearbeitet werden. Mit Traumaintegration ist die Würdigung der Folgen für das Leben der Person gemeint, mit dem Ziel, seinen weitgehenden inneren Frieden mit dem oft viele Jahre zurückliegenden Geschehen machen zu können.

Die Phasen der Traumakonfrontation und der Traumaintegration sind meistens dem erfahrenen Einzeltherapeuten vorbehalten. Dieses zu unterstreichen und mit dem Prinzip Hoffnung zu verknüpfen, war mir beim Vortrag ein Anliegen.

Nun haben sich alle eine Pause verdient, und nach 20 Minuten schwinge ich meine Glocke, um zum Thema "Traumamapping" überzuleiten.

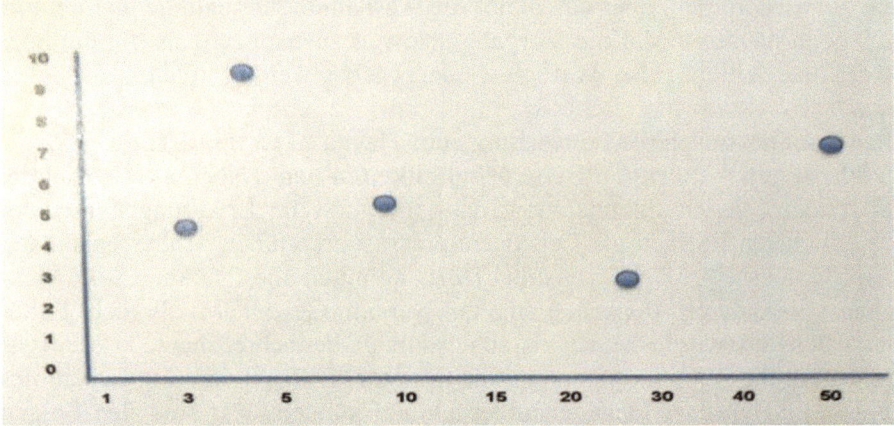

Übung: Traumabogen:

Nimm ein Blatt Papier, auf das am linken und am unteren Rand zwei Achsen eingetragen werden: Die vertikale Achse enthält eine von 1 – 10 aufsteigende Skala, bei der die 10 eine maximale Belastung bedeutet. Die horizontale Achse wird entsprechend Deinem jetzigen Alter eingeteilt. Nun fügst Du alle Ereignisse in dieses Blatt ein, von denen Du weißt, dass sie in Deinem Erleben und Leben Spuren hinterlassen haben. Ordne ihnen eine Bewertung zwischen 1 und 10 zu und trage sie dementsprechend auf dem Plan ein. Jeder hat nun 30 Minuten Zeit, auf dem Trauma-Bogen seine eigenen Erfahrungen einzutragen und diese zeitlich zuzuordnen, sowie ihre Bedeutung durch Festlegung eines Schweregrads zwischen 0 (keine Belastung)

126

und 10 (maximale Belastung) einzuschätzen.

Dann sucht sich jeder einen Partner und hat 15 Minuten Zeit, um über seinen Bogen zu berichten. Dazu gibt es die Anweisung, nicht über Details der Erfahrungen zu berichten sondern nur soviel zu erzählen, dass der Gesprächspartner ungefähr eine Vorstellung bekommt, um was es gehen könnte. Hier kommt also bereits die Aufforderung, Distanz zu Traumatisierungen zu bewahren, zum Tragen.

Beim anschliessenden Austausch in der Grossgruppe entsteht viel Nachdenklichkeit, einige Teilnehmer wirken sehr versonnen. Alle sprechen über die erstaunliche Wirkung, die diese Übung auf sie hat, ohne dass daraus ein verstärktes Bedürfnis nach Austausch entstünde, eben die lautstarke Nachdenklichkeit.

Jetzt entsteht die Frage, wie es gelingen kann, zur nächsten Aufgabe überzuleiten, schliesslich machen wir noch eine Pause und verschieben das Mittagessen etwas.

In der nun folgenden Sitzung möchte eine TN über eine für sie bedrückende Situation am Arbeitsplatz sprechen. Sie bekommt angeboten, sich einen Gesprächspartner auszusuchen, was ihr nicht schwerfällt.

Sie wählt den ältesten und erfahrensten männlichen Teilnehmer. Sie ist völlig frei in dem, was sie erzählen möchte, und er soll versuchen, sich darauf zu beschränken, lediglich Worte oder Sätze zu wiederholen und die 10 Sek. Pause zu nutzen.

Ein Reflektierendes Team bildet sich und alle nehmen ihre Plätze ein. Es geht um die Selbsttötung einer Frau, die über viele Jahre von der TN begleitet wurde und ihre Entscheidung offenbar so vorbereitet hat, dass niemand, und auch die Therapeutin nicht, etwas davon hatte wahrnehmen könnne.

In sehr eigenverantwortlicher Weise exploriert die TN ihre Überlegungen zu diesem Ereignis, unterstützt durch manche Nachfrage des Interviewers. Dabei geht es um ihre Verantwortung und die Frage, ob sie etwas übersehen haben könnte. Die Mitglieder des Reflektierenden Teams schaffen es in besonderer Weise sich kurz zu fassen und auf das Thema der Verantwortlichkeit so Bezug zu nehmen, dass sich die Kollegin sichtlich entspannter zurücklehnen kann. Deutlich wird auch, dass die Last, die auf der Therapeutin liegt, dadurch besonderes Gewicht erhält, als es seit einiger Zeit zwischen ihr und der Leitung zu Spannungen gekommen ist, die nun, das wird deutlich, entschlossener bereinigt werden sollen.

Danach gehen wir in die Mittagspause, in der es überaus lebhaft, lustig, laut und lärmend zugeht.

Nun folgt eine weitere Sitzung, in der wir ein anderes Anliegen aus der Ein-
gangsrunde des Vortages aufnehmen: Mehrere der Teilnehmer stellten sich
Fragen wie: "Ist es immer gut, die Familie zu Hause zu besuchen, oder
manchmal besser, sie in das Büro einzuladen"?, "Wie offensiv sollte ich das
vertreten?", "Was mache ich, wenn die Familie keine weiteren Treffen
wünscht, ich das aber für notwendig halte?".
Es fanden sich 4 von denjenigen, die sich mit diesen Fragen beschäftigen
und sie begannen, im Innenkreis darüber zu sprechen. Sie wollten den Rest
der Gruppe als Reflektierendes Team nutzen und begannen ihr Gespräch.
Dabei trat in den Vordergrund, wie hilfreich es für das eigene Verständnis
und das Erfassen der tatsächlichen Lebenszusammenhänge sein kann,
Hausbesuche zu machen. Es wurde darüber gesprochen, wie sehr die unterschiedliche Rollenverteilung (Gastgeber/ Gast) zu einer veränderten und
weniger routinierten Gesprächsführung beitragen kann und dass es sehr auf
den "richtigen" Zeitpunkt ankäme, wann man einen Hausbesuch anbietet.
Zu erwähnen ist sicherlich, dass es immer ein Angebot ist, auch nach Hause
kommen zu können, aber nie eine verdeckte Kontrollaktion beinhalten sollte
(z.B. nachzugucken, wie ein Mitglied tatsächlich "haust"). Dabei taucht bei
den Diskutanten auch der Begriff des "Widerstandes" auf, womit gemeint
ist, dass die Familie dem gut gemeinten Angebot/ Empfehlungen der Therapeuten nicht nachkommen möchte.
Hier klären wir im Nachgespräch, welche wichtige Funktion ein Widerstand
oder die Fähigkeit "nein" zu sagen, haben kann.

Danach haben wir nur noch Zeit für eine kurze Pause, bevor es dann in
Zweiergruppen um folgende Fragen geht:

- Was habe ich an diesem Wochenende erlebt?
- Was hat mich bewegt?
- Was beschäftigt mich weiter ?
- Was nehme ich mit?

Den Abschluss bildet eine große Runde in der jeder für sich zusammmen-
fasst, was ihm dieses Wochenende bedeutet.

Kapitel 7
Workshop VII - Reframing und zirkuläres Fragen

Zwischenräume:

Der nächste und siebte Kurs in Krakow wird in 14 Tagen beginnen, und wieder war es eine ereignisreiche Zeit, die Spuren hinterlassen wird. Da ist nicht nur der Besuch der polnischen Delegation aus dem dortigen Gesundheitsministerium, organisiert von Regina Bisikiewicz, die sich über „best practice" in Deutschland informieren wollte, sondern auch die für mich erste Vorstandssitzung der deutschen Sektion der Deutsch- Polnischen Gesellschaft für Seelische Gesundheit, auch in Berlin.
Ein Besuch in London beim ersten „Peer Supported Open Dialogue Meeting" brachte Erkenntnisse zu der aktuellen Entwicklung in England.
Ein 4. Kurs begann in der Psychiatrischen Klinik in Koscian/ Poznan während zur gleichen Zeit Daniel Fisher in Warschau, Breslau und Krakau
sein Konzept zur „emotional CPR" (vergleichbar mit akuter „emotionaler" Notfallhilfe) vorstellte, um im Anschluss daran dasselbe bei Pinel in Berlin zu tun.
Die Vorbereitungen für Kooperationen im Rahmen von Erasmus- Programmen liefen auf Hochtouren, und ich bin auf Artikel gestossen, die mich zum Nachdenken angeregt haben.
Doch der Reihe nach:
Der Besuch der polnischen Delegation: In Polen, hiess es, seien es wieder einmal- im Moment die „entscheidenden 5 Minuten" für die Weiterentwicklung der polnischen Psychiatrie, denn durch Veränderungen auf der politischen Ebene gäbe es jetzt auch im Ministerium für Gesundheit ein Interesse an Erfolgen und man sehe in dem, was vom Beratergremium, insbesondere R. Bisikiewicz und J. Wciorka vorgetragen worden war, eine tatsächliche Chance für eine Weiterentwicklung des Psychiatrischen Behandlungssystems. Wenn da nur nicht die festgelegten Strukturen im Bereich der Ärzteschaft waren, könnte es ganz einfach sein. Sowohl aus dem Ministerium als auch aus dem AOTM, einer unserem GemeinsamenBundesausschuss (G-BA) vergleichbaren Institution mit der Aufgabe zu prüfen, für welche Leistungen Geld ausgegeben werden darf, hatten sich Mitglieder der Besuchskommission angeschlossen, die sich bei NiG- Pinel über die Entwicklung im ambulanten Bereich durch die Möglichkeit der Integrierten Versorgungsverträge in den zurückliegenden Jahren ergeben haben, und es gab einen Besuch in der Krisenpension in der Ebersstrasse in Berlin-

Schöneberg, wo über diese Einrichtung als Alternative zur stationären Behandlung gesprochen wurde. Am nächsten Morgen besuchte man die Psychiatrische Klinik des Klinikums Neukölln, wo versucht wird, den Open Dialogue-Ansatz im klinischen Setting zu implementieren. Von dort aus machte man sich auf den Weg zur Geschäftsstelle der DGPPN, wo Prof. Arno Deister das Regionale Budget und die die damit verbundene Entwicklung seiner Abteilung für Psychiatrie und Psychotherapie am Krankenhaus in Itzehoe anschaulich verdeutlichte. Daraus resultiert die Hoffnung, dass sich Verantwortliche in entsprechenden Positionen für den Open Dialogue-Ansatz als eine mögliche Form von Ambulantisierung interessieren, natürlich immer unter dem Aspekt, wie schon auf absehbare Zeit Geld gespart werden könnte.

Die sich in diesen wenigen Stunden entwickelnde Euphorie der Zuhörer schien jedoch schon bald danach verflogen, denn es dürfte den Teilnehmern wieder zu Bewusstsein gekommen sein, dass die heimischen Widerstände erheblich sein würden.

Immerhin soll es jetzt einen weiteren Besuch der Gruppe in Triest geben, wo schon vor vielen Jahren ein gänzlich anderer Weg beschritten wurde (s. dazu im Anhang: Entdecken in Trieste).

Das Thema des Besuchs konnte auch in der Vorstandssitzung der deutschen Sektion der Deutsch-Polnischen Gesellschaft für Seelische Gesundheit aufgegriffen werden, denn auf die rasante Entwicklung des Interesses für Open Dialogue hatte die Gesellschaft schon bei ihrer Jahrestagung in Breslau 2013 durch die Einrichtung eines entsprechenden Workshops reagiert.

Inzwischen ist die Bewegung konsolidiert. An verschiedenen Orten gibt es mit Hilfe der Trainingskurse Initiativen zur Implementierung. Für die Gesellschaft ergibt sich damit ein innerer Zusammenhalt für die Interessierten, über die Grenzen hinweg, die schon im letzten Jahr durch zahlreiche Besuche in Berlin-Neukölln ihren Ausdruck fanden. Auch eine engere Anbindung an die DGPPN scheint über die Person von Arno Deister als Pionier des Regionalbudgets und seiner Designierung als zukünftiger Präsident der Gesellschaft günstig zu sein.

Ein Besuch in London hat sich nicht nur wegen der wunderschönen Spaziergänge entlang der Themse und durch die Parklandschaften gelohnt, sondern war auch durch das Treffen zum Peer Supported Open Dialogue ein Erlebnis. Dazu gibt es einen kleinen Bericht:

North East London NHS- Foundation Trust
on Peer- supported Open Dialogue
March 11th, 2015

So sieht es also aus, wenn es los geht: Mit enormer Begeisterung und einer unerwartet hohen Besucherzahl ist es gelungen, den Saal der Heilsarmee in der Regent Hall, sehr zentral in der Oxford Street im Bezirk Westminster, mit 500 Interessenten zu füllen, und wenn man den Organisatoren glauben darf, gab es mehr Bewerber als Plätze für diese erste öffentliche Vorstellung zur Entwicklung des Open Dialogue im Königreich. Nicht zuletzt wohl auch deshalb, weil die Teilnahme kostenlos war. Dabei waren die Briten nahezu unter sich, lediglich 5 Teilnehmer aus Deutschland, Norwegen und der Schweiz hatten sich als internationale Besucher eingefunden.

Nach den Grussworten aus dem National Health Trust und der Politik, die sich beide der neuen Entwicklung gegenüber aufgeschlossen zeigten, führten Russell Razzaque als Direktor und Mark Hopfenbeck als fachlicher Berater und Begleiter in die derzeitige Situation ein. Sie zitieren eine Umfrage, deren Ergebnis ist, dass sich lediglich 40% der psychiatrischen Patienten mit der Art ihrer Behandlung einverstanden zeigen, sowie die finnischen Studien, bei denen der Prozentsatz derer, die nach einer psychotischen Krise wieder die Arbeit oder das Studium aufnehmen können, mit 80% die weltweit bisher besten Ergebnisse darstellen. Sie würdigen die bisher schon stattgefundene Zusammenarbeit mit den Pionieren des Open Dialogue aus West Lappland und berichteten von ersten Workshops und der jetzigen Situation: dass sich 4 regionale Bereiche im NHS gefunden hätten, die sich dieser Methodik öffnen möchten und ihre Mitglieder über ein Jahr schulen lassen wollen. Diese Entwicklung soll unter Federführung des Maudsley Hospitals wissenschaftlich begleitet werden. Darüber hinaus wird es einen 3-jährigen Ausbildungskurs für diejenigen geben, die in besonderem Masse Kenntnisse erwerben oder vertiefen möchten (Nick Putman). In den Kursen ist man auch offen für die Teilnahme von Peers und besonders stolz darauf, dass es unter den ersten 55 Teilnehmern der Kurse doch eine grössere Anzahl von Ärzten gibt.

Val Jackson, eine der Mitorganisatorinnen, unterstreicht die Bedeutung der Familientherapie für die Bewegung und rückt die langjährige Erfahrung damit in den Blickpunkt, so dass die Voraussetzungen für die Entwicklung und Implementierung der neuen Methode günstig sind.

Alle drei Redner betonen, wie wichtig die persönliche Entwicklung in dieser Therapieform ist, deren Erlernen auch eine Sache der „Herzensbildung" wäre und keineswegs nur mit dem Verstand bewältigt werden kann. Sie heben die Bedeutung der Netzwerkarbeit mit der Einbeziehung der Angehörigen hervor und sehen sich darin auch durch die Inhalte der NICE- Richtlinien bestätigt.

In einem zweiten Abschnitt kommen die sich aktuell in Schulung befindlichen

Ärzte zu Wort, die von ihren Erfahrungen berichten: wie sich Veränderungen im Verhältnis zu den Patienten durch eine andere Form der Kooperation entwickeln und was für eine persönliche Bereicherung es bedeuten kann, nicht immer als Experte alles wissen zu müssen. Anna Cheetham aus Nottingham betont die Bedeutung des Mindfulness-Ansatzes beim Arbeiten mit dem Offenen Dialog, Lauren Gavaghan hebt die Bedeutung der gemeinsam gefunden Entscheidung sowie die Enthierarchisierung hervor und Tom Stockmann berichtet davon, was es bedeuten kann, wenn man in ein Treffen geht, ohne einen Plan zu haben, und es keine Verpflichtung der Professionellen gibt, irgendetwas beurteilen zu müssen.

Zwischendrin haben die Zuhörer die Möglichkeit, mit ihren jeweiligen Nachbarn über das Gehörte zu reflektieren, was lebhaft genutzt wird und den Saal durch das Gewirr erregter Stimmen belebt.

In dem nach der Mittagspause folgenden Block kommen Sozialarbeiter und Psychologen, Psychotherapeuten und Krankenschwestern, manche im Dialog miteinander, zu Wort und schildern ihre Erfahrungen, die denen der Ärzte in nichts nachstehen, sich aber mehr mit dem neuen Berufsbild ihrer Berufsgruppen verbindet. Denn für sie, insbesondere die Krankenschwestern, stellte es eine Herausforderung dar, nicht mehr nur als Gehilfin der akademischen Berufsgruppen aufzutreten, sondern ebenso wie diese in einer therapeutischen oder moderierenden Funktion. Nach einer weiteren Pause kommen schliesslich auch die Peers zu Wort. Da der Titel der Veranstaltung mit den Peers darin so ausdrücklich formuliert worden war, hätte ich erwartet, sie bei der Planung und Gestaltung des Tages in führender Rolle zu erleben. Vielleicht ist die dann gefundene Lösung dem Umstand geschuldet, dass es bisher doch noch wenig Übung in der Gestaltung von Zusammenarbeit und gemeinsamem Auftreten gibt.

Amanda Francis, Corinne Hendy und Annie Jeffrey schildern aus ihrer Sicht die bestehenden Defizite und Benachteiligungen im Behandlungssystem, skandalisieren die Verknappung der Mittel im Gesundheitswesen, besonders psychisch Kranke betreffend, und zeigen sich offen für einen Ansatz, der sich schon im Sprachgebrauch um Entstigmatisierung bemüht und eine Begegnung auf gleicher Augenhöhe anbietet.

Schliesslich stellt Lucy Kilmartin eine Website vor, die den Austausch von Informationen und Gedanken rund um die Entwicklung des Open Dialogue fördern soll (www.podbulletin.com). Über diesen Link sind auch alle Präsentationen, die aus dem Saal heraus leider so gut wie nicht zu lesen waren, einzusehen.

Hat sich die Reise gelohnt, und wenn ja, weshalb? Es ist nicht nur die Weltstadt, für die es sich lohnt, nach London zu fahren. Das ist schon besonders, wenn es gelingt, bei einer Einführungsveranstaltung mehr als 500 Teilnehmer ernsthaft zu interessieren. Die englischen Kollegen haben es geschafft, Pilotprogramme auf die Beine zu stellen, um diesen Ansatz zu implementieren und zwar als Projekte in überschaubarem Umfang. Sie verlassen sich dabei weitgehend auf die Erfahrungen der finnischen Pioniere, die ihnen bei der Ausgestaltung und Umsetzung der Curricula zur Seite stehen. Sie können auf eine lange und erfolgreiche systemisch- familientherapeutische Praxis aufbauen, und trotz überall knapper Kassen gibt es für Projekte ausreichend Geld. Sie stehen mit der Arbeit und der Implementierung ganz am Anfang, und so wie auch hier vieles an einzelnen Aktivisten, Personen und günstigen Bedingungen hängt, zeigt sich, dass in jedem Land und in jeder Region eigene Wege beschritten und Lösungen gefunden werden müssen. Der Anspruch ist hoch, denn die umfassende Veränderung, die eine Einführung des Open Dialogue bedeutet, kann nur von allen relevanten gesellschaftlichen Kräften und Institutionen gemeinsam gemeistert werden. Die Euphorie des neuen Anfangs mit dem darin enthaltenen Schwung darf allerdings nicht darüber hinwegtäuschen, dass mit dieser Behandlungsmethode keine schnelle Lösung angeboten wird, sondern es eines langen Atems bedarf, um nachhaltige Wirkung erzielen zu können. Dabei scheint es nicht so sehr darauf anzukommen, dass ein Ziel erreicht wird, nein, auch hier ist es der Weg, den zu gehen es sich lohnt.

In Koscian bei Poznan startete der IV Trainingskurs für Open Dialogue und systemisch/netzwerkorientierte Therapien. Diesmal in einem Grosskrankenhaus der Psychiatrie, welches auf der Suche nach neuen Behandlungsmöglichkeiten ist. Dort waren 2 Workshops zum Kennenlernen der Methode angeboten worden, die Reaktion intern war aber dennoch verhalten, so dass eine Reihe externer Kolleginnen und Kollegen zu den Mitarbeitern der Klinik hinzukommen.

Zur gleichen Zeit war Daniel Fisher als Exponent der Peer Bewegung aus

Massachusetts in Polen und konnte vor vollen Sälen in Warszawa, Wieliczka und Wroclaw sprechen und zusätzliche Workshops gestalten, in denen er sein Gesprächsmodell für Notfallsituationen vorstellte, das „emotional CPR" (Connecting, emPowering, Revitalizing). Er hinterlässt Eindruck, und es wurden in Krakow Programme entworfen, in denen gefördert über das Erasmus- Programm der EU Open Dialogue und eCPR weitere Verbreitung finden sollen.

In der Woche darauf konnte ich selbst an einem Vortrag und einem Workshop zum Thema teilnehmen und mir ein eigenes Bild davon machen, wie D. Fisher es macht. Dazu schrieb ich einige Tage später ein kurze mail an eine Kollegin, in der ich mich so ausdrückte:

„Der Besuch aus USA:
Ich schätze und respektiere sehr, was er macht und wie er sich für das einsetzt, was ihm am Herzen liegt. eCPR ergeht es so ähnlich wie OD zu einem gewissen Teil. Es ist nicht neu und in vielen anderen Theorien und Praktiken beschrieben, hier vielleicht noch einmal „radikal" auf den Punkt gebracht, dass es um bedingungsloses Zuhören, Akzeptieren und Respektieren geht. Was ich besonders wertvoll finde ist, dass eCPR einmal nicht von „Fachleuten" entwickelt wurde, sondern aus der Peerbewegung heraus entstanden ist und dort auch Verbreitung findet. Es steht anderen therapeutischen Formen in nichts nach und hilft dabei, gegenüber den Möglichkeiten im System eigenes Selbstbewusstsein zu stärken, denn wie es schon in der Diskussion mit ihm gesagt wurde- das ist auch eine meiner Thesen- kann eine grundlegende Reform der therapeutischen Landschaft nicht aus dem System heraus vollbracht, sondern nur von aussen mit Nachdruck eingefordert werden. Ich finde es grossartig, dass die Peers, und inzwischen auch Profis, nicht nur bei Leuten aus den professionellen Instituten Ausbildungen suchen und finden, sondern es inzwischen ein hohes Potenzial mit eigenen Angeboten (Will Hall, Ron Unger, Rachel Waddingham, Eleanor Langdon, Debra Lampshire, Olga Runciman, Arnhild Lauveng u.v.m.) gibt, die quasi einen eigenen „Markt" gegenüber den bisher üblichen Angeboten aufbauen. Ist das verständlich, oder hältst Du das für Quatsch oder für übertrieben? Für mich besteht eher die Gefahr, dass die Peerbewegung vom System geschluckt wird, wenn sie nicht auf Eigenständigkeit und Unabhängigkeit achtet. Und das gilt wohl auch für die „Pinellis".Herzliche Grüsse.."

Aber das ist noch nicht alles. Verschiedene Initiativen bemühen sich um Fördergelder. So hat sich eine Gruppe aus dem ersten Kurs in Wroclaw bei der Norwegen-Stiftung um Gelder beworben, um einen Krisendienst mit mobilem Team und 24 Stunden-Telefondienst für die Region Dolny Slaŋsk aufzubauen. Ein grosses Unterfangen für eine kleine Gruppe. Ein Wohlfahrtsball wurde in Wroclaw auf Initiative der Frau des Bürgermeisters organisiert, zum Zweck der Finanzierung eines weiteren Trainingskurses in Wroclaw, diesmal speziell für das Gebiet der Kinder- und Jugendpsychiatrie, aber auch weitere Projekte (EX- IN) sollen gefördert werden. Dieser Kurs soll im September beginnen.

Man kann sagen, dass tatsächlich etwas in Bewegung geraten ist. Ich selbst möchte noch einen Artikel erwähnen, den ich in der Zeitschrift „Familiendynamik" entdeckt habe (Heft 2/2015): "Warum die meisten Therapeuten nur durchschnittlich sind (und was wir dagegen tun können)" Es handelt sich um ein Interview mit Scott Miller, Mitbegründer des „Institute for the Study of Therapeutic Change" und Co- Autor eines Buches über „The Heart and Soul of Change: What Works in Therapy?"

Mehr Zwischenräume

Um 10:30 Uhr wurde ich von Kasia und Mariusz am Flughafen abgeholt. Beiden wollen mit mir über das Erasmus- Projekt sprechen, das sich aus 3 hauptsächlichen Komponenten zusammensetzt. Open Dialogue, emotional CPR und EX-IN Entwicklung. Dabei geht es nicht so sehr um konkrete Projekte, sondern um den Versuch, Gelder zu aquirieren, die dabei helfen, Menschen zusammenzubringen, die eine Entwicklung unterstützen können, die zu einer Konsolidierung und einer an lokale Gegebenheiten angepassten Entwicklung in den genannten Bereichen führen kann. Jaakko und ich zum Open Dialogue, Dan Fisher für eCPR und Russell Razzaque und Jörg Utschakowski für die Peer-gestützten bzw. EX-IN-Ansätze. Administrativ auf Europäischer Ebene ist Jan Pfeiffer von WHO /EU dabei. Ein Thema im Gespräch wird die Frage nach Qualitätssicherung, die im Lande an das Open Dialogue-Training gerichtet wird. Wie soll das gesichert werden? Was sollen die Kriterien sein. Und welche Kriterien gelten für die anderen Therapieformen?

Und wer überprüft das?

Das führt in eine schwierige Diskussion darüber, ob Richtlinien, Guidelines, zu einer verbesserten Therapie oder Ausbildung beitragen? Bisher gibt es meines Wissens nach nirgendwo eine Überprüfung dieser Hypothese. Im Gegenteil, da, wo vorsichtig ein Vergleich durchgeführt wurde, spricht die Evidenz dagegen. Ist damit das Ergebnis bei Befolgen der Leitlinien schlechter als das individualisierte Vorgehen?

Ich rate zu äusserster Vorsicht. Man denke nur an die Zusammensetzung von Leitlinienkommissionen mit Kollegen, die in der Überzahl auf der Gehaltsliste der Pharmaindustrie stehen. Könnte das auch für das Training und entsprechende Trainingsmanuale gelten? Stellt ein bestimmtes Workshop- oder Stundenkontingent ein Qualitätskriterium dar? Doch wohl eher nicht. Denn die vergleichsweise hohen Ansprüche in der analytischen Psychotherapie führen ja, wie es sich erwiesen hat, nicht zu besseren Ergebnissen in der Behandlung. Dass keine Methode der anderen überlegen ist, sondern es vor allem auf die Person des Therapeuten und seine Fähigkeit, sich auf die andere Person einzustellen ankommt, gerät immer wieder in Vergessenheit. Oder sind bei der Festsetzung von Stundenkontingenten genauso finanzielle Gesichtspunkte durch die Beteiligung von Ausbildungsinstitutionen zu bedenken? Möglich. Deshalb wäre es konsequent, in der Ausbildung auf die persönliche Entwicklung mehr zu achten, aber wie ist das möglich, wenn jede Entwicklung doch wieder sehr individuell ist? Nun, das wird noch auszudiskutieren sein, aber es ist zu befürchten, dass jede Menge Kompromisse eingegangen werden müssen, um den Zugang- zum Geld, selbstverständlich- zu ermöglichen.

Aber dann fängt der Kurs an:
Mit einer ersten Runde zu den Erfahrungen der letzten 2 Monate oder was davon mitgeteilt sein möchte. Dominierende Themen sind dabei der Besuch von Daniel Fisher in Warszawa und Wieliczka, wobei besonders die Gelegenheit hervorgehoben wurde, dass man auf diesen Veranstaltungen alte Freunde und Gleichgesinnte wiedertreffen konnte, Einige der Kursteilnehmer waren auch aktiv in aufwendige Vorbereitungen eingebunden.
Und natürlich das Osterfest, das auch hierzulande große Bedeutung hat und für manchen offenbar zur logistischen Herausforderung geworden ist. Spezielle Fragen, die wir im Workshop aufgreifen könnten, kamen aber gar nicht vor, so dass wir abwarten und erst einmal unseren Plan verfolgen. Nach einer kurzen Pause beginnen wir mit der Übung zum Umgang mit Gefühlen, diesmal geht es um Empathie, Mitgefühl.

Übung zum Umgang mit Gefühlen Teil IV- Mitgefühl
Beginn mit der Grundform der Entspannungsübung....... nach dem letzten Satz:
„Bleibe noch eine Weile in dieser achtsamen Haltung und registriere, wie es sich anfühlt, vielleicht kannst Du Dich später daran erinnern", folgt nun:
„Rufe Dir einen Menschen in Erinnerung, mit dem Du so Deine Schwierigkeiten gehabt hast, den Du womöglich abgelehnt hast - bis dahin, dass Du

nichts mehr mit ihm zu tun haben wolltest. Meist finden wir mehrere solche Menschen in unserem Leben und nun nimm Dir die Zeit, Dich auf den oder die „eine" zu konzentrieren. Nimm zunächst die dazu gehörigen ablehnenden Gefühle wahr.

Sind es Gefühle, die von Verletzungen erzählen, von Eifersucht oder Enttäuschungen? Oder noch ganz andere? Handelt es sich vielleicht um unangenehme Erinnerungen, abwertende Gedanken oder verstörende Körperempfindungen, die von Anspannung bis hin zu Ekel sprechen? Können es Sinneseindrücke sein, die Dich stören? Ein ungelöster Konflikt, etwas, das Dich kränkt.... oder ist es auch möglich, dass Du diese Person bewunderst und gerade das nicht gut aushältst? Oder bist Du sogar stolz auf dessen Ablehnung? Nimm Dir Zeit für alle diese Gefühle und Empfindungen, die sich zeigen wollen, erlaube Dir alle diese Gefühle, die unangenehmen genauso wie die vielleicht angenehmen, und lasse sie alle so in Deinem Körper, wo und wie sie gerade da sind......

(1/2 min) .

Und wenn Du magst, kannst Du noch einen Schritt weiter gehen: Wenn Du das nicht möchtest, kannst Du Dir einfach anhören, was gesagt wird, oder lass es an Dir vorbeiziehen, wie eine sanfte Brise.... Erzeuge nun in Dir ganz bewusst ein Gefühl des Respekts für diesen anderen Menschen und versuche, die Vorbehalte gegen ihn loszulassen, indem Du Dir vor Augen führst, dass er wohl eben so unvollkommen oder vollkommen ist wie Du selbst, dass auch er/ sie nur ein Mensch mit Stärken und Schwächen ist - wie Du selbst es auch bist, und dass er genau wie Du Gefühle und Wünsche hat, Angst und Schmerz empfindet und sich danach sehnt, glücklich zu werden. Wahrscheinlich hat doch jeder Mensch ein Recht auf seine Gefühle und einen wertschätzenden Umgang damit. (1/2 Min) .

Kehre jetzt mit Deiner Aufmerksamkeit für eine gewisse Zeit noch einmal zurück zu den Gefühlen, die soeben durch die vorgestellte Situation von einem Menschen, mit dem Du Schwierigkeiten hast, ausgelöst wurden. Beobachte sie noch einmal und gib ihnen Raum und Zeit, sich zu zeigen. Vielleicht kannst Du so üben, für andere Menschen Mitgefühl zu entwickeln, Menschen die ihre Stärken und Schwächen haben und sich auch nach einem zufriedenen Dasein sehnen.

Nimm Dir noch etwas Zeit, diesen Gedanken nachzuhängen, bevor Du Dich auf das Ende der Übung vorbereitest, indem Du noch die Augen geschlossen hältst, während Du beginnst, Hände, Füsse, Arme und Beine zu bewegen und dann kräftig zu strecken, bis Du die Augen öffnest und zurück in diesen Raum kommst.

Wenn es für Dich passt, kannst Du Dir Zeit nehmen, um Notizen zu dem

Erlebten zu machen."

Diese Übung hat heute erstaunliche Wirkung, löst sie doch bei einem Teil der Gruppe heftige Reaktionen aus, die im Zusammenhang mit der inneren Auseinandersetzung mit Personen aus der Vergangenheit oder Gegenwart stehen. Die Stimmung wird dicht und schwer.

Es stellt sich nun die Frage, wie es jetzt weiter gehen könnte. Ob man in irgendeiner Weise an das gerade Erlebte anknüpfen kann oder nicht.

Erst einmal schlage ich eine kurze Bewegungspause von 10 Minuten vor, die
dankbar angenommen wird. Danach beginne ich mit einer kurzen Version der hier beschriebenen Gedanken zum Reframing, um daran eine Übung anzuschliessen:

Reframing
oder: Wie denn nun, halb voll oder halb leer?
Das „Reframing" oder auch einfach „Umdeuten" ist eine moderne Bezeichnung für etwas, dessen sich die Menschheit wohl so lange bedient, wie es sie gibt. Es will zum Ausdruck bringen, dass man das, was zu sehen ist, aus verschiedenen Perspektiven betrachten kann, die sich gelegentlich auf den ersten Blick hin sogar auszuschliessen scheinen. Dabei ist es unmittelbar einleuchtend, dass ich Unterschiedliches sehe, abhängig davon, wo ich meinen Standort wähle. Stehe ich vor der Statue des Janus, des römischen Gottes des Anfangs und des Endes, sehe ich den jeweils mir zugewandten Aspekt. Die Zwiespältigkeit dieser Gottheit kann mir dann bewusst werden, wenn ich um die Skulptur herumschreite, und sie in ihren unterschiedlichen Aspekten wahrnehme. Das soll versinnbildlichen, dass wir es im Alltag unseres Lebens häufig mit zwiespältigen Aspekten zu tun haben, die wir jeweils gegeneinander abwägen, um handeln zu können. Viele unserer Begriffe, die wir sprachlich benutzen, können sowohl das eine als auch etwas anderes bezeichnen oder meinen. Und auch hinter grossen Worten wie Glück oder Schicksal können sich sehr unterschiedliche Ausdeutungs- oder Verständnismöglichkeiten verbergen, abhängig von unseren Erfahrungen im Umgang mit diesem Begriff. Philosophen nennen dieses die „grundsätzlich in Frage zu stellenden Begriffe" (essentially contested terms) Viele Erscheinungen in dem, was ich „organisches Leben" nenne, bleiben uneindeutig und sind unter uns auszuhandeln. Das ermöglicht es aber auf der anderen Seite, eben auch Unterschiede zu machen, die tatsächlich einen Unterschied machen könnten.

Diese Möglichkeit zu unterschiedlichem Erkennen findet sich auch in unserer Wahrnehmung, z. B. beim Betrachten der Vasenbilder, in denen wir entweder zugewandte Gesichter oder eben eine Amphore oder Vase erkennen können. Das scheinbar „Selbe" kann etwas Unterschiedliches bedeuten, oder in einem Bild kann ich bevorzugen, Unterschiedliches zu erkennen.

Aus dem Gesagten lässt sich ersehen, dass es bei Wahrnehmung offenbar auf die eigene Perspektive und den jeweiligen Kontext entscheidend ankommt. Das trifft sich mit Wittgensteins Aussage, dass jedes Wort seine Bedeutung erst in dem Kontext erhält, in dem es gesprochen wird.

Eine chinesische Geschichte erzählt von einem Bauern in einem armen Dorf. Dort galt er als reich, denn er besass ein Pferd, mit dem er pflügte und Lasten beförderte. Eines Tages lief ihm sein Pferd davon. Seine Nachbarn riefen, wie schrecklich das sei, aber der Bauer meinte nur: "Vielleicht." Ein paar Tage später kehrte das Pferd zurück und brachte zwei Wildpferde mit. Die Nachbarn freuten sich alle über sein günstiges Geschick, aber der Bauer antwortete erneut: „Vielleicht." Am nächsten Tag versuchte der Sohn des Bauern, eines der Wildpferde zu reiten. Das Pferd warf ihn ab und er brach sich beide Beine. Die Nachbarn übermittelten ihm alle ihr Mitgefühl für dieses Missgeschick, aber vom Bauer hörten sie wieder nur ein: "Vielleicht."

In der nächsten Woche kamen Rekrutierungsoffiziere ins Dorf, um die jungen Männer zur Armee zu holen. Ein Krieg mit dem Nachbarkönigreich bahnte sich an. Den Sohn des Bauern wollten sie nicht, weil seine Beine gebrochen waren. Als die Nachbarn ihm sagten, was für ein Glück er hat, antwortete der Bauer: "Vielleicht."

Wir können jeder unsere Schlüsse aus dieser Geschichte ziehen und uns wahrscheinlich sogar darauf verständigen, dass, was uns manchmal als Unglück erscheint, sich im weiteren Verlauf durchaus als Glücksfall erweisen kann. Dieses alte Wissen hat sich die Psychotherapie zu eigen gemacht und für sich neu entdeckt und „reframing" genannt. Dazu wurden implizierte Annahmen im Umdeuten, manchmal auch positiv Konnotieren genannt, folgendermassen beschrieben (nach J. Schweitzer, H. Stierlin, IF Heidelberg).

- Jedes Verhalten macht Sinn, wenn man den Kontext betrachtet.
- Es gibt keine vom Kontext gelösten Eigenschaften einer Person.
- Jedes Verhalten kann in seinem Verlauf und Umfeld als Lösungsversuch gesehen werden.
- Jedes Verhalten kann eine sinnvolle Bedeutung für den Zusammenhalt des Gesamtsystems haben.
- Es gibt nur Fähigkeiten. Probleme ergeben sich daraus, dass Kontext und Fähigkeit nicht optimal zueinander passen.

- Jeder scheinbare Nachteil in einem Teil des Systems kann sich an anderer Stelle als möglicher Vorteil erweisen.

Übung Reframing:
Gruppe mit 5 TN, ein Sprecher, ein Interviewer, 3 Zuhörer. Der Sprecher erzählt von einer Situation, in der ihn etwas gestört, geärgert oder aufgeregt hat. Der Interviewer unterstützt den Sprecher bei der Exploration. Danach fragt der Interviewer die Zuhörer folgende Fragen:

1. Was wird daran an positiven Ressourcen deutlich? Wenn man dem Verhalten auch eine gute Seite abgewinnen wollte, was könnte das sein?
2. In welchen Kontext könnte das störende Verhalten passen? In welchen Situationen könnte es noch sinnvoll oder einmal sinnvoll gewesen sein?
3. Welche Fähigkeiten zeigen sich in dem Verhalten? Was muss er/siekönnen, um sich so zu verhalten?
4. Wo könnte sie/er seine /ihre Fähigkeiten besser zur Geltung bringen?
5. Welche gute Absicht könnte in dem Verhalten liegen?
6. Welche alternativen Verhaltensweisen könnten sie/ihn seinem Ziel ebenfalls oder sogar besser näher bringen?

In einer solchen Übung geht es um das (Wieder Er-) Kennenlernen oder um einen bewussteren Umgang mit diesen Möglichkeiten, die dabei helfen, uns selbst innerlich zu flexibilisieren, um leichter von unseren seelischen „Standbeinen" auch einmal aufs „Spielbein" zu wechseln.
In den Zwischenzeiten mache ich mir Gedanken darüber, wie ich zur Effizienz des Trainings beitragen könnte und schliesse mich Scott Miller an, der viel davon hält, die grundlegenden Dinge zu üben- wie beim Erlernen eines Instruments, Körperhaltung, Fingerhaltung, Bogenstrich und Tonleitern `rauf und ´runter. Ständige Wiederholungen bilden den Grund, auf dem aufgebaut werden kann. Selbst wenn der Vergleich etwas „hinken" mag, in diesem Fall sind wir ja selbst das Instrument, das wir zum Klingen bringen möchten, ob im Solo, im Duett oder im Orchester. Und wir lernen in spezieller Weise zu beantworten. Dabei sind wir auf das Feedback anderer angewiesen.
Diese Trainingsgruppe ist nicht so sehr an den Techniken und methodischen Möglichkeiten des Open Dialogue interessiert, sondern reagiert deutlich aufgeschlossener auf das immanente Angebot der eigenen Entwicklungsmöglichkeit.
So ist an diesem Wochenende besonders deutlich, wie einige der Teilnehmer sich durch neue Frisuren, buntere Kleider oder Aufbrüche in neue

140

Lebensabschnitte mehr zu sich selbst bekennen. Sie nehmen alle Angebote, die wir machen, dankbar und offen interessiert auf, aber dann tritt es spätestens nach einigen Wochen wieder auffällig in den Hintergrund. Anstatt über Erfahrungen bei der Arbeit zu sprechen, was auch, aber eher am Rande vorkommt, berichten sie ausführlich von ihrem Privatleben und den dort stattfindenden Veränderungen. Kann man das bewerten? Muss man das? Ist das ein Preis, den man zahlt, wenn man sich auf kollaboratives Lernen einlässt? Jedenfalls ist das Ergebnis anders, als man es sich zu Anfang vorgestellt oder erwartet hat. Ich muss das nicht abschliessend beantworten, bin aber sehr interessiert daran, was mir auf dieser Reise aufs offene Meer noch alles begegnet. Jedenfalls denke ich mehr als früher daran, dass „weniger - mehr" sein kann, und alle Veränderung bei uns selbst anfängt.

Und dass Nachhaltigkeit in diesem Sinne heissen könnte, dass etwas Erlerntes in uns Wurzeln geschlagen haben muss.

Zum Ende des Tages entschliesse ich mich, den morgigen Plan dahingehend abzuändern, dass wir Grundsätzliches, wie das Einleiten des Dialogs oder das Reflektieren noch einmal üben. Nachdem im Laufe des Nachmittags auch schon einige Teilnehmer „abgebröckelt" sind, da andere Verpflichtungen sie rufen, ist der Kreis auf 14 TN geschrumpft, als wir uns zur abschliessenden Runde zusammensetzen.

Der nächste Morgen, an dem die letzten sich um nahezu 30 Minuten verspäten- das ist selbst für die polnische Zeitrechnung viel- beginnen wir mit damit, uns im Raum zu bewegen und zu begrüssen. Dann sucht sich jeder einen Partner und beide haben 20 Minuten Zeit,sich über das, was sie am heutigen Morgen bewegt, auszutauschen. In der Gruppe soll jeder einen Satz dessen, was er gehört hat und ihm wichtig schien, wiederholen und hinzufügen, warum ihm dieser Satz so wichtigschien. Hierbei lässt sich gut erkennen, wie schwer es doch noch immer ist, die eigene Wahrnehmung von Körperempfindungen auf Gehörtes zu beziehen und das zu benennen. Und wie schnell es dann passiert, dass auf Überlegungen zurückgegriffen wird.

Der Vormittag sieht dann wie folgt aus:
Übung Dialog (Wiederholung):
Gruppe á 3 TN, Jeder spricht 10 Min. über ein ihn beschäftigendes Thema. Aufgabe für den Interviewer: Worte wiederholen, Sätze wiederholen, 10 Sek Pause. Kein Paraphrasieren, nicht erklären, interpretieren, diskutieren, bewerten und keine eigenen Erfahrungen anbieten. Diskussion und Feedback in der Gruppe, anschliessend Austausch in der Grossgruppe.

Übung Reflektieren (Wdhlg)
Gruppen zu 5 TN. Sprecher, Interviewer, 3 Reflektierer, jeder jede Rolle. Wie wichtig dieses Üben der grundlegenden Fertigkeiten ist, stellt sich insbesondere bei der ersten Übung dar, bei der nun mancher sich doch dazu bekennen mag, wie schwer es ihm mit dem Wiederholen oder einer Verlangsamung fällt- immerhin merken sie es und trauen sich, es auszusprechen.

Nun zu einem weiteren, technisch- methodischem Schritt:

Überlegungen zur Technik des zirkulären Fragens
Fragen sind zweifellos ein wesentlicher Bestandteil jeden menschlichen Gesprächs. In der systemischen Therapie hat sich seit den Überlegungen von Mara Selvini-Pallazoli et al. zu Anfang der 80-iger Jahre des letzten Jahrhunderts eine Frageform etabliert, die in allen Standardwerken als „zirkuläres Fragen" beschrieben wird. Dabei ist nicht wirklich eindeutig zu identifizieren, wo zirkuläres Fragen anfängt und wo es endet. Verstehen kann man diese Bezeichnung wohl am besten, wenn man sich vor Augen führt, dass es ein Bemühen der systemischen Therapie gibt, insbesondere da, wo es rigide Umgangsformen und Vorstellungen gibt, die den Monolog und kausale Festlegungen bevorzugen, eine Öffnung zu mehr Dialog und einem Verständnis gegenseitiger Bedingtheit von kommunikativen Äusserungen zu erreichen. So kennen wir alle Gespräche- und dieses wird durch eine Wissenschaft gestützt, die die Bedeutung von Kontext und Lebensraum für den Menschen als nachrangig benennt- in denen eine einzelne Person als „das" Problem gesehen wird, oder ein störendes Verhalten in der Person verortet wird, woraus sich dann eigene Erwartungen an Veränderung ergeben. Die Psychiatriegeschichte, genauso wie die Geschichte der Psychotherapie, hat sich seit über 100 Jahren darauf kapriziert, die seelische Krise oder -moderner- Störung im Individuum zu erforschen in der Überzeugung, dass die verschiedenen Rätsel entweder durch die Entschlüsselung genetischer Codes, suboptimaler Transporte von Transmittern oder anderer organischer Defizite zu lösen sind.
Immer deutlicher wird, wie sehr sich die zeitgenössische Wissenschaft in eine Sackgasse manövriert hat, aus der sie sich nicht so gern wieder heraus bewegt. Während der Jahre hat es immer wieder in Psychiatrie und Psychotherapie, assistiert von Philosophie, Soziologie und Psychologie, Stimmen gegeben, die vor einer solchen als zu einseitig anzusehenden Betrachtungsweise
gewarnt haben. Eine dieser Stimmen erhob sich mit der aufkommenden

Bewegung zur Familientherapie, speziell der systemischen Form, in vielerlei Spielarten. Den Vertretern dieser Sichtweise ging die Ablösung des Individuums von seinen Lebensbezügen in der Erforschung seelischer Krisen zu weit, und man bemühte sich stattdessen um eine Rekontextualisierung, um deutlich zu machen, dass organisches Leben als solches nur existieren kann, wenn es verbunden ist und auch so betrachtet wird.

Und so gesehen, haben wir es in Gesprächen mit Wechselwirkungen von Handlungen und Äusserungen zu tun, bei denen man Anfang und Ende nicht eindeutig bestimmen kann, wenn man sich der Auffassung verbunden fühlt, dass im organischen Leben alles und ständig fliesst, oder zumindest in Bewegung ist. Darunter kann man auch kreisförmige(zirkuläre) Prozesse verstehen und damit den linearen Prozessen des kausalen Denkens gegenüberstellen. Die Entwicklung der systemischen Therapie seit ca. 60 Jahren hat es mit sich gebracht, dass verschiedenstes „Handwerkszeug" entwickelt wurde, um in sog. „festgefahrene", „psychosomatische" oder „rigide" Familien eine Veränderung hineinzutragen, die allen Mitgliedern wieder mehr Spielräume einbringen sollte, worüber sich die beschriebenen Probleme u.U. lösen liessen. Dazu gehören bestimmte Eröffnungsregeln genauso wie Hausaufgaben, Familienaufstellungen, Familienbrett, paradoxe Verschreibungen und eben auch die zirkulären Fragen.

Wenn wir „zirkulär" fragen, interessieren wir uns für die Beziehungen der Familienmitglieder untereinander und die dort entstehenden Wechselwirkungen genauso, wie für Unterschiede, die in der familiären Beziehungsgestaltung und dem Erleben der einzelnen Familienmitglieder auftreten. Daraus ergeben sich Unterschiede in den Sichtweisen und Reaktionen aufeinander und auf das Problem, die von besonderer Bedeutung sein können. So kann das vorher isoliert betrachtete „Problem" wieder Teil des Zusammenhangs werden. Dass die Therapeuten sich damit dann immer im Rahmen des Systems bewegen und nicht mehr als scheinbar neutrale Beobachter gesehen werden können, sei betont.

Wie ist nun eine Frage formuliert, die als zirkulär gelten kann?

Rainer Schwing und Andreas Fryszer sprechen in ihrem Buch „Systemisches Handwerk" mit dem Untertitel „Werkzeug für die Praxis" von „Konstruktionsprinzipien zirkulärer Fragen" (S.211ff), die als „Herzstück" systemischer Arbeit gesehen werden, da sie es ermöglichen sollen, die Sichtweisen der Teilnehmer so „zu verstören", dass etwas „Neues" entstehen kann. Das ist eine deutlich andersartige Formulierung, als jene von Tom Andersen, der die Auffassung vertrat, dass Fragen „angemessen ungewöhnlich" sein sollten, und damit keinesfalls zu Verstörung, sondern eher neuartigem Interesse führen sollten, aber darauf wäre später zurück zukommen.

Die eben erwähnten Konstruktionsprinzipien beziehen sich auf den Inhalt der Fragen, darauf, dass einzelne Mitglieder Aussagen darüber machen, was sie denken, wie andere Mitglieder reagieren oder denken könnten. Vergleichs- und Skalierungsfragen gehören hier hin, ebenso wie Konsens- und Dissenzfragen und schliesslich könnten hier auch sog. Antizipatorische Fragen ihren Platz finden, wie sie z. B. in der Form der „Wunderfrage" (Steve de Shazer) oder in der von Tom Erik Arnkil vorgestellten Form der „antizipatorischen Dialoge" beschrieben sind. Damit ist eine Menge an Möglichkeiten erfasst, wie durch Fragen in einem System Anregungen ausgetauscht werden können.

Wie gestaltet sich das nun in der Praxis?

Hier hat es verschiedenste Ideen gegeben, die Art der Fragen zu katalogisieren oder zu systematisieren. Dazu soll es hier eine eher zusammenfassende Beschreibung geben:

Innerhalb der Gruppe der zirkulären Fragen kann man dyadische von triadischen Fragen unterscheiden. Dyadisch bedeutet hier die Bezogenheit auf eine weitere Person („Gedanken lesen"), während bei einer triadischen Frage eine Person etwas über die Beziehung von zwei anderen Teilnehmern aussagen möchte. Dyadische Fragen unterscheidet man wiederum hinsichtlich der Bezogenheit auf anwesende oder abwesende Personen, was theoretisch auch bei triadischen Fragen denkbar wäre, aber sehr selten genutzt wird. Dabei kann nach Gefühlen, Beziehungen, Reaktionen und Einstellungen gefragt werden.

Dyadische Fragen:

So könnte z.B eine dyadische Frage bei Anwesenden lauten: „Was glauben Sie, Fr. M., was ihr Mann momentan fühlt, wenn sie über den Tod seines Vaters sprechen?" Eine solche Frage könnte Unterschiede verdeutlichen, die sich aus den Wahrnehmungen oder Annahmen einzelner Mitglieder ergeben und etwas fördern, was mit der Theorie des Mentalisierens (Peter Fonagy) verbunden ist, das Sich- Hineinversetzen in andere Personen und der nötige Abgleich über die Stimmigkeit der Annahmen, die uns die Spiegelneurone nahelegen wollen.

Bei abwesenden Personen könnte die dyadische Frage lauten: „Was glauben Sie, Herr M., was ihr Sohn, der heute nicht kommen konnte, zu dem Thema der gemeinsamen Mahlzeiten sagen würde?". Hier wird in beiden Fällen etwas genutzt, was dem Umgang im Alltag sehr nahe kommt, denn die Frage danach, was ein anderer denken könnte, stellt sich im normalen Leben häufig genug, so dass sie als eingesetzte Technik wenig imponiert, sondern im Strom des Gesprächsflusses auftauchen kann. Ein Zitat von Ronald D. Laing aus seinem Buch „Knoten" sei hier eingefügt als Ausdruck dessen, dass von mehreren Seiten (siehe auch Mikhail Bahktin) die dargestellte Seinsform beschrieben wurde:

„Menschen denken ständig über andere nach und darüber, was andere über sie denken und was andere denken, das sie über andere denken usw. Man fragt sich, was nun in den anderen vorgehe, man wünscht oder fürchtet, dass andere Leute wissen könnten, was in einem selbst vorgeht".

Triadische Fragen:
Sie werden auch etwas salopp als „Tratsch über Anwesende" beschrieben. Hier wird ein Dritter über die Beziehungsgestaltung von zwei anderen befragt. Dabei geht es auch um Beziehungen, Interaktionen oder Sichtweisen der beiden anderen. So könnte eine Frage lauten:" Was glauben sie, Fr. M., würde ihr Mann machen, wenn ihre Tochter daran festhält, auszuziehen?". Oder: „Wie sehen Sie die Beziehung zwischen ihrem Mann und ihrer Tochter?". Oder: „Wie erklären Sie sich, dass ihr Mann so ganz anders auf ihre Tochter reagiert, als Sie selbst?".
Solche Fragen lassen sich in beliebiger Menge konstruieren (siehe auch Präsentation Volkmar Aderhold, „Zirkuläre Fragen", als Handout) Diese Art der Fragen sind für eine an Normalisierung orientierte Gesprächsführung eher ungewöhnlich, da sie in einem normalen Alltag nicht angewandt werden. Deshalb fremdeln nicht nur Lernende mit dieser Frageform, sondern auch die Familien und Netzwerke, so dass an dieser Stelle gelegentlich Überzeugungsarbeit geleistet und Beharrlichkeit gezeigt werden muss, wenn man sich Erkenntnisgewinn verspricht.
Eine Sonderform dieser Fragen stellen diejenigen dar, die sich von der Gegenwart weg hin auf die Zukunft richten. Darin ist enthalten, dass ein Gespräch über Probleme möglicherweise weitere Probleme schafft und man sich im Kreise dreht, bzw. den bisherigen Verhaltens- und Denkmustern folgt, während ein Gespräch mit dem Fokus auf möglichen Lösungen solche auch tatsächlich in Aussicht stellen kann. Lösungen haben häufig keine direkte Verbindung zum Problem, so dass die Erweiterung des betrachteten Kontextes sich als hilfreich erweisen kann. Zudem ist Antizipation oder der Wunsch vorherzusehen, was sich aus bestimmten Handlungen ergeben könnte, eine urmenschliche Fähigkeit, in die der Organismus viel Energie investiert (Petr Ja Galperin).
Die sog. Wunderfrage ist folgendermassen formuliert: „Angenommen, heute Nacht geschähe ein Wunder, und das Problem verschwände, woran würden Sie als erstes nach dem Aufwachen merken, dass es weg ist, woran würden Sie es merken und was würden Sie dann tun? Woran würde ihre Frau/ Ihre Kinder merken, dass das Problem nicht mehr da ist". Daraus

können sich dann neue Fragen zur weiteren Differenzierung, zu Ausnahmen, die es jetzt schon gibt, u.a.m. ergeben.

Sehr viel weitergehend ist der Ansatz von TomErik Arnkil, der von „antizipatorischen Dialogen" spricht. Diese sollen dort eingesetzt werden, wo psychosoziale Problemlagen in unterschiedlicher Weise „festgefahren" scheinen, und wenn verschiedenste Akteure aufgrund verteilter Zuständigkeiten beteiligt sind. Das taucht insbesondere bei Problemlagen auf, in denen Kinder oder Jugendliche beteiligt sind, kann aber genauso auch Langzeitarbeitslose oder alte Menschen betreffen, wenn es z.B. um Unterbringungs- und Betreuungsfragen geht. Arnkil hat dabei drei Grundfragen entwickelt, die sich jeder beteiligte Helfer stellen muss:

a. Was würde passieren, wenn nichts geschieht?
b. Was könnte man tun, was sich von den vorausgehenden Massnahmen angemessen unterscheidet?
c. Was ist zu erwarten, wenn man es tatsächlich so machen würde?

Das Vorgehen in solchen Fällen lässt sich folgendermassen beschreiben: Zwei Moderatoren leiten die Sitzung, von denen einer das Interview führt, der andere auf einer Flipchart Notizen macht.

Die Interviewfragen lauten:
1. „Es ist ein Jahr vergangen und die Angelegenheiten in Ihrer Familie haben sich recht gut entwickelt. Wie sehen Sie das aus Ihrem Blickwinkel?"
2. „Wer hat Ihnen dabei geholfen, diese gute Entwicklung voranzubringen?"
3. „Über was haben Sie sich vor einem Jahr Sorgen gemacht und was hat Ihre Sorgen reduziert?"

Diese Entschiedenheit, mit der nun gemeinsam auf eine potentiell bessere Zukunft geblickt werden kann, ist verblüffend und hat offenbar auch eine ermutigende
Wirkung.

Etwas zur Wirkung des zirkulären Fragens:
Nach Rainer Schwing und Andreas Fryszer (aaO, S. 219ff) können diese Fragen eine „Kaskade von neuen Informationen" produzieren, die geeignet sein können, neue
Sichtweisen auf Beziehungen, Einstellungen, Handlungen und Gefühle zu ermöglichen. Damit können alte Narrative oder Haltungen „dekonstruiert" (Jacques Derrida) werden, was Platz schafften könnte für die Konstruktion

neuer, passenderer Sichtweisen. Des Weiteren helfen diese Fragen, ein beschriebenes Problem wieder vielfältiger zu kontextualisieren, womit die Verortung desselben in einer Person vermieden und das Problem als kommunikatives Element begriffen werden kann.

Zirkuläre Fragen können auch wesentliche Elemente von Umdeutung oder Reframing enthalten, indem durch die Gestaltung/ den Wortlaut der Frage eine mögliche andere Sichtweise impliziert wird. So stossen wir wieder darauf, dass wir fast immer etwas Gutes im Schlechten finden können, dass aus scheinbaren Opfern auch Täter werden und, was möglicherweise von grösster Bedeutung ist, dass aus festen Zuschreibungen wie „Eigenschaften" oder „Dingen" wieder Verhalten und Handlungen werden können. Nicht zuletzt sollen diese Fragen auch dem systemischen Berater, Therapeuten oder Moderator dabei helfen, seine gebildeten Hypothesen auf sanfte Art zu überprüfen.

Diskussion:

Die dargestellte Perspektive auf zirkuläre Fragen schöpft aus der Entwicklung der systemischen Therapie, die noch weitverbreitet mit dem Anspruch verknüpft ist, Veränderung in dysfunktionalen Systemen herbeiführen zu können. Das zeigt sich in der Sprache, wenn von (notwendigen) Verstörungen gesprochen wird, um nach Dekonstruktion neue Sichtweisen wachsen lassen zu können. Nun ist es aber Teil der Grundüberzeugung innerhalb des Open Dialogue-Ansatzes, dass wir nicht in der Lage sind, andere Menschen zu ändern und dieses auch nicht unsere Aufgabe sein kann, da niemand von uns weiß, was für andere gut ist, jeder als ein Experte seines eigenen Lebens respektiert werden, und im Kontakt sich eine machtfreiere Atmosphäre bilden soll, in der die Art und Weise von Sprechen und Umgang sich an lokalen Gewohnheiten und dortiger Normalität orientieren.

Folglich sind „Werkzeuge" therapeutischer Interventionen sehr vorsichtig und mit Feingefühl zu benutzen. Aus dieser Perspektive ließe sich anführen, dass zirkuläre Fragen in der dyadischen Form noch am ehesten den Ansprüchen des Open Dialogue entgegen kommen, aber schon bei den unüblichen triadischen Fragen muß besondere Sorgfalt walten.

Die Ziele, die für zirkuläres Fragen angeführt wurden, lassen sich wahrscheinlich auch durch die speziellen Formen des Zuhörens, Wiederholen von Worten und Sätzen, das Beachten von Pausen und Beantworten von Gesten und Gefühlen erreichen, wenn die Beziehung zwischen Moderatoren und Netzwerk dadurch in einer solchen Weise gelingt, dass der gemeinsame sichere Grund etabliert wird, auf dem sich die Netzwerkmitglieder wieder mit mehr Sicherheit, Vertrauen und einem Zugehörigkeitsgefühl auf etwas Neues hin bewegen können. Denn dadurch soll die Möglichkeit entstehen, dass Dinge und Worte ausgesprochen werden können, für die es bislang keine Chance gab. So soll die Auseinandersetzung mit den Überlegungen zu zirkulären Fragen dazu beitragen, dass jeder für sich selbst die Erfahrung machen kann, welcher Weg es ihm am ehesten ermöglicht, die erwähnten Ziele zu erreichen.

Literaturverzeichnis:
1. Rainer Schwing, Andreas Fryszer(2006): Systemisches Handwerk, Vandenhoeck und Ruprecht, Göttingen
2. Mara Selvini – Palazzoli, Luigi Boscolo, Gianfranco Cecchin, Giuliana Prata (1981): Hypothetisieren- Zirkularität- Neutralität. Familiendynamik 6(4) 123-139
3. Peter Fonagy/György Gergely/ Elliot L. Jurist/ Mary Target (2002,2004) Affektregulierung, Mentalisierung und die Entwicklung des Selbst, Klett-Cotta, Stuttgart
4. Steve de Shazer (1977) Muster familientherapeutischer Kurzzeittherapie, Paderborn
5. Jaakko Seikkula, Tom Erik Arnkil (2014) Open Dialogues And Anticipations, Juvenes Print, Tampere
6. Laing, Ronald D. (1990): Knoten, Reinbek
7. Derrida, Jaques (1976): Die Schrift und die Differenz,, Suhrkamp, Ffm
8. Galperin, Petr Ja(1979): The Development of Mental Acts. In Cole, M. und Maltzman, J.(Eds): A handbook of contemporary Soviet Psychology. Basic books, NY
9. Bahktin, Mikhail (1981): Dialogic Imagination, Univ. of Texas Press, Austin

Übung zum zirkulären Fragen:
1. Fragen zu Anwesenden
Gruppe: Vater, Mutter, Tochter. 2 Moderatoren
Problem: Tochter will in WG ziehen, Mutter dafür, Vater dagegen, alle beharren auf ihrer Meinung, bisher keine Kompromissbereitschaft erkennbar. Mit im Haus wohnt die Grossmutter, konnte aber nicht zur Sitzung kommen (Stuhl bleibt leer).
Begrüssung, Vorstellung
Eröffnungsfrage: „Über was möchten Sie sprechen, warum sind sie hergekommen?" Alle nach ihrer Meinung zum Problem befragen.
Dann: Frage an die Mutter: „Was glauben Sie, bringt ihren Mann zu seiner

Auffassung?
Was glauben Sie, warum ihre Tochter ausziehen möchte?"
Frage an den Vater: „Was glauben Sie, bringt ihre Frau……
Was glauben Sie, warum ihre Tochter….?".
Frage an die Tochter: „Was glaubst Du, befürchtet Dein Vater, wenn Du
ausziehst? Was glaubst Du bringt die Mutter dazu, Dich zu unterstützen?"
Danach:
2. Zirkuläre Fragen an Abwesende:
Frage an alle Drei: „Was glaubt jeder, was die Grossmutter dazu sagen
würde, wenn sie hier sein könnte?"

Dann Wechsel der Rollen:
Neue Situation: Der 18 jährige Sohn will den Motorradführerschein machen. Vater ist dafür, Mutter dagegen, Grossvater väterlicherseits lebt mit
im Haus, aber nicht mitkommen. Die Meinungen sind verhärtet.
Dann: Fragen an die Anwesenden, s.o. Danach Frage an die Anwesenden
über den abwesenden Gvv, s.o.
Diese Übung führte nach den als intensiv erlebten Übungen zum Dialog zu
erstaunlicher Heiterkeit und wohl spannungslösendem Lachen. Später sagte
ein Teilnehmer, dass nach der Arbeit mit sich selbst diese konstruierten
Problemlagen ihm zu künstlich erschienen sind. Das wäre ein Grund zu
überlegen, inwieweit auch diese Übung noch näher an eigene Erfahrungen
angelehnt werden kann.

Kapitel 8
Workshop VIII - Und was ich noch alles wissen wollte
2015

Der Beginn verzögert sich durch die Abschluss-Evaluation etwas, ausserdem liegen die Aussentemperaturen bei 30° C, so dass nach einem für viele anstrengenden Arbeitstag mancher sich bestimmt woanders hin gesehnt hat. Aber schliesslich sitzen sie wieder im vertrauten Kreis, manche haben sogar einen anderen Sitzplatz und damit eine andere Perspektive wählen können. Eine Teilnehmerin hatte sich schon im April verabschiedet und erlebt es jetzt als Geschenk, doch noch einmal teilnehmen zu können.

In der ersten Runde, in der es um Persönliches geht, das Befinden oder auch die aufgetauchten speziellen Wünsche, was sie einbringen oder hören möchten, berichten einige Teilnehmer von ihrer persönlichen Situation, die sich in dem zurückliegenden Jahr mit Hilfe des Kurses in einer Weise verändert hätte, dass sie ruhiger geworden wären. Andere erzählen von den Veränderungen, die durch den Kurs an ihren Arbeitsstellen auftreten, wo nun mehr im Sinne der Methode getan und entwickelt würde. Aber andere können auch aussprechen, dass sie noch darauf warten würden, dass etwas „passiert", etwas würde „fehlen". Jemand spricht davon, sich in einem Teil seines Lebens im Kreise zu drehen, noch jemand anders stellt in dürren Worten fest, dass sie „feststecke". Ein Wunsch wird geäussert, wie man mit Aggressionen im Gespräch umgehen möge, darauf beziehen sich dann auch andere.

Diese Situation stellt uns vor die Frage, was wir denen anbieten können, die sichtlich mit ihrer Lage unzufrieden sind, ohne darum gebeten zu haben, sich dem zu widmen. Der Störungscharakter dieser Bemerkungen hat aber einen Aufforderungscharakter, der dazu führt, dass wir nach einer Pause alle Drei fragen, ob sie ein Bedürfnis spüren, an dem beschriebenen Dilemma zu arbeiten. Da nur eine TN sich dazu durchringen kann, bieten wir ihr ein Gespräch mit einem anderen Teilnehmer als Interviewer und einem Reflektierenden Team an.

Thematisch geht es um die Frage: Wie bekomme ich Zugang zu meiner Trauer und Verzweiflung darüber, dass die Person, die mir am Herzen liegt und um die ich mich jahrelang bemüht habe, meine Hilfen zurückweist.

Anschaulich wird, wie behutsam die Fragen zu stellen sind, die das eigene Empfinden betreffen, wenn doch alle Gedanken um den Anderen kreisen.

1. Tag

Der Beginn am nächsten Morgen lässt ahnen, dass der Abschied bevorsteht,

150

selbst wenn die Stimmung sich gut anfühlt, die Gesichtern freundlich strahlen und die Kleidung den warmen Sommer widerspiegeln.

Wir beginnen mit der Übung des morgendlichen Austausches zu zweit, wobei die Aufgabe diesmal darin besteht, nur einen Satz aus dem Gespräch, der im Gedächtnis geblieben ist, zu wiederholen. Der Satz muss nicht besonders wichtig, schlau oder eben „besonders" sein, sondern der Satz, der in der Erinnerung haften geblieben ist. Das kann eine kleine Selbstreflektion auslösen sowohl bei dem, der den Satz wiederholt, als auch bei dem, der ihn gesprochen hat. So werden gänzlich unterschiedliche Sätze gesprochen, die manchmal rege Heiterkeit auslösen.

Dann kommen wir zum Thema Aggression.

Übung 1

Wir beginnen mit einer Übung zu zweit: Welche Erfahrungen habe ich in meinem Leben mit dem „Nein- Sagen" gemacht. Jeder hat 20 Minuten Zeit, darüber zu sprechen.

In der Grossgruppe werden die so sehr unterschiedlichen Möglichkeiten der Einzelnen deutlich, eine Haltung einzunehmen. Es dominiert die Auffassung, dass es wohl doch eine Schutzfunktion hätte, aber eben zwiespältig bliebe, da sowohl das zu häufige Nein- Sagen als auch das zu häufige Ja- Sagen zu Unbehagen, wenn nicht Frust und Aggression sowohl bei jedem selbst, als auch beim Gegenüber führen könne.

Dann folgt die morgendliche Pause. Die Hitze ist drückend, die Sonne brennt, alle sitzen im Garten und suchen den Schatten.

Übung 2

Es werden Gruppen zu viert gebildet und jeder Gruppe ist freigestellt, die vorgesehene Stunde entweder durch Zweiergespräche reihum oder durch ein Gruppengespräch zu führen.

Thema: Wie haben meine Erfahrungen mit Aggressivität meine Haltung dazu geprägt?

Nach dem Austausch in der Gruppe versuche ich zusammenzufassen, was ich aufgenommen habe, und beabsichtige, ihnen etwas Grundsätzliches zum Umgang mit Aggressivität mit auf den Weg zu geben. Das betrifft vor allem die Haltung, die man sich dazu erarbeiten muss. Ärger, Wut und Aggressivität sind ebensolche wichtigen Gefühle wie Zuneigung, Liebe und Freude, die keinesfalls negiert, bewertet oder gar bekämpft, sondern beantwortet werden müssen. Dabei ist zu unterscheiden, inwieweit es sich um stimmliche Veränderungen im Sinne von zunehmender Lautstärke handelt oder um einen Gebrauch potentiell verletzender und herabsetzender Worte und Gesten bis hin zu Taten, was allerdings in therapeutischen oder Netzwerkgesprächen ausgesprochen selten vorkommt. Hier ist es die Kunst, vor allem den Impuls zu sehen, der zum Ausdruck gebracht wird und diesen zu kommentieren durch Sätze wie: „Ich merke, dass dieses Thema sie sehr beschäftigt (oder erregt, aufregt, ärgert, sie in Wallung geraten, richtig zornig macht), was ist es, das sie innerlich so aufbringt? Ich würde das gerne verstehen. Für mich hört es sich nach einer längeren Geschichte an, die ich überhaupt nicht kenne".

Das sind nur Beispiele für mögliche Antworten in einem Sinne, der vermitteln soll, dass dieses starke Gefühl, das zum Ausdruck gebracht wird, seine Berechtigung hat, mit einer dahinterstehenden Geschichte verbunden ist und letztlich einen „Aufschrei" im Sinne eines Wunsches nach Veränderung darstellt, was immer das dann sein könnte. Vorhaltungen, Tadel, moralische Kategorien oder Belehrungen gehören hier keinesfalls hin und führen meist in eine Sackgasse. Ich lebe gut mit dem Bild des asiatischen Kampfsportes, der uns lehrt mit der Richtung der Kraft zu gehen und nicht gegen sie zu arbeiten, was zu deutlich mehr Schmerzen und Verletzungen zu führen droht.

Es gilt, dem Impuls Raum zu geben und damit die Chance zu eröffnen, dass etwas bisher unvorstellbar unerträglich Erscheinendes zu etwas gemeinsam Erlebten und Getragenen wird. Denken wir dran, wie kleine Kinder lernen, starke Gefühle wie Schmerz, Angst und Wut zu ertragen und sich in ihrem Leben später nicht scheuen, müssen, das auch zu zeigen. Zu der Zeit sind es Mutter, Vater oder andere Pflegepersonen, die das Kind auf den Arm oder den Schoss nehmen und so lange dort behalten, bis sich der Sturm gelegt hat. So wird es zu etwas gemeinsam Erlebtem. Werden die Kinder weggeschickt, vielleicht sogar getadelt oder beschimpft und sich selbst überlassen, lernen sie etwas anderes, was dazu beitragen kann, sich wiederkehrend schlecht, unglücklich, allein und einsam zu fühlen. Für so manchen Erwachsenen ist es das erste Mal, dass sie erleben können, dass das Aussprechen des Leids nicht zu mehr Verzweiflung und Aufregung führt, sondern zu mehr Ruhe, Entspanntheit und Zufriedenheit.

Anders verhält es sich, wenn wir hören, dass es im häuslichen Bereich regelmässig zu Gewalt in Form schwerer verbaler Attacken oder auch Schlägen und Verletzungen kommt. Auch diese „Impulse" sind auf eine Weise ernst zu nehmen, die deutlich macht, dass kein Vertrauen unter   einander wachsen kann, solange sich eine Person der Lebensgemeinschaft bedroht fühlt. Hier muss solange an Möglichkeiten des Gewaltverzichts gearbeitet werden, bis es zu einem verbalen Austausch von unterschiedlichen Haltungen, Ansichten und Gefühlen kommen kann.

Wir haben die Teilnehmer sich miteinander austauschen lassen, soweit, wie sie gehen mochten. Wir wollten sie mit dieser Thematik in Kontakt kommen lassen, für sie wieder erfahrbar machen, ohne daraus eine Übung zu machen, was auch möglich gewesen wäre. So blieb mir schliesslich nur noch die Aufgabe, zusammenzufassen und anschaulich zu machen, was die meisten schon wissen und so eine Richtung aufzuweisen.

Es ist und bleibt eine Gratwanderung in Gruppen, in denen auch hierarchische Beziehungen am Arbeitsplatz eine Rolle spielen, nicht um jeden Preis Selbsterfahrungselemente in den Vordergrund zu schieben, selbst wenn wir denken, dass es diese Momente sind, die am ehesten etwas Neues hervorbringen. Dann kann es bei solchen Themen wie Aggressivität besser sein, sich lediglich heran zu „tasten" und dazu einen Anstoss zu geben. Jedenfall war zu sehen, wie sich die Gesichter einiger TeilnehmerInnen deutlich entspannt hatten, die Schatten um die Augen weniger geworden und der erwiderte Blick klarer war.

Die Mittagspause verging schnell, und nun stand das Beenden und das Abschiednehmen im Vordergrund.

Renata hatte die 4 Fragen aus dem, was sie „Portfolio" nennt, auf die Flipchart geschrieben:
- Mit welchen Erwartungen habe ich den Kurs begonnen und was davon hat sich erfüllt?
- Wie hat sich das Gelernte auf mich persönlich ausgewirkt?
- Wie hat es sich auf die Art und Weise wie ich arbeite ausgewirkt?
- Was möchte ich in Zukunft mit dem Gelernten erreichen?
Dazu bildeten wir 5 Gruppen, die zu jeweils viert diese Fragen diskutierten.
Dasselbe taten wir in der Trainergruppe zusammen mit der Übersetzerin, die ja ein fester Teambestandteil geworden war.

Wir in der Trainergruppe waren uns insoweit einig, dass alle Tagespläne nur einen Rahmen darstellen, innerhalb dessen wir sehr flexibel auf die Bedürfnisse reagieren sollten, die von Seiten der Teilnehmer geäussert werden.

Das Anknüpfen an eigene Erfahrungen und das Verknüpfen mit den methodischen Möglichkeiten scheint besonders wichtig zu sein.

Wir denken auch, dass es nicht das Erfüllen eines geplanten Curriculums ist, was den Kurs erfolgreich macht, sondern eher eine Beschränkung auf besonders wichtige Inhalte, so dass keinesfalls ein Anspruch auf Vollständigkeit verfolgt werden soll. Stattdessen rückt es mehr in den Vordergrund, darauf zu achten, dass die Teilnehmer das Erlebte in den verschiedenen Situationen so mit sich und ihrem Erleben verknüpfen, dass es ihr „Eigenes" genannt werden könnte.

Nach der Rückkehr in die große Runde setzen sich jeweils ein Vertreter der Gruppen in die Mitte, berichten von und sprechen über den Verlauf der Gruppendiskussion. Dabei wird deutlich, wie wichtig die nicht wertende Haltung, also das „Gelebte" der Trainer ist, die Vermeidung des Konfliktes „richtig oder falsch" im Sinne der Toleranz von Unsicherheit. Sehr geschätzt wurde auch die Möglichkeit der Begegnung auf sehr persönlicher Ebene in den Kleingruppen sowie die gegenseitige Fürsorge in der großen Gruppe. Aus der Werkzeugkiste waren es das Genogramm und die Traumaanamnese, die genannt wurden. Daraus zogen wir den Schluss, dass es für das Kennenlernen von Netzwerkkarte und Krisenplan gereicht hat, aber diese Dinge doch nicht zur Anwendung gekommen sind. Wir sind gespannt, was aus der Befragung der TN darüber hinaus noch von Bedeutung ist.

Und nun geht es zur Verabschiedung. Auf meine Bemerkung hin, was noch wichtig wäre, auszusprechen, um es hier lassen zu können, antworten mehrere, dass sie nichts hier lassen möchten, sondern so viel wie möglich mitnehmen möchten. Die Atmosphäre ist angenehm warmherzig und zugewandt, berührend und der tatsächliche Abschied dahingehend hinausgezögert, als wir erst noch gebeten werden, an einem kleinen Umtrunk in den Räumen der Einrichtung teilzunehmen, in denen der Geschäftsführer eine kleine Rede hielt, sich für die Arbeit und Kooperation bedankte und wir schliesslich eine Reihe von Geschenken überreicht bekamen, die als Erinnerungen nun die Wände meines Arbeitszimmers schmücken.

Schliesslich zogen wir weiter in einen Pub in der Nähe, wo wir weiter diskutierten, tranken und tanzten, bis die Zeit reif war, zu gehen.

Kapitel 9
Nachlese und Anhang

Damit ist das Ende der Werkstattschrift erreicht. Das Ende scheint mir dennoch zu abrupt, um einfach aufhören zu können. Ein Bedürfnis nach Schlussfolgerungen oder einer Zusammenfassung taucht auf, wie es sonst am Ende sogenannter wissenschaftlicher Artikel üblich ist. Soll ich oder soll ich nicht?

Nein, nicht noch einmal all das wieder aufbringen, was schon oben im Text steht. Ausserdem habe ich versucht, einen Prozess in seinen Auswirkungen auf die Teilnehmer des Kurses und auf mich selbst zu beschreiben, der kein Ergebnis der herkömmlichen Art aufweist. Man muss sich in den Text hinein begeben, um ein Verständnis zu entwickeln.

Das mag für den Leser, der bis hierher gekommen ist, nicht immer einfach gewesen sein, aber ich wollte auch der Versuchung widerstehen, einen geschmeidigen Text zu verfassen, der nicht auch Brüche, Unverständlichkeiten und vielleicht sogar Widersprüchliches so widerspiegelt, wie ich es erlebt habe. Am Ende war es mehr Arbeit, als ich gedacht habe.

Es ist mir wichtig, deutlich zu machen, dass ein solcher Grundkurs in sich ein Entwicklungsprozess ist, aber auch jeweils einen Abschnitt eines anderen Prozesses darstellt, in dem die verschiedenen Kurse wie Perlen an der Schnur aufgereiht sind. Jede dieser Perlen ist anders, bringt neue Aspekte und Perspektiven für beide Seiten. Das beschreibt einen offenen Prozess, von dem ich finde, dass er offengehalten werden muss. Das begrenzt seine Manualisierbarkeit. Wenn wir uns dem bedürfnisangepassten oder kollaborativen Lernen verpflichtet fühlen, beinhaltet das die Bereitschaft zum Offenhalten für die geäußerten Bedürfnisse von beiden Seiten.

Ich sehe inzwischen sehr viel deutlicher, wie anspruchsvoll ein Vorgehen nach den Prinzipien und Elementen des Open Dialogue ist. Für Anfänger im psychiatrisch- psychotherapeutischen Feld geht das mit erheblichen Unsicherheiten einher, da die praktische Erfahrung im Umgang mit vielerlei kritischen Situationen fehlt. Sie brauchen besondere Aufmerksamkeit und Unterstützung/ Hilfestellung, um nach ihren ganz persönlichen Möglichkeiten in diese Art der Arbeit hineinzuwachsen. Und wir Erfahrenen sollten ihnen die Möglichkeit offen lassen, sich auch gegen diese Form der Arbeit zu entscheiden,

so wir wir unseren Klienten zugestehen, sich gegen unsere Überlegungen zu entscheiden. Das ist auch eine Art Spagat für Lehrende, wenn junge Kollegen in diese Kurse geschickt werden, die noch am Anfang ihrer Karriere stehen. Und natürlich macht es einen Unterschied, ob ich mit Teilnehmern arbeiten kann, die mit hoher Eigenmotivation und unter Aufbringung eigener finanzieller Mittel deutlich machen, wie interessiert sie sind, oder aber sich ein Team oder das Personal einer Klinik u.U. „gedrängt" fühlt, an einem Ausbildungskurs teilzunehmen. Soweit ich das einschätzen kann, muss ich besonders langsam und sorgfältig auf den Einzelnen bezogen vorgehen, um ein wenig Nachhaltigkeit zu erreichen. Denn jede neue Methode hat es schwer, sich gegen den therapeutischen Mainstream, der den Alltag auf fast unbemerkte Weise durchwirkt, zu behaupten. Hinzu kommt für mich auch, dass ja das Vorgehen nach den Prinzipien des Open Dialogue nicht für klinische Kontexte entwickelt wurden, sondern für eine lebensfeldbezogene Behandlung. Und wir wissen genug darüber, wie mächtig eine Institution mit Regeln und Zwängen ist, wenn es um Festlegung von Spielräumen oder Grenzen geht. Das kann ich für mich heute sehr viel klarer erkennen als zu einem Zeitpunkt, zu dem ich selbst noch in diese Zwänge eingebunden war. Früher habe ich mich noch mehr mit der Frage beschäftigt, wo es sich denn am meisten „lohnen" könnte, solche Kurse anzubieten. Heute denke ich nicht mehr darüber nach sondern gehe der Frage nach, wie ich in dem Kontext, der angeboten wird, möglichst wirkungsvoll lehren/trainieren/ üben lassen kann. Es hat mich erstaunt, wieviel Interesse es doch an verschiedensten Orten für diese relativ junge Methode gibt, aber es bleibt dabei: Diejenigen, die für sich etwas damit verändern wollen, müssen ihre eigenen Wege finden. Und die Art, wie sie diese Wege finden können, sollten wir in den Kursen lehren. Inzwischen weiss ich mehr darüber, wie wichtig es ist, dass die Teilnehmer lernen, sich auf den eigenen Weg zu begeben, selbst Antworten auf die allermeisten ihrer Fragen zu suchen und zu finden. Diese Fähigkeit könnte ein wichtiger Beitrag zur Nachhaltigkeit in der persönlichen Entwicklung als Voraussetzung für eine grössere Veränderung im Umfeld sein, deren (doch geringes) Ausmass wir im klinischen Kontext gelegentlich noch beklagen. Und so kann dann vielleicht einmal aus den vielen und vielfach verschiedenen Inselchen der Veränderung eine grössere Bewegung entstehen. Vielleicht.

Anhang

Hier im Anhang finden sich noch einige Dinge wieder, die entweder nützlich oder noch übrig geblieben sind. Dazu gehören die Literaturempfehlungen, die vereinzelt auch schon im Text vorkommen, aber ich gebe mich
keinen Illusionen hin, anzunehmen, dass Workshopteilnehmer viel Zeit zum
Lesen hätten. In den Workshops ist es neben dem Austausch untereinander
das gesprochene Wort der vortragenden Person, was ankommt oder auch
sein Ziel verfehlt.

Trotzdem soll die Literatur, die mich beeinflusst und beeindruckt hat, hier
aufgeführt werden. Einige meiner Artikel zu Themen, die in den Workshops
eine Rolle spielen, sind hier mit aufgenommen. Zudem gibt es einige Links
zu Websites, die bei spezieller Suche hilfreich sein können. Einige davon in
englischer   Sprache;   insbesondere   sei   ein   Besuch   auf
www.madinamerica.com empfohlen.

Literaturempfehlungen:

V. Aderhold, Y.O. Alanen, G. Hess, P. Hohn (Hg) (2003): Psychotherapie-
der Psychosen, Integrative Ansätze aus Skandinavien, edition psychosozial

Y.O. Alanen (1997,2001) : Schizophrenie- Entstehung, Erscheinungsformen
und die bedürfnisangepasste Behandlung. Klett Cotta

Y.O. Alanen, M. Gonzales De Chavez, A. L. Silver, B. Martindale (2009):
Psychotherapeutic Approaches to Schizophrenic Psychoses, ISPS Series

T. Andersen (1990, 1996): Das Reflektierende Team, Dialoge über die Dialoge, Verlag modernes Lernen

J. Seikkula, T. Arnkil (2007, 2011) Dialoge im Netzwerk, Neue Beratungs
konzepte für die psychosoziale Praxis, Paranus goes Wissenschaft

J. Seikkula& Tom Arnkil (2014): Open Dialogues and Anticipations, Juvenes

M.M. Bahktin (1981, 2004): The Dialogic Imagination, Four Essays Austin
University Press

J. Shotter (1983, 2008): Conversational Realities Revisited-Life, Language,
Body and World, Taos Institute Publication

J. Geekie, J. Read (2009): Making Sense of Madness- Contesting the Mean
ing of Schizophrenia

R. Wilkinson, K. Pickett(2009, 2012): Gleichheit ist Glück, Tolkemitt Ver
lag Berlin

M. Sheets- Johnstone (2009): The Corporeal Turn, Imprint Academic, Exe
ter

St. Bråten(ed)(1998): Intersubjective Communication and Emotion in Early

Ontogeny, Cambridge University Press
R. Whitaker(2010): Anatomy of an Epidemic, Broadway Paperbacks
R. Whitaker, L. Cosgrove (2015): Psychiatry under the Influence, Palgrave macmillan, NY
D. Bohm(1969, 1998, 2011): Der Dialog- das offene Gespräch am Ende der Diskussionen, Klett-Cotta
W. Isaacs (1999, 2002, 2011) Dialog als Kunst gemeinsam zu denken, EHP Organisation
J. Moncrieff (2013) The Bitterest Pills, PalgraveMcMillan
D. Stern (2006) Der Gegenwartsmoment, Brandes& Apsel, Ffm
J. Stewart (2013) U&ME, Communicating in Moments that Matter, Taos Institute Publication
P. Lehmann (hg)(2013) Psychopharmaka absetzen, 4. Aufl. Antipsychiatrieverlag
Peter C. Gøtzsche(2013): Deadly Medicines and Organized Crime, Radcliffe, London

Artikel aus Fachzeitschriften:
Seikkula, J.,Aaltonen, J., Alakare, B., Haarakangas, K.(2006) Five years experience of first-episode nonaffective psychosis in Open Dialogue Approach: Treatment Principles, follow- up outcomes, and two case studies. Psychotherapy and research, 16: 214-228
Seikkula, J., Alakare, B., Aaltonen, J. (2011): The Comprehensive Open Dialogue Approach in Western Lappland II. Long- Term Stability of Acute Psychosis Outcomes in Advanced Community Care, Psy- chosis Vol.3, oct.2011, p 192-204
Seikkula, J., Olson, M.E. (2006) Der Ansatz des Offenen Dialoges bei akuter Psychose: Seine Poetik und und „Mikropolitik". ZSTB 24(3) p 183- 197
Seikkula, J.(2002): Offener Dialog mobilisiert selbst bei schwierigen Patienten die verborgenen Ressourcen. In Greve, N. und Keller, Th.(hg): Systemische Praxis in der Psychiatrie, Carl Auer Systeme, Heidelberg
Seikkula, J. (2008): Inner and Outer Voices in the Present Moment of Family and Networktherapy, Journal of Family Therapy, 30: 478-491)(Übersetzung durch den Autor: Im gegenwärtigen Moment von Familien- und Netzwerktherapie, erhältlich bei diesem)
Seikkula, J. and Trimble, D. (2005) Healing Elements in the Therapeutic Conversation. Dialogue as an Embodiment of Love. Family Process, Vol 44, Nr. 4 (übersetzt durch den Autor: Heilende Elemente im Therapeutischen Gespräch. Dialog als körperlicher Ausdruck von Liebe, erhältlich bei diesem)

Shotter, J. (2007): Not to Forget: Tom Andersen's Way of Being Tom Andersen, unpublished Manuscript (Übersetzung durch den Autor, „Um es nicht zu vergessen: Tom Andersens Art und Weise Tom Andersen zu sein, erhältlich bei diesem)

V. Aderhold/ U. Borst(2016): „Stimmenhören lernen" Qualifizierung für ein Systemisches Arbeiten in der Psychiatrischen Grundversorgung. Familiendynamik, Heft 1, 2016

W. Schütze/ N. Greve: Implementierung von Netzwerkbezogenen Therapien in ein klinisches und ein ausserklinisches Versorgungssystem. Familiendynamik 2016, Heft 1

Weitere Berichte, Artikel:
a. Die Bedeutung des Dialogs für die Begegnung
b. Ein Besuch in Vermont
c. 20. Jahrestagung des Internationalen Netzwerkes für die Behandlung von Psycho
   sen(INTP)
d. Netzwerktreffen Hometreatment in Stuttgart
e. Netzwerktreffen Hometreatment in Köln
f. Entdecken in Trieste
g. Der gegenwärtige Moment
h. John Shotter: Ontologische Risiken und Ängstlichkeit in der Kommunikation, wenn wir betrachten, was und wer wir aus der Sicht anderer sein dürfen.(Übersetzung durch den Autor)

Links:
Taos Institute: www.taosinstitute.com (K. Gergen, M. Gergen, S. McNamee et al.)
Mad in America: www.madinamerica.com (R. Whitaker et al.)
INTAR: www.intar.org (P. Stastny et al.)
Network for Dialogical Practices: www.opendialogicalpractices.eu (J. Seikkula, J. Wilson, P.Rober, J. van Lawyck)
Open Dialogue Approach UK Ltd. Company
www.opendialogueapproach.co.uk (N. Putnam, Val Jackson et al.)
South Yorhshire Association for Family Therapy and Systemic Practice
www.developingopendialogue.com
Open Paradigm Project www.openparadigmproject.com
www.Offener-Dialog.de Ursprünglich Leonardo Partnership (Solingen-Neukölln) , jetzt website von Netzwerk Offener Dialog
Polski Instytut Otwarty Dialogu: www.otwartydialogu.pl

DDPP Deutschsprachiger Dachverband für Psychosenpsychotherapie
www.ddpp.eu
The Ikarus Projekt (Will Hall), www.icarusproject.net

Hier im Anhang finden sich auch alle Poster oder bildlichen Darstellungen, mit denen ich mir selbst visualisiert habe, wie manche Dinge zusammenhängen
könnten und wie sie didaktisch zu nutzen wären, um tieferes Interesse zu wecken.
Dazu gehören folgende Poster:
• Netzwerktreffen (NT)
• Dialog, Reflektion, Netzwerktreffen
• Haltung und Methode (HUMD), deutsch und englisch
• Rad des Lebens (RDLD), deutsch und englisch
• Menschliche Stressreaktionen I- IV
• Stressreaktionnen der Professionellen

Es sollte ja ein Werkstattbericht bleiben. Nun warte ich auf Rückmeldungen, um vielleicht in einer späteren Auflage deren Ideen Rechnung zu tragen.

Die Bedeutung des Dialogs für die Begegnung
…oder was zeichnet eigentlich ein gutes Gespräch aus ?

Mit der Zeugung von uns Menschen beginnt ein Austausch des entstehenden Organismus mit seiner Umwelt. Am Beginn stehen Nahrung und Bewegung im Vordergrund dieses Dialogs mit dem mütterlichen Körper, aber alle Sinnesfunktionen nehmen ebenfalls nach und nach in unterschiedlich ausgeprägter Weise daran teil. Mit der Geburt kommt die Atmung als bedeutender Bestandteil hinzu und die Umwelt erweitert sich vom mütterlichen Körper zur umgebenden Welt, in der dieser Austausch in Gegenseitigkeit fortgesetzt wird, und das für den Rest des Lebens. Für einen lebendigen Organismus gibt es nicht nur eine Richtung des Austausches, sondern nur einen sich nicht erschöpfenden Kreislauf, ein ständiges aufeinander Reagieren, was wir nicht stoppen können. Wir können aus diesem Dialog mit der Umwelt nicht heraustreten, wir können lediglich aus einer Umwelt in eine andere treten, mit der wir dann wiederum im Austausch stehen. Dieser findet in endlosen Schleifen oder Spiralen statt, die mal in stärkerer, mal in schwächerer Weise sich als Turbulenzen oder Krisen im Strom des Daseins zeigen. Das ist der Hintergrund für ein besseres Verständnis dessen, was passiert, wenn zwei Menschen beginnen, miteinander zu sprechen. Ein Austausch findet in jedem Fall statt, und die beiden sich begegnenden Menschen können in unterschiedlicher Weise daran interessiert sein, diesen Austausch zu intensivieren. Nicht immer ist es möglich oder erwünscht, auf die eine "Wellenlänge" zu gelangen, sich besser zu verstehen oder anzunähern, um die besonderen, unvergesslichen Momente zu erleben, von denen Philosophen (1) und Poeten (2) schon lange erzählen, so dass man sagen kann, dass es ein tiefes Wissen der Menschheit um dieses Besondere im Miteinander gibt. Diese besonderen Momente der Begegnung, des Miteinanders oder des Auf-e
inander- Einstimmens sind es, die uns beflügeln und die wir nicht vergessen, so wie es dann von Seiten der Psychotherapie durch D. Stern (3) mit den „gegenwärtigen Momenten" (Now- Moments) beschrieben wurde. Vielleicht ist es zu weitgehend zu sagen, dass die Suche des Menschen nach etwas wie Glück sich am ehesten und erfolgreichsten auf diese Momente bezieht, doch da es sich dabei um ein ubiquitäres Phänomen handelt, bin ich geneigt, dem Gedanken etwas abzugewinnen.
Vielleicht ist das Beispiel der Mutter, die sich mit ihrem Kind auf das ge-

meinsame Erleben einstimmt, ein anschauliches Modell für einen möglichen Entwicklungsprozess eines Gespräches von der Begrüssung über gegenseitige Neugier bis hin zur Verabschiedung oder Trennung. Ich will versuchen, diese Begegnung von verschiedenen Begriffen her zu betrachten:

• Präsenz
• Offenheit
• Einstimmen
• Verstehen
sollen dabei als Zugang hilfreich sein.

Präsenz: Eine der wichtigen Voraussetzungen für ein hilfreiches Gespräch oder den gelingenden Dialog ist sehr wahrscheinlich unsere „Präsenz". Präsenz als die Fähigkeit „da" zu sein. Wir sprechen von Bühnenpräsenz, wenn wir über Schauspieler oder Musiker sprechen im Sinne einer Ausstrahlung, die sich dem Publikum vermittelt und dieses womöglich in einen Bann zieht. In der Gesprächssituation meint dieses wohl mehr die Bereitschaft sich zuzuwenden, nicht ablenken zu lassen, zuzuhören und zu beantworten, was an uns herangetragen wird. Darauf aufmerksam bin ich geworden, als ich ein Video von Marina Abramovic sah, anlässlich ihrer Retrospektive im MoMa in New York. Die Ausstellung war übertitelt mit : The Artist is Present". Für 3 Monate setzte sich die Künstlerin in einen Saal, Besucher konnten ihr gegenüber Platz nehmen, geredet wurde nicht. Die Reaktionen der Besucher waren zum Teil so bewegend, dass dieser Präsenz eine besondere Wirkung zugeschrieben werden konnte. Hiermit hat sie unter Umständen etwas aufgegriffen oder sichtbar in Szene gesetzt, was Heiler sich schon immer zu eigen gemacht haben: die Fähigkeit, da, anwesend zu sein.

Offenheit: Soll ein Gespräch "gelingen", könnte es ebenso wichtig sein, sich selbst offen zu halten für etwas, das neu, unerwartet oder überraschend ist. Das ist nicht leicht, haben wir doch alle so unsere Ansichten zu bestimmten Dingen, die wir hören. Wir haben den Wunsch etwas zu erkennen oder wieder zu erkennen und uns damit vertraut und sicher zu fühlen. Dadurch wird es dann allerdings möglich, dass wir uns den Weg verstellen, das Neue und Einzigartige in einem Gesprächspartner oder einem Gedanken zu erkennen. Das trifft nicht nur für die Gespräche in unserem Alltag zu, sondern genauso in den therapeutischen Gesprächen, für die wir uns in den Ausbildungen mit Theorien ausstaffieren oder befrachten, die wir dann auch nur zu gerne zur Anwendung bringen. Wir neigen dazu, in den Schilderungen des Gegenübers die "Regel" zu entdecken, die uns vertraut ist und lassen wohl auf diese Weise ausser Acht, dass jede Form von Leben einzigartig ist. Es kann wohl Ähnlichkeiten geben, aber es bleibt in der Einzigartigkeit das Besondere enthalten. Mir gefällt die von Carolin Emcke (4) formulierte Metapher der „Reise in unbekannte Gefilde" und die Formulierung der Voraussetzung für eine offene, „richtige" Reise, die das Vergessen dessen voraussetzt, was ich bisher über die terra incognita gewusst habe. Sie schreibt dazu:

„Aber die Kunst des Reisens ist neben dem mitgebrachten Material, neben den inneren Landkarten, den individuellen Sehnsüchten und dem angelesenen Wissen, neben all dem, was im eigenen analytischen oder emotionalen Gepäck mitreist, neben all dem ist es vor allem die Kunst, all das Mitgebrachte im entscheidenden Moment wieder zu vergessen, bereit zu sein, sich überraschen, sich verunsichern, sich überwältigen zu lassen.

Die Kunst des Reisens besteht nicht darin, etwas zu wissen über den Ort, an den man fährt, sondern es zu vergessen, wenn man sich dort verliert. Vielleicht beginnt dort erst das Reisen: Wo die Karte aufhört, die Strasse endet, das Haus nicht zu finden ist, zu dem man eigentlich wollte, der Übersetzer niemanden mehr kennt und das offene Reisen beginnt, das nur aus Vertrauen besteht, das sich leiten lässt von einem Bauern am Wegrand, einer Grossmutter, die einem stumm den Weg zeigt, das ist das eigentliche Reisen, bei dem man nicht mehr weiß, wo man übernachten wird, bei wem und welche der Überzeugungen, die man noch am Morgen hatte, am Abend Gültigkeit behalten werden. Am meisten gelernt habe ich eigentlich immer so: Wenn wir irgendwo festsassen, in Kolumbien, wo uns eine Familie in ihr Haus zog, weil draussen der Guerillakampf tobte und wir auf der Straße nicht überlebt hätten, in den Stunden, auf dem Fußboden in der Küche dieses kleinen Hauses, haben wir uns Geschichten über unser Leben erzählt, für diesen Moment zumindest waren wir einander ähnlich, keiner näher oder ferner dieser Gewalt, die uns gleichermassen bedrohte, und so haben wir etwas verstanden von dem Leben in Kolumbien, etwas mehr, als wenn wir auf den vertrauten Wegen geblieben wären. Es muss gar keine bedrohliche Situation sein, manchmal ist es nur ein Gespräch, das anders verläuft als geplant, ein radikaler Sheikh, der auf einmal wirklich spricht und auch die Gegenrede verstehen will, ein der Tradition verhafteter Vater, der trauert, und jemanden braucht, bei dem er es sich zugesteht, eine verschleierte Frau, aus der ihre Vorstellungen von Sexualität herausbrechen, aber auch Gespräche, in denen wir selbst Uneingestandenes entblössen, Zweifel an bisher Unhinterfragtem äußern, weil das Gegenüber das einfordert oder ermöglicht.
Die wirklichen Reisen entstehen im Gespräch mit Fremden, in diesen

Momenten, in denen die Welt um einen herum auf einmal verschwindet, in denen das Eigene unsichtbar wird und das Fremde auch, und auf einmal etwas Gemeinsames aufscheint: Menschlichkeit. Das ist das eigentliche Ziel des Reisens, dieser Moment, der alles transzendiert....."*

Diesen Worten ist wenig hinzuzufügen, anschaulich und überzeugend wird die Einzigartigkeit im entscheidenden Moment beschrieben.

Eine andere Beschreibung der Voraussetzung von Offenheit für eine Begegnung formuliert der D. Bohm (5) - Schüler William Isaacs (6), der davon spricht, dass es wichtig sei, die eigenen Annahmen und Gewissheiten für einen Moment hinter sich zu lassen, sie "auszusetzen" oder zu "suspendieren", um der Gefahr zu entgehen, zu schnell das Gehörte innerhalb der eigenen Vorstellungen zu vereinnahmen.
Dieses "Zurückstellen", in den Hintergrund der Aufmerksamkeit treten lassen, bedarf eines akuten Bemühens eben darum und muss einer inneren Überzeugung entsprechen, dass verschiedene Wahrheiten nebeneinander existieren können.

Einstimmen: Für mich spielt in Bezug auf das gelingende Gespräch der Begriff des Einstimmens (engl. attunement) im Zugehen aufeinander eine besonders wichtige Rolle. Ausgehend von dem "Modell", das D. Stern beschreibt, über die Arbeit von C. Trevarthen (7)-menschliches Miteinander habe im Versuch es zu erfassen oder zu beschreiben mehr mit Musik zu tun, als wir gemeinhin denken- bis hin zu Jaakko Seikkula (8), der vom "Tanz mit den Familien " spricht, steht die Körperlichkeit mit der ihr zugehörigen Bewegung im Zentrum der Überlegungen. Dies wird ebenfalls mit dem Begriff des Embodiments erfasst. Damit soll zum Ausdruck kommen, dass alles, was wir über die Sinne und die Bewegung erleben, einen Abdruck im Körpergedächtnis hinterlässt. Und wie im Tanz liegt es nahe sich vorzustellen, dass wir uns auch in den Gesprächen aufeinander zu oder eben auch von einander weg bewegen, und dass diese Bewegungen unterschiedliche Gefühle hervorrufen, denen wir dann wiederum folgen oder die wir zu vermeiden versuchen. Unser Organismus reagiert, ob es uns bewusst ist oder nicht, er kann nicht anders. So schleichen wir, oder tanzen, bewegen, umkreisen und nähern uns an oder eben auch nicht. Dieses Körperwissen zu nutzen, was ja offen da liegt, ist nützlich und zu erlernen, in dem wir uns selbst mit den Botschaften und Reaktionen befassen, die wir mitgeteilt bekommen, wobei es noch klarer zu sein scheint, davon zu sprechen, dass sie "da" sind, als unserer Ausdruck von etwas, was einen Eindruck hinterlassen hat. Das führt uns wieder zur Frage der Offenheit, diesmal uns selbst gegenüber, denn auch die Reise zum Ich kann ja einem Abenteuer gleich kommen.

Verstehen: Nun zum Verstehen, und dessen, was Verstehen meinen kann. Alleweil haben wir Verständnis, mal mehr, mal weniger. Dass wir verstanden hätten, bekommen unsere Gesprächspartner leicht und schnell zu hören. Aber um was handelt es sich denn, wenn wir sagen, wir hätten verstanden? Was meint H. G. Gadamer damit, wenn er am Ende eines langen Lebens formuliert, dass „der grösste Feind des Verstehens der Glaube sei, verstanden zu haben" ? Verstehen wir die Worte, die gesprochen werden oder verstehen wir den Zusammenhang dessen, was die Worte beschreiben wollen ? Und es wird wahrlich nicht einfacher, wenn L. Wittgenstein (10) sagt, dass jedes Wort seine Bedeutung erst in dem Kontext erhält, in dem es gesprochen wird. Denn konsequenterweise kann man nun davon ausgehen, dass jedes Wort in jedem von uns seine eigene Geschichte hat, die unsere "Wahrheit" beschreibt. Wenn Worte gesprochen werden, geht es um ihre jeweilige Bedeutung, die nur anders sein kann, wenn auch ähnlich dem, was ich erlebt habe. Hierher gehört meines Erachtens auch die Auseinandersetzung mit dem Begriff der „Wahrheit" oder „Objektivität", die jeder für sich selber leisten muss. Heute sind wir weit davon entfernt, annehmen zu dürfen, dass es so etwas wie Wahrheit oder Objektivität in der Absolutheit, die üblicherweise mit diesen Begriffen einhergeht, gibt.
Das muss zur Vorsicht und zur Demut mahnen. So scheint es dann viel plausibler, dass wir in Konventionen leben, jeder in seiner Zeit, jeder in seinem Lebensraum. Immer dort wird um einen Konsens gerungen, auf den man sich einigt, und der nach einiger Zeit kaum noch hinterfragt wird, bis sich neue Horizonte zeigen oder Erkenntnisse auftun, die ein neues Aushandeln nahelegen. Diese Sichtweise erleichtert es, sich innerlich zurück zu lehnen und es für möglich zu halten, dass es verschiedene Wahrheiten geben kann, oder verschiedene Realitäten nebeneinander existieren. Und ein solches Verständnis kann dann auch den Weg freimachen, danach zu fragen, wie sich die beschriebene und von mir so unterschiedlich wahrgenommene Realität wohl entwickelt haben könnte.
Und was bedeutet in diesem Zusammenhang noch der Begriff des Verstehens? Für mich ist es eine Mahnung, vorsichtig zu sein mit Annahmen und Gewissheiten und daran zu denken, nachzufragen: "Was meinst Du, wenn Du sagst … ?". Demnach muss es in Gesprächen in besonderer Weise um das Erklären oder Erfassen von Bedeutungen gehen. So kann ein gemeinsam erlebter Sinn zusammen gefunden werden, über eine gemeinsame

Sprache sich das Verständnis für häufig sehr komplexe Zusammenhänge entwickeln, Vertrauen entstehen oder wieder entstehen und Sicherheit im „Gemeinsinn" erlebbar werden.

Das sind philosophische Betrachtungen im grösseren Zusammenhang des Welterlebens von uns allen, aber daraus lassen sich durchaus ganz praktische Regeln ableiten, die für eine Begegnung im Gespräch hilfreich sein sollen. Dazu gehört das

*Präsent sein
*hauptsächlich Zuhören
*entschleunigen
*auf die benutzte Sprache einstellen
*wiederholen von Worten
*wiederholen von Sätzen
*Pausen machen (10Sek.)
*Schweigen gemeinsam tragen
*nach Bedeutungen fragen
*spontane Körperbewegungen aufgreifen
*nach Gefühlen fragen, sie begrüssen

Andersherum kann ich empfehlen, Folgendes zu vermeiden:
☐ Interpretationen
☐ Wiederholungen mit eigenen Worten (Paraphrasierung)
☐ Fragen zu Inhalten stellen, selbst wenn sie Dich gerade interessieren
☐ Mitteilen eigener Erlebnisse oder Erfahrungen (gilt insbesondere für Anfänger in unserem Feld)

Literaturverzeichnis:
1. Martin Buber: Du und Ich, Buber spricht von „heiligen Momenten".
2. Stellvertretend für Alle: J.W. von Goethe, Lektüre für Augenblicke.
„Man fühlt einen Augenblick, und der Augenblick ist entscheidend für das ganze Leben".
... „dass der Moment alles ist, und dass nur der Vorzug eines vernünftigen Menschen darin bestehe: sich so zu betragen, dass sein Leben, insofern es von ihm abhängt, die möglichste Masse von vernünftigen glücklichen Momenten enthält"
3. Daniel Stern: „Der Gegenwartsmoment," (2005)
4. Carolin Emcke : „Weil es sagbar ist", (2014)

5. David Bohm (1996): On Dialogue
6. Willliam Isaacs: „Dialog als die Kunst, gemeinsam zu denken" (2002)
7. J. Seikkula, T. Arnkil (2013): Open Dialogues and Anticipations
8. Colvin Trevarthen (1998): „The Concept and Foundation of Infant Intersubjectivity"
9. H. G. Gadamer (1960): Gesammelte Werke, „Wahrheit und Methode"

Ein Besuch in Vermont,

beim CSAC- Counselling Service for Addison County:
Alexander „Sandy" Smith, Director of Organization, including rehab
Robert Jimerson, Medical Director.

Es begann aufregend, als ich am Sonntagabend pünktlich in Montreal landete. Der Flug ging relativ schnell vorbei, ich habe an meinem Gdansk- Vortrag „gefeilt" und in Joanna Bator, Sandberg, weitergelesen, was in Walbrzych/ Waldenburg spielt und mit viel Humor die Nöte der Menschen und ihre sehr bewegenden Schwierigkeiten der damaligen Zeit in den 80-iger Jahren in einer Bergwerkstadt beschreibt, was mir durchaus manches von dem, worüber manchmal in den Kursen in Polen gesprochen wird, noch verständlicher macht. Das bezieht sich vor allem auf die Generation, die noch von Krieg, Verfolgung und Vertreibung betroffen war, aber genauso auf die, die in der späteren Zeit ihre Träume zu leben versuchen.
Dagegen dauerte das Warten auf das Gepäck unanständig lange und schliesslich machte ich mich auf, das Auto in Empfang zu nehmen. Aber erst einmal musste ich die Leihwagenfirma suchen, die, wie ich schliesslich herausfand, nicht am Flughafen stationiert ist. Jemand wusste, dass es einen Shuttle Service geben sollte und sagte mir auch, wo ich den antreffen könnte. Leider war die Information alt. Am Tor 7 auf Level 2 tat sich nichts, und es gab auch niemanden, der irgendetwas Hilfreiches hätte tun können. Also: Koffer in die Hand genommen, Rucksack aufgesetzt und zurück den ganzen Weg dorthin, wo die übrigen Leihwagenfirmen residierten, hinten in einem der riesigen Parkhäuser. Dort wollte man mir nicht wirklich weiterhelfen. Nun schickten mich verschiedene dienstbeflissene Geister in alle möglichen Richtungen, aber nichts passte. Schliesslich erbarmte sich ein Mann am Informationsschalter meiner und half mir, die Telelefonnummer ausfindig zu machen, die nicht auf dem Voucher verzeichnet war. Eine weitere Odyssee folgte, bis ich nach dem nötigen Geldwechsel anrufen konnte, über „Bell". Bell macht in Canada offenbar alles.
Aber, ans Telefon ging niemand. Nun wusste wieder jemand, dass die Fa. um 22 Uhr zu macht. Was nun? Ich musste ein Hotel suchen. Der Mann am Info–Schalter half. „Econolodge" kriegte den Zuschlag, auch dafür gab es ein Shuttle, das sogar kam und irgendwohin - war ja alles dunkel- fuhr, aber wir kamen an. Ab jetzt wurde es freundlich und ich bekam den Vorge-

schmack darauf, wie Motels in Kanada und USA so sein können. Grosse Zimmer, plüschig auf alt, und immer 2 Kingsize Betten im Zimmer. Ich hatte also die Wahl. Müde war ich, plumpste quasi in eins der Betten, bei denen man erst mal das Laken „befreien" muss, damit man darunter schlüpfen kann. Inzwischen war es Mitternacht und ich musste vor 6 Uhr wieder raus, um als erster am Schalter von „Discount" zu stehen, die um 6.30 aufmachen sollten. Ein Shuttle brachte mich nach einem mehr als übersichtlichen Self'-service Frühstück- alles musste man selber machen- dirigiert von weitem von der Frau an der Rezeption dorthin, und dann ging alles erfreulich schnell. Ein silbergrauer, neuer Toyota Corolla Automatic war's, das Navigationsgerät musste ich für 5$ am Tag zukaufen, aber was soll's. Der freundliche Auslieferer stellte

mir sogar noch die erste Adresse ein, das Gerät hatte nämlich so manche Tücken, wie ich später merkte. Aber immerhin fuhr ich nun bei immer besser werdendem Wetter über volle Straßen Richtung Interstate 89. Es ging über den St. Lorenz Strom, sehr breit an dieser Stelle und dann Richtung amerikanischer Grenze durch waldiggrüne Gegenden. Nach ca. 1 Stunde war ich da, ganz gut im Zeitplan, denn um 10 Uhr sollte ich ja eigentlich in Middlebury sein. Und die gefürchtete Grenzkontrolle? Überhaupt nicht der Rede wert, die Fingerabdrücke waren schnell genommen, die Fragen nach wohin und wozu konnte ich zur Zufriedenheit beantworten, und plötzlich war ich im Besitz eines Visums, mit dem ich bis nach Weihnachten hätte bleiben können.

Jedenfalls war es bald klar, dass es doch die bessere Idee war, früh am Morgen zu fahren, nachts hätte ich nicht viel sehen können, aber jetzt am Tage war es wunderschön, durch die leicht hügelige Landschaft mit den sich anfärbenden Laubbäumen zu fahren, das manchmal steile Auf und Ab zu geniessen und aufzunehmen, wie die Dörfer oder kleinen Städte sich präsentieren mit ihren überwiegend aus Holz gebauten Häusern, davon keins ohne Veranda und grosszügige Vorgärten ohne Zäune. Das Navi war nicht upgedated, aber mit etwas Überlegung ging alles irgendwie ganz gut.

Schliesslich merkte ich, dass ich es zeitlich nicht ganz schaffen kann und rufe Sandy an- alles kein Problem. Schliesslich komme ich an der Middlebu ry Inn an, ein stattliches altes Gasthaus, traditionsbeladen und schon sprüht sie mir entgegen, die amerikanische Freundlichkeit: alles ist wonderful, beautiful, exactly, so great! Daran gewöhne ich mich und mache mir erst später Gedanken darüber, inwieweit das eine kulturelle Besonderheit darstellt, und inwieweit sich das auch in Kontakten und Gesprächen mit therapeutischer Zielsetzung wiederfindet, oder gar Teil des Feedback ist, was sie mir geben. Das muss ich mal diskutieren, vielleicht am ehesten mit Zelda.

Vor dem Hotel in der Sonne sitzend und wartend, erkenne ich Lisa, die fand, dass es viel freundlicher wäre, mich am Hotel in Empfang zu nehmen, und mir nicht nur den Weg zum Veranstaltungsort zu schildern.

Das weiss ich zu schätzen, stelle das Auto ab und lasse mich die kurze Strecke zu einem sehr schön gelegenen Versammlungsraum des Middlebury College kutschieren. Auf einer Anhöhe gelegen mit Blick über einen beliebten Golfplatz hin zu den Vorläufern der Green Mountains. Ein Versammlungsraum für bestimmt 200 Leute. Wir beginnen mit einer Sitzung für die In-Group von CSAC um über die Planung der Woche zu sprechen und mich etwas in die Zusammenhänge der lokalen Organisationen einzuführen. Nach einem Snack in der Mittagspause erwarten wir 30, vielleicht etwas mehr Interessierte. Es werden mehr, offenbar hat sich herumgesprochen, dass etwas in der Luft liegt.

Ich beginne mit der Frage, was die Einzelnen hergebracht und welche Fragen sie mitgebracht haben, und die sind weit gespannt von der Frage, ob OD auch bei Süchtigen oder Borderline Patienten Anwendung finden kann, über Fragen zur Effektivität bis zur Implementation oder: „wie fange ich eigentlich an"?

Die Menge der Fragen reicht für eine Woche, so dass wir die „Börse" schliessen können und tatsächlich, als wir am Ende der Woche noch einmal auf das gelbe Blatt der Flipchart schauen, können wir feststellen, dass fast alles irgendwie zur Sprache gekommen ist, selbst wenn nicht für alles Lösungen gefunden werden konnten. Aber wer hätte das erwarten wollen und schliesslich gehört das ja zum Konzept.

In diesem ersten Workshop erkläre ich die Grundlagen des Open Dialogue und wende mich speziell dem Zuhören als grundlegender Fähigkeit zu. Um dorthin zu gelangen, spreche ich über Offenheit, Einstimmung, Verstehen und die dazugehörigen Fallstricke. Dann teile ich die grosse Gruppe in drei kleinere Gruppen auf, die jeweils einen der Begriffe diskutieren.

Danach treten jeweils 2 aus jeder Gruppe im Innenkreis in einen Dialog über das, was in den Gruppen diskutiert und ausgetauscht wurde, während alle anderen zuhören.

Danach wird die Frage nach der Anwendung bei spezialisierten Diagnosen nochmals aufgeworfen und wir organisieren ein Gespräch mit Moderator/Interviewer und denen, die sich mit der Frage der Anwendung bei speziellen Diagnosen beschäftigen. Dazu wird ein Reflektierendes Team gebildet. So wird das Thema vertieft und die Fragenden werden auf einen Weg gebracht. Die Rückmeldung zu dem ersten Tag ist ausgesprochen positiv, offenbar hatten sie sich etwas Derartiges erhofft.

Nach Abschluss des Workshops bietet Ingrid, eine Deutsche, die mit ihrem amerikanischen Mann vor ca. 15 Jahren nach Vermont kam und im betreuten Wohnen arbeitet, mir an, mich zu den 3 verschiedenen Häusern der Organisation zu fahren, um sie mir zu zeigen. So lerne ich das Hill Haus, das Robinson- und das Evergreen House kennen. Häuser, in denen bis zu 8 Personen leben, manche auf Dauer, manche werden nur begrenzt im Sinne eines Übergangswohnheimes finanziert. Die Betreuungsschlüssel sind grosszügig, weitaus grosszügiger als bei uns. Wir wechseln zwischen deutsch und englisch, während sie mir das alles erklärt und wir mit den Bewohnern sprechen, wo sich das ergibt. Die Häuser liegen alle nicht verkehrsgünstig, sondern wie in Vermont sehr schnell, abgelegen, was die Integration in grössere Zusammenhänge sehr erschwert, da immer gefahren werden muss.

Abends werde ich von der medizinischen Direktorin und zwei Kolleginnen aus Bennigton, weit im Süden von Vermont und bereits mit eigener Tradition in Bezug auf OD zum Abendessen ins „Fire & Ice" in Middlebury eingeladen, wo es erstaunlich gut zubereiteten Dorsch/ Kabeljau gibt, leider aber nur mit Wasser „begleitet" wird, was ich dann den Rest der Woche auch durchhalte.

Am nächsten Morgen treffen wir uns im Gemeindesaal einer der Kirchen am Ort, diesmal wieder aus den unterschiedlichen Unterorganisationen von CSAC. Eine Patientin aus dem Dauerwohnen, schwer traumatisiert, ist zu einem Gespräch mit ihrem professionellen Netzwerk bereit. Später erfahre ich, dass sie bereits vor 25 Jahren mit Tom Andersen Kontakt hatte, damals lebte sie noch in bitterer Armut in einem Wagendorf, irgendwo abseits in den Bergen. Tom Andersen war damals von der Armut so beeindruckt, dass er einkaufen ging und zum nächsten Gespräch jede Menge Geschenke mitbrachte. Es dämmert mir dann nach und nach, welche Spuren Tom Andersen und auch Magnus Hald hinterlassen haben und wieviel von diesem Wissen in ihnen geschlummert hat, bis es in den letzten Jahren durch die Aktivitäten und Angebote von vor allem Mary Olson, aber auch Jaakko wieder zu mehr Leben erweckt wurde. Zuletzt waren es Pia und Reiulf Ruud gewesen, die einen Tag mit dem Team verbrachten.

Jedenfalls, das Gespräch verlief (Gott sei Dank) nicht spektakulär, sondern der Situation angemessen mit kleinen Hinweisen zum Aufgreifen besonderer Regungen und Worte. Für die Teammitglieder als Teil des Netzwerks war es nicht leicht ihrer Rolle zu entkommen und mehr als die Personen, die sie sind, zu sprechen, aber das will eben auch gelernt sein.

Eine Menge an diesem Tag kreist um die Frage, wie wir mit Gefühlen umgehen, wieviel davon zur Sprache kommen kann oder soll, und wie wir sie nutzen können mit der Vorstellung, dass die Gefühle unsere Lebensenergie enthalten und zum Ausdruck bringen, während die „Vernunft" mehr eine Art verlängerten Arm der Gefühle darstellt, mit der wir begründen, was wir über alle Gefühle hinweg summiert empfinden. Nachmittags kommt neben einer Basisübung zum Zuhören (nur Worte, Sätze wiederholen) ein Dialog zustande, in dem zwei Moderatoren zwei Behandler zu einem sehr schwierigen Patienten interviewen, um den beide fürchten, und mit dem sich beide nicht sicher fühlen.

Hier geht es sehr um die Notwendigkeit, sich mit dem, was ich tue, sicher fühlen zu können, was bei einer der Therapeutinnen zu schmerzlichen Tränen führte, da sie sich dem Patienten sehr nahe fühlt und ihn quasi „adoptiert" zu haben scheint. Dazu gibt es eindrucksvolle und sehr unterstützende Kommentare des Reflektierenden Teams.

Abends hat mich Sandy Steingard, die in Burlington Medizinische Direktorin des Howard Center ist, eingeladen. Diese Institution ist ca. 10-fach grösser als CSAC, aber hat nicht diesen Stamm von alten eingeschworenen Aktivisten, so dass sie sich zumindest für einen Teil deren Aktivitäten angeschlossen hat und dankbar dafür ist, dass man sie einlädt und die ganze Veranstaltung als etwas Gemeinsames sieht. Sie hat auch den Kurs bei Mary Olson gemacht, aber was mir auffällt ist, dass es doch eine Reihe von Vorbehalten ihr gegenüber gibt, und nicht nur wegen des hohen Preises oder ihres „Patentanspruchs". Sandy lädt mich ins „Black Sheep" in Vergennes ein, 15 Meilen von Middlebury entfernt gelegen, gemütliches kleines Restaurant mit ausgezeichnetem Essen, und die Zeit vergeht wie im Fluge, bei allem, was wir austauschen möchten.

Am Mittwoch morgen treffen wir uns mit dem Krisenteam von CSAC, die es unter schweren Bedingungen mit knappen Ressourcen nicht leicht haben, ihre Arbeit zu machen, geschweige denn, im Sinne von OD zu arbeiten. Aber sie sind interessiert und ihnen leuchten die Grundsätze unmittelbar ein. Vielleicht ist die verbesserte Zusammenarbeit zwischen den Untergruppierungen eine Möglichkeit, gelegentlich anders zu arbeiten, vor allem, da es auch aus dem Bereich der Arbeit mit Kindern und Jugendlichen, der verhältnismässig gut ausgestattet ist, Interesse gibt.

Am Nachmittag ist der Geschäftsführer zu Gast und läßt sich von Zelda erklären, was wir bisher gemeinsam gemacht haben. Ein „Zahlenmensch", der sehen will, was sich rechnet und was davon etwas „bringt". Während sie über Offenheit, Einstimmung und Verstehen spricht, macht er sich das Gesprochene über das Einbringen eigener Erfahrungen zu eigen, was bemerkenswert ist. Schliesslich summiert er, dass mehr von dem, was wir machen, in der Organisation stattfinden sollte. Nur zu!

Abends sind wir bei Peter, dem Schäfer, auf seiner Farm mit 26 Schafen in wunderschön abseits gelegener Lage am Hang eingeladen. Dort ist es sehr idyllisch, und natürlich gibt es einen Hund, hier ein australischer Hütehund, sehr freundlich und streichelbedürftig. Es scheint wohl so, dass jeder in Vermont, der etwas auf sich hält, auch einen Hund besitzt.

Alle haben etwas zu essen und zu trinken mitgebracht, was wir dann nach und nach verkosten, bis hin zum schweren Schokoladenkuchen. Dabei erfahre ich, dass Tom Andersen vor 25 Jahren auch auf „demselben" Stuhl gesessen hat, was mich einen Moment nachdenklich macht, aber es ist wohl doch ausreichend unterschiedlich, was damals und heute passiert ist.

Ein gelungener Abend, und da in Vermont alle eher früher als später ins Bett gehen, komme ich zu meinem Recht auf Privatsphäre, kann emails und Botschaften auf Messenger und Whatsapp abarbeiten und mich dann schlafen legen.

Ganz ohne ist die Veranstaltung nicht!!

Am Donnerstag holt mich Sandy am Hotel ab und wir fahren zum Howard Center in Burlington. Zelda und Lisa stossen zu uns und Sandy Steingard und ihre Verwaltungsdirektorin empfangen uns zu einem Gespräch über die Möglichkeit für ein Training, um den begonnenen Prozess zu stabilisieren.

Dabei geht es vorrangig nicht um Geld, von dem im Addison County mehr vorhanden zu sein scheint als in Burlington, und später verstehe ich auch, warum das so ist: Als Hurricane „Katrina" das State Hospital flutete, so dass es unbenutzbar wurde, gab es Geld vom Staat für die Gemeindepsychiatrie, um diese besser auszustatten für die zusätzlichen Aufgaben. Und Addison County, bzw. CSAC, hatte beschlossen, das Geld für Weiterbildungszwecke dieser Art auszugeben. Und ich habe ihnen dargelegt, wie und warum ich die Basiskurse in Polen gestalte und es schien ihnen einzuleuchten und zu gefallen. Offenbar haben sie sich vorgenommen, ein Basisprogramm für Vermont nach dem deutsch- polnischen Vorbild zu moderaten Preisen zu gestalten. Das meinen sie wirklich ernst.

Nachmittags fuhren wir zur Universitätsklinik von Vermont, Psychiatrische Klinik. Auf Anregung der CSAC- Kollegen hatte man die Klinikmitarbeiter zu einem Treffen mit mir vor Ort eingeladen, wobei einer der dortigen Oberärzte bereits ein offenes Ohr hat. Ich fragte sie nach ihren Erwartungen, hielt eine kurze Ansprache zu den Grundlagen und dann arbeitete es sich heraus, dass die Klinikmitarbeiter durchaus an einer intensiveren Zusammenarbeit interessiert sind, aber die Sorge haben, dass die vom Open Dialogue infizierten Kollegen der Organisationen ihnen das Leben dadurch schwer machen könnten, dass sie die Patienten mit anderen therapeutischen Ideen, z.B. in der Anwendung von Medikamenten eher verstören könnten, als sie zu unterstützen, die verordneten Medikamente auch einzunehmen.

Wie wäre nun eine bessere Kooperation möglich? Diese Frage kristallisierte sich heraus, und zwei Mitglieder der jeweiligen Organisationen fanden sich zu einem Dialog über genau diese Frage bereit, begleitet von einem Reflektierenden Team und einem grösseren Kreis von Zuhörern.

Überhaupt waren die Initiatoren davon überrascht, wie viele Kollegen der Klinik sich eingefunden haben und wie offen sie ihre Befürchtungen ansprachen. So gab es erstmalig die Gelegenheit, in gemeinsamer grösserer Runde auszuloten, wie man einander in Zukunft besser verstehen und unterstützen könnte.

Die Nachbesprechung fand nach einer Führung durch Burlington und seine Läden, einschliesslich der Seepromenade, an der Bernie Sanders, Bürgermeister von Burlington, seine Präsidentschaftskandidatur bekannt gegeben hatte, schliesslich mit Bob, James und Zelda in einem tibetanischen Restaurant als „Gipfeltreffen" im „Himalaya" am Hafen statt. Die Kollegen schienen zufrieden.

James fuhr mich nach Middlebury, und durch diese Fahrten lernte ich einige der Kollegen noch auf andere Weise kennen, was beiden Seiten sichtlich gut tat.

Und schliesslich der letzte Tag, Freitag.

Am Morgen trafen wir uns mit all den CSAC- Angehörigen, die während der vergangenen Tage, und auch zu dieser Gelegenheit abkömmlich waren. Das war auch ein Kennzeichen der Workshops während der Woche, dass wir
ständig in anderer Zusammensetzung arbeiteten, manchmal gab es ein Kommen und Gehen. Das ist auch ein Abbild der täglichen Realität vor Ort und war für mich deshalb wichtig, da ich sehr darauf achten musste, die Gruppe als sicheren Ort und den gemeinschaftsstiftenden Aspekt im Auge zu behalten. Die Frage in diesem letzten Workshop lautete: „Was haben wir gemacht und was bleibt?". Dazu bildeten sich Paare, von denen jeder 10 Minuten Zeit hatte, über das zu sprechen, was ihm/ ihr wichtig erschien.

Nach der Rückkehr in die Grossgruppe sollte jeder davon berichten, was er gehört hat, keine ganz leichte Übung, aber das „Zuhören" sollten sie in Erinnerung behalten. Danach blieb nur wenig Zeit für Feedback und Abschied, gefallen hat es offenbar allen und einen Teil des Kernteams würde ich noch am Nachmittag in Berlin, Vt (ausgerechnet Berlin!) beim Besuch des State Hospital, sehen. Ich hatte bereits im Hotel ausgecheckt und fuhr im Auto hinter Sandy Sm. her auf Seitenstrassen bis Charlotte, wo wir mein Auto bei Lantmann's Supermarket parkten. Ich stieg zu Sandy und Zelda ins Auto, und dann ging es quer durch die Green Mountains an Camels Hump (markanter Berg) vorbei nach Berlin. Oben auf dem Hügel hatten sie das neue

Krankenhaus, von aussen betrachtet, wie eine Festung gebaut.

Aber es kommt noch schlimmer. Man musste sich einschleusen, bekam nach Vorlage des Ausweises ein Klebchen, das einen als „Visitor" auswies und wurde durch die nächste Tür geschleust. Ein ausgesprochen freundlicher, älterer Psychiater nahm uns in Empfang, begrüsste mich auf deutsch und begleitet uns durch weitere Schleusen in den Versammlungsraum, wo für einen Freitagnachmittag eine erstaunlich große Gruppe interessierter Mitarbeiter bereits im Kreise sitzend auf uns wartete.

Auch hier eine erste Vorstellungsrunde mit Erwartungen und Befürchtungen, woraufhin ich (wieder) einen kleinen Vortrag über die Grundlagen hielt, aber bald über die Kollaborativität zu der Notwendigkeit der Zusammenarbeit zwischen klinischen und ausserklinischen Institutionen zu sprechen kam. Ich konnte auch die Zweifler und Skeptiker beruhigen, dass ich oder wir nicht kämen um ihnen zu erzählen, wie neu oder revolutionär Open Dialogue wäre und ihnen auch bedeuten, dass es kein Anliegen gäbe, in irgendeiner Weise zu vermitteln, dass alles bisherige falsch oder unzureichend wäre. Auch diese Kollegen, wie bereits am Vortag in Burlington, waren sich ihrer isolierten Situation bewusst und suchten eine zufriedenstellendere Zusammenarbeit, die in Anbetracht unterschiedlichster Organisationen und grosser Distanzen schwer zu verwirklichen ist. In Vermont gibt es zwar Zuständigkeiten in der Community Psychiatry, aber das gilt nicht für die 5 existierenden psychiatrischen Krankenhäuser, was einen wahren Hemmschuh darstellt. Um so mehr bleiben beide Seiten auf gute Kooperation und Informationsaustausch angewiesen. Wieder schlage ich einen Dialog vor, an dem 3 Teilnehmer aus beiden Gruppen beteiligt sein sollen, dazu ein reflektierendes Team und der grosse Kreis, der später einbezogen werden kann, um das zu teilen, was vielleicht übrig geblieben ist. Auch diesmal wieder eine angenehm offene Atmosphäre im Bewusstsein des Aufeinander- angewiesen- Seins bei der Arbeit, die in sich schon schwer genug zu schultern ist. Die Feedbackrunde am Ende sprach dafür, dass eigentlich alle Anwesenden diese Art des Zugangs schätzen, als auch die Zusammenarbeit pflegen möchten.

Das war es dann. Auf der Rückfahrt fuhr ich mit Bob zu seinem Haus, nachdem wir mein Auto geholt haben und was staunte ich, wie weit wir in die Wälder hineinfuhren, bis nach einer der überdachten Brücken, für die Vermont so berühmt ist, es scharf links auf einem Kiesweg die Anhöhe hoch ging und wir vor dem Haus der Familie Jimerson vorfuhren.

Als erste sprang uns Laila, der Berner Sennenhund, entgegen, gutmütig verspielt und sich jede Menge Streich- und Krauleinheiten einfordernd. Wir tranken mit seiner Frau Lorna einen Kaffee, schauten uns Pferd und 2 Esel an, die auf dem grossen Gelände weideten, zupften leckere Himbeeren von den Büschen, und dann machte ich mich auf zu Sandy Steingard, die mir angeboten hatte, mich für 2 Nächte bis zum Sonntag morgen zu beherbergen. Bob fuhr vor mir her, es war schon dunkel und der Weg nicht ganz leicht zu finden. In 90 Sunset Road angekommen, staunte ich wiederum über die Grosszügigkeit des Hauses und des Grundstücks und diesmal über 3 Hunde, die mit der Familie leben. Den ersten Abend verbrachten wir bei herbeigeholter Pizza am Esstisch, und dann bereitete ich mich auf den nächsten Tag vor.

Sandy würde früh aufstehen, einmal wegen der Hunde, zum anderen musste sie auf einen „march for funding", organisiert von NAMI, Burlington, so dass ich mit Bob Jimerson zum Mad River Glen fahren kann, einem Skigebiet, dass von einer Kooperative erworben wurde, die sich zum Ziel gesetzt hat, das Gebiet nicht weiter zu „entwickeln", sondern es so wie es ist, zu erhalten. Bei tiefen Wolken und erkennbarer Frostlinie starteten wir und wurden oben mit Sonne, Weitsicht und guter Laune belohnt. Hinab sind wir über steile Pisten, die Folgen machten sich am nächsten Morgen bemerkbar, als der Muskelkater einsetzte. Abends habe ich Fam. Steingard, ihr Mann Scott und Tochter Martha waren auch dabei, zum Abendessen eingeladen, im „Mad Frog Bistro" der Shelburne Inn.

Und dann ging es zum letzten Teil der Reise. Bob hatte mir geraten, mit der Fähre über den Lake Champlain zu setzen und von dort über Lake Placid zurück nach Montreal zu fahren. Und das machte ich dann. Die Sonne schien, die Strassen waren leer, die Überfahrt wunderbar. Nach Lake Placid geht es dann im auf und ab, ein Ort, wie man ihn in einem Wintersport Resort erwartet, an 2 Seen gelegen, idyllisch. Ein kurzer Stop dort, wenige Erinnerungsstücke eingekauft und dann weiter zu der „High Falls Gorge" wo ich rastete und eine kleine Wanderung durch den Wald antrat. Von dort am Whiteface Mountain vorbei nach Wilmington und Plattsburg und von dort auf die Autobahn nach Montreal. Im Hotel „Gault" fand ich eine sehr angenehme Unterkunft vor, mitten im „Old Town" Bezirk, von wo aus ich mir dann am nächsten Morgen zu Fuss alles erlaufen konnte, was ich sehen wollte. Eine lebendige Stadt mit einer eigenwilligen Mischung architektonischer Besonderheiten am grossen St. Lorenz Strom , in der man sich wohl fühlen kann.

Danach musste ich nur noch das Auto wieder abgeben und die Restzeit bis zum Abflug auf dem Flughafen verbringen. Um 19.10 Uhr hob der Flieger pünktlich ab. Genauso pünktlich landete ich schliesslich nach einem Zwischenstopp in Amsterdam in Berlin.

Was für eine Reise. Diese hat sich wirklich gelohnt!

Das 7. Netzwerktreffen Hometreatment
Hospitalhof Stuttgart, Büchsenstrasse 33
vom 05. – 06.11.2015
Überfallartig hatten wir im letzten Jahr beim Treffen in Neukölln Martin Roser eine Zustimmung zur Ausrichtung des nächsten Treffens abgerungen. Und das erwies sich als Glücksgriff aus verschiedenen Gründen. Die Anreise dauert natürlich schon etwas länger für die meisten, da die Teilnehmerliste doch ziemlich „nord"-lastig erscheint, aus welchen Gründen auch immer. Etwas mehr als 30 Interessierte hatten sich zum Hospitalhof aufgemacht, ein kleiner Kreis im Vergleich zum Vorjahr in Berlin, aber lassen wir das Vergleichen gleich. Der Hospitalhof ist noch neu und auf dem Gelände eines alten Klosters als Veranstaltungszentrum neu gestaltet. Im Foyer fand eine Ausstellung zum Dialog statt mit Zitaten von M. Buber zum „Ich und Du" oder dass „Alles Leben Begegnung wäre". Passender hätte es nicht kommen können, selbst wenn die Ausstellung sich auch auf Widersprüche und sehr Individuelles kaprizierte.

Begonnen haben wir wie immer mit einer Vorstellungsrunde der Teilnehmer, die vor allem dem Kennenlernen und dem Informationsaustausch zu bestehenden Projekten dient, sowie der Klärung der Wünsche, was in den 2 Tagen passieren sollte.
In diesem Jahr waren vertreten:
- der Bamberger Hof (1) durch Barbara Bornheimer, die am Abend des 1. Tages einen öffentlichen Vortrag über die Geschichte ihres Projekts des Hometreatment hielt.
- Die Neuköllner Klinik (2), in der nun seit 6 Jahren der dritte Schulungskurs zum Open Dialogue läuft, OD an die klinischen Besonderheiten adaptiert wurde und ein Projekt mit der DAK in Aussicht steht (IV- Vertrag)
- Rudolf Sophien Stiftung (2). Sehr schwierige Verhältnisse in Ba-Wü, wenig Bereitschaft von Kassen, sich auf Modellprojekte einzulassen. Evtl. ein auf Adoleszente begrenztes Projekt mit ZI Mannheim und (fraglich) ein Projekt in Heidenheim (Martin Zinkler). Im Übrigen wenig IV, den Akteuren im Feld ist unklar, wie die Interessen, Machtverhältnisse liegen, bei grundsätzlichem Interesse des Sozialministeriums.
- Günzburg (3) macht seit 2005 Hometreatment, ist auch nach Weggang von Karel Frasch (jetzt Donauwörth) erhalten geblieben, soll weitergehen.
- AWO-Augsburg (1) betreut 100 chronische Patienten, möchte

Informationen von anderen Projekten.
- PD Luzern(3), seit 3 Jahren Hometreatment auf ärztliche Überweisung, 19 Patienten, eher in traditioneller Form
- NiG- Pinel (1) Krisenpension und Hometreatment seit 2008, TK- Vertrag, inzwischen 1700 Patienten
- Platane 19, Berlin (2), Betreuung von chronisch Kranken, Wohnprojekte, 4 Personen in OD- Schulung.
- Klinikum Heide (2): Seit 8 Jahren Regionalbudget, haben mit nachgehender Betreuung Erfahrung, möchten sich jetzt über Hometreatment informieren.
- Klinik Donauwörth (2), führen Hometreatment, besser Betreuung zu Hause nach traditionellem Modell aus, an Günzburg orientiert, arbeiten meist allein.
- Interlaken, PD, aufsuchende Arbeit noch sehr kleiner Teil, aber OD Schulung läuft.
- EX- IN, Bern (1) einziger Vertreter der Erfahrenen oder Peers, beteiligt sich an Besuchsdienst, sucht Informationen und hat viele Fragen zum Vorgehen.
- Uni- Köln, für chronische Patienten existiert ein kleines Programm, für Hometreatment mit interdisziplinärem Team.
- LKH Wunstorf (1) Systemische Grundhaltung nach Teilnahme am Sympa-Projekt. Momentan schwere Zeit durch Bettenaufstockung, Chefwechsel, politisch sind gemeindepsychiatrische Zentren gewollt, in denen dann PIA, Tagesklinik und Hometreatment stattfinden soll.
- Klinikum Itzehoe (3) Regionalbudget seit 12 Jahren, 2008 erstmals Schulung in OD, aber noch kein Durchbruch, seit 1 Jahr kleines Krisenteam, das ausgebaut werden soll, neue Schulung ist geplant, Supervision findet statt.
- ZfP Südwürttemberg, Ravensburg (2), KJP, seit 2011 Projekt, aus Klinikmitteln Hometreatment zu ermöglichen. Bisher Reduktion von Belegungstagen und Intensivierung der Nachbetreuung.
- Caritas Darmstadt (1), ambulanter Träger mit OD- Schulung, Team mit 10 Kollegen, 24-Std. Krisendienst, Krisenpension, IV Vertrag mit TKK, KHK, 450 eingeschr. Patienten, Vertragsdauer 3 Jahre.
- Brücke –SH, unterhalten eine TK mit PIA, haben IV- Verträge mit TKK, Ambulantisierung als erklärtes Ziel.
- NWpG Rheinland (1): IV- Projekt mit 4500 eingeschriebenen Patienten, Hometreatment,
z.T. Schulung mit OD, aber auch viel systemisch (Marburg)
- OD- Trainer (Aderhold, Schütze)

Nach einer solchen Einführungsrunde braucht es erst einmal eine Pause, in der die Kontakte vertieft werden oder Fragen beantwortet werden können. Dann folgt eine Runde, um die Themen und die Form der Bearbeitung in der verbleibenden Zeit festlegen zu können.

Die Themen sind vielgestaltig und unterschiedlich:
- Wie finanziert sich Günzburg, oder etwas weiter gefasst: Welche Finanzierungsmöglichkeiten gibt es derzeit?
- Was ist eigentlich Open Dialogue und was passt da alles rein?
- Praktische Fragen zur Durchführung von Hometreatment (Teamgrösse, Besuche allein etc.)
- Wie organisiert man aufsuchende Arbeit in ländlichen Bezirken?
- Was ist mit anderen unterschiedlichen psychotherapeutischen Ansätzen?
- Wie gewinne ich Mitarbeiter für das Hometreatment?
- Wie kann man Sektorengrenzen in Betreuung und Finanzierung überwinden?
- Wie stelle ich Beziehungskonstanz her?
- Wie gestalte ich Übergänge (stationär-ambulant)
- Hometreatment und Migration?
- Wie passt ambulante psychiatrische Pflege dazu (oder auch Soziotherapie)?

Aus diesen Fragen waren nun Themenschwerpunkte für verschiedene Arbeitsgruppen zu bilden:
Gruppe I: Was wirkt ?
Gruppe II: Wie macht man das?
Gruppe III: Übergänge und Sektorengrenzen

Im öffentlichen Vortrag von Barbara Bornheimer zur Geschichte und Arbeitsweise des Bamberger Hofes betont sie die aussergewöhnliche Geschichte der Entstehung des Projekts als einen Glücksfall, den es später zu verteidigen galt. Der Erfolg des Projekts, in konsequenter Weise Akutbehandlung ohne Betten zu ermöglichen, ist beeindruckend. Allerdings tat sich das akademische Personal, insbesondere die Ärzte, damit schwer, einen beruflichen Schwerpunkt in dieser Arbeit zu sehen, weshalb es dann zu häufigen personellen Veränderungen in dem Bereich kam, während sich die Situation bei anderen Berufsgruppen als sehr viel stabiler erwies.
Abends trafen wir uns im Zuverdienstbetrieb der Sophien- Stiftung, was Gelegenheit bot, weitere Informationen auszutauschen, bestehende Kontakte

zu intensivieren oder manches zu vertiefen.

Am nächsten Tag wurde der Vorschlag zum weiteren Arbeiten vorgestellt, und da manche gern an verschieden Themen mitarbeiten wollten, schlugen wir einen zweiten Workshop Block zu denselben Themen, aber in anderer Besetzung vor.

Das gab Gelegenheit darüber nachzudenken, wie man bei der Implementierung von Hometreatment vorgehen kann, was sich als hilfreich erwiesen hat, oder womit ein Wirkungshinweis bisher nicht belegt werden konnte. Deutlich wurde, dass es überall anders ist und immer „Sonder"-lösungen gefunden werden müssen. Man sollte die Arbeit nicht allein machen und sich der Unterstützung in der Hierarchie sicher sein. Veränderung fängt da an, wo man beginnt, über Veränderungen nachzudenken.

Wir können die Welt nicht ändern, vergessen aber oft, dass auch die Änderung im Kleinen schon eine Leistung ist, auf die auch der Einzelkämpfer stolz sein kann. Wir haben vermieden, den Open Dialogue speziell herauszuheben, selbst wenn, bedingt durch die unermüdliche Arbeit von Volkmar (Aderhold), das Interesse groß ist, mehr darüber zu erfahren.

Schließlich machten wir uns auf die Suche nach einem Ort für die Tagung im nächsten Jahr, und diesmal bot sich der Kollege aus Köln an, uns einzuladen. Das wird am 3./ 4. November 2016 sein.

Wenn man das Erlebte zusammenfassen möchte, kann man sagen, dass ein Wert dieser Treffen der eigenen Standortbestimmung dienen kann und wertvolle Informationen unter den verschiedenen Projekten ausgetauscht werden können, auch um sich Mut zu machen, den Weg weiter zu gehen, von dem wir wissen, dass er erfolgreich ist im Sinne der Menschen, die wir behandeln, dem aber im Moment entgegensteht, dass damit kein Geld zu verdienen ist und allein der Ruf, gute Arbeit zu machen nicht attraktiv zu sein scheint. Es muss sich eben rechnen, bedauerlicherweise, und das für die Institution, nicht für den Verbraucher.

VIII. Netzwerktreffen Hometreatment
03.11. und 04.11.2016
Klinik für Psychiatrie und Psychotherapie der Universität Köln

Köln ist ja schon eine Reise wert, habe ich wieder gedacht, als ich aus dem Bahnhof trat und über den Domplatz ging. Da staunen wir über Kathedralen in aller Welt, aber die hier hat's doch echt auch. Dann machte ich mich auf den Weg ins Hotel, um von dort aus den Tagungsort zu Fuss zu erwandern. Das war doch eine ziemliche Strecke, aber zur Einstimmung auf Ort und Stadt auch ganz passend.

Die erste Überraschung für mich war der geschmolzene Kreis der Teilnehmer in diesem Jahr. Lediglich 25 Kollegen aus verschiedenen Teilen unseres Landes hatten sich aufgemacht, den Austausch zu Fragen rund um das Hometreatment zu suchen. Und es zeigte sich, dass es eine bunte Mischung war aus langjährig erfahrenen Kollegen (Günzburg, Bamberger Hof, Klingenmünster) und anderen, die sich dafür interessierten, wie Hometreatment in anderen Regionen organisiert und finanziert wird. Leider fehlten fast alle die Kollegen, die im Rahmen von IV- Verträgen im ausserklinischen Bereich bereits längere Zeit aufsuchende Krisenintervention betreiben (Pinel, Brücke, Gapsy, Nussknacker u.a.m.).

Die geringere Zahl machte aber auch vieles leichter. Die Vorstellungsrunde blieb übersichtlich, das Finden von Themen gelang überraschend schnell, so dass wir den weiteren Nachmittag in 2 Blöcken gestalteten, in denen 3 Arbeitsgruppen angeboten wurden.
- Finanzierung,
- therapeutische Konzepte und
- Schnittstellen
waren die Überschriften zu den 3 Gruppen. Das gab Gelegenheit ein besseres Bild davon zu erhalten, was die einzelnen Gruppen tatsächlich tun und wohin ihre Interessen gehen. Und es ist für mich nicht ganz einfach gewesen, den Sprachgebrauch der jungen Generation hinzunehmen, in dem Worte wie Effektivität, Modul, Leitlinien auf der Suche nach Orientierung eine sehr viel grössere Rolle spielen, während ich eher an der Dekonstruktion dieser Begriffe interessiert bin…

Abends traf sich ein Teil der Gruppe in einer der Köln-typischen Kneipen nicht weit vom Dom, um weiter zu diskutieren oder sich einfach nur auszu tauschen. Schliesslichwaren wir in kleinem Kreis übriggeblieben und bekamen noch eine spezielle, fast mitternächtliche Stadtführung geboten, mit einem Blick auf den angestrahlten Dom, der so etwas Überirdisches ausstrahlt, mit der Römischen Strasse, Tünnes & Schääl oder der Schmitzsäule.

Am nächsten Morgen war als Gast Martin Lambert aus HH- Eppendorf geladen, der ein Modell zur Weiterentwicklung ambulanter Behandlung vorstellte: RECOVERY, angelehnt an das FACT- Modell (Flexible Acute Crisis Team), was in den Niederlanden reüssiert. Hierbei geht es um den Ausbau ambulanter Behandlungen auch in schweren Krisen, mit dem Ziel, die Inanspruchnahme von vollstationärer Behandlung zu reduzieren, respektive

Kapazitäten in Krankenhäusern abzubauen. In einem Diagnostischen Zentrum wird eine Bestandsaufnahme (Assessment) durchgeführt, und erste Schritte werden eingeleitet, um dann entsprechende Interventionen zu empfehlen. Befremdlich für mich die Empfehlung, alle Menschen in psychischen Krisen einer Lumbalpunktion zu unterziehen. Aber in Forschungseinrichtungen muss man wohl an so etwas denken. Insgesamt schien mir das vorgestellte Modell ein Schritt in eine gute Richtung zu sein. Inwieweit eine solche Entwicklung auch in Regionen möglich ist, die nicht wie HH- Eppendorf bereits eine besondere Geschichte und damit auch spezielle Voraussetzungen haben, wird offen bleiben müssen. Unter pragmatischen Gesichtspunkten bietet das Modell eine Orientierungshilfe für weitere Entwicklungen.

Danach gab es eine weitere Runde zur Gruppenarbeit, in der es Gelegenheit gab, nochmals die jeweils anderen Themen zu bearbeiten.

In der Schlussrunde war man sich einig, dass es sich gelohnt hat her zukommen, dass Martin Lamberts Vortrag sehr anregend gewesen sei und man die Tagung im nächsten Jahr in Bremen– Ost ausrichten möchte.

Ein Termin steht noch nicht fest, sollte aber in den ersten beiden Novemberwochen 2017 gefunden werden (2./3. November 2017).

XXI. International Network Meeting for the Treatment of Psychosis

Kaunas, Lithuania 31.08. – 04.09.2016
- Pragmatic perspective
- Philosophical perspective
- Epidemiological perspective

This is going to be a subjective report about a meeting of "specialists" from all over the world, who come together to talk about "things that matter" to them in their professional context of talking with people who experience states of psychosis. For me it has been the eleventh meeting in a row, this year in Lithuania, where the meeting took place for the third time after 2002 and 2007. Thanks to Ramune Mazaliauskiene who works hard to keep the flame of Open Dialogue burning in rough times in this country. During two days before the conference I had the possibility to teach some of the residents of the Departement of Psychiatry at the University Hospital in Kaunas, how to make use of dialogues and reflections. This has been also a good opportunity to learn more about the actual situation of such a department and the wider context, to understand better, where the difficulties lie to proceed to a more relational oriented psychiatry. It has to do with history, science and economy. And it is very similar to the situation in many countries, where the bio-medical approach is favoured in leading institutions, but in this country history as well as poor financial resources shape the situation for patients and residents.

I have been mostly impressed by the lack of private space for both groups and the backlog in keeping up with middle european standards in respecting basic human rights. It is not easy not to add a notion of criticism, but I try to understand the development of psychiatry in this place during the last 50 years, I am again astonished, how much time it needs to develop such system and I am also surprised and pleased to see, that especially young doctors are interested in more than giving diagnoses or prescribing medication mostly.

With enough time left to stroll along the riverbanks of Nemunis and Neris, walk along all the Laisves Aleja to Vilnius Street and old town with the old city hall and the castle, I came back in time to the Park INN – Hotel to be there for the first gathering to introduce ourselves and our groups and start planning, what to do during these days.

About 110 participants from- we can say- all over the world, including mainly European Countries but Australia, US or Columbia as well, had gathered to talk about how Open Dialogue should be practiced, but also a lot about how it could be started in all that different cultures. The group of peers with lived experince had grown. As I think that this is also an important step into the direction of "working together", I want to mention Keith, Flick, Andrea and Rachel, whose attendance is another source of inspiration - we have to learn to find a common language. And not to forget the carers or caregivers, also relatives. Regina and Izabella talked about their experiences and from this point of view, I guess there were a lot more of us with some "burden" and "experience" in their families as carers.

But so many ideas and proposals for workshops came up, that soon all the flipcharts had been filled with them, more than we could manage to take care of in a week.

After 20 years of meeting, with some participants never missing any of the meetings, it starts to feel like a big family meeting with new guests around, that are heartily welcomed and included in these days. So the get-together at the first evening is full of joy of reuniting after one more year, we are getting older together.

The next morning, the organizing group presented us some possibilities for workshops during this and the next days and so we could start. This is what it looked like and you can see the variety of topics in there from "how to start Open Dialogue practice" to "how to work with patients who do not cooperate", "organizing a drug free ward" , or "peers and Open Dialogue". Truly a wide range of themes and questions, each of them interesting in its own way. It is easy to understand that everybody cannot attend in too much of these sessions, but my assumption after some years is, that you can start from different perspectives and and it seems to converge mostly to how we relate to other people in different situations, and to get further on that way, we mainly use some "skills" as dialogue or reflections.

I started with "Clinical workshop on Reflections using Open Dialogue", wondering whether reflections are using Open Dialogue or if Open Dialogue is using reflections? And maybe it is the different history in Tromsö and Vesteralen, where the importance of reflections seems to be more prominent than elsewhere, due to Tom Andersen's pioneer work up there.

Ann-Rita and Pia felt responsible, and after a short introduction we started with an interview of two participants talking about a family they work with. The rest of the group was split in two parts, that each worked as a reflecting team, so every voice in the room could be heard. The amazing thing in these kind of workshops to me is the atmosphere of openness, sympathy and benignity, that is created. Another workshop had been proposed by Flick and

Rachel about: "How to involve all voices, how to be inclusive"? Here it has been a small group being able to talk in a more personal way about what it could mean if we talk about inclusion. Who is including whom? Is this again a oneway alley? Is it okay to refuse something like inclusion, as it might be okay to stay away from guidelines to recovery?

But what we all need is to be responded to, that people show resonance to our utterings. And that is mutual in the relational way of living.

In the afternoon we prepared for a trip to Vilnius, Capital City, and with an explicit presence of Russian influence and language. This divides the country in almost two parts, but Shopping Malls called "Akropolis", announced

as the "biggest" shopping centers in Europe they have in common. In Vilnius we followed a guided tour through the old town with all that revitalized churches, one close to the other. The guide told us, that Lithuanians are champions in political discussions with fourty parties applying during the elections. But discussions happen mostly after things have been fixed. A culture specific obsession? Discussions and talks between us could soon go on in a Lithuanian restaurant with local food, and of course beer (and wine).

The next day has been the so called Open Day, organized for the local professionals to be informed and get them interested in what Open Dialogue might mean.

We had a good example, how wise it is to integrate local opinion leaders and influential people as well as practitioners and experts from the outside. It resembled the above outlined difficulties and the state of the local psychiatric system, and so the lectures represented a wide range of more traditional points of view towards a little more of openness and relationality.

Another evening, another traditional restaurant in uptown Kaunas with a view on old town and the rivers. But inside, good food, and beer that speeded up the dialogues and the noise level. You can have prove of that, as special research interests made this being videotaped. Some of us ended up late night at Vilnius street among lively students and a bubbling atmosphere. So with dawn Saturday came in, we call it Resarch Day. To remind us, that without any research and without publishing results nor developments, Open Dialogue will never leave the niche it has occupied. And after some years of resistance this seems to be accepted. One important issue is the follow up-study of Western Lappland which is going to be continued through interviews with the participants in the study to learn more about what has been important to them during the years passed. Carina talked about – herself ? What is on her mind after she made a step outside the family care foundation into what she calls "the extended therapy room", a continuation of her thoughts about an "ordinary life therapy" into more public space, together with Hannah and Alexandra.

Anders (the "mocking" stand up philosopher) talked about Emmanuel Levinas, who was born in Kaunas and has become one of the most important philosophers of ethics. He is best known for his ideas about what urges us to be a helpful, samaritarian being: The face of the other, that appeals to us. Alberto Fergusson talked about his work in Bogota, Columbia. He made it possible to abolish a big psychiatric institution outside Bogota and founded a more therapeutic organization instead, until he realized, that that was an institution as well. From there he moved the user into a township and matched the patients with elder people as supporters or peers. Additionally came more and more young people from armed branches of organizations like farc (left wing rebels, who have been living in the mountains, illegally) down from the mountains. They should be integrated as well, against the will of parts of the population. He now matched his young newly adjusted patients with young rebels to support them. A very difficult task, and he came to Kaunas to learn, whether Open Dialogue can be of support for his endeavours.

And then the Saturday evening, one of those unforgettable events, when the hosting organization gets compensation for all the work and trouble through unusual presents, mostly songs and sketches, somehow connected to what we do together and so much fun!! This night didn't seem to end, although the band stopped playing, no beer anymore and wine only in bottles! So much more to talk and discuss about, this time with the creation of another kind of "therapy", the meanwhile very popular BOD- the beer supported Open Dialogue, already going viral on facebook! No wonder, when the next and last morning sessions counts many "misses", misssing the possibility to sum up gains and losses, talk about recent developments and what to take in account for the future. So what is that about: From my point of view there has been a robust consolidation throughout the last years. The request for training in OD has increased, that now new training programs ("train the trainers") are offered.

Because simply of the luxury we enjoy during the conference, we exclude professionals with lower income, especially nurses. But we exclude peers this way as well, and also carers. Nobody knows a good solution for that, but if it is about hearing all the voices in the field and gathering as many perspectives as possible, we should work on that. We could also think about a closer cooperation between ISPS- International and the Network for Qualitative Research in Mental Health (QRMH) and our approach. We should furthermore not forget about the chances of collaborative, dialogical learning and not come back to mainly monological power point presentations.

We should have more small groups, and more work on clinical experiences (don't like to work on "cases"!). We avoided an open discussion about the usefulness of fidelity criteria and the danger, that lies within, when the secondary tends to get the primary.

So I left Kaunas with an enriched mind and heart, full of energy to go on working and thinking about what I learned, and one of the "payoffs" is my wish to write this very subjective summary of an exceptional event.

Das Psychiatrische Krankenhaus im Übergang

Ein Tagungsbericht
- Bildung einer Allianz psychiatrischer Krankenhäuser in Europa -
Trieste, 15. -16. 12. 2016

Die Einladung erreichte mich über Regina Bisikiewicz, das "energetische Wunder" aus Polen, die aus ihrer persönlichen Betroffenheit als Mutter eines kranken Sohnes heraus nicht nur in Polen eine eigenständige Open Dialogue-Bewegung hervorbrachte, sondern sich auf ihrem Weg sowohl in nationalen polnischen Gremien der inzwischen verschiedenen Gesundheitsminister, sondern nun auch in europäischen Gremien wie Mental Health Europe und in der European Expert Group On Transition From Institutional To Community-Based Support einen Namen machte. Sie organisierte wiederholte Besuche von Experten aus dem psychiatrisch- psychotherapeutischen Umfeld Polens in Trieste, damit diese sich ein eigenes Bild von einer Psychiatrie ohne Klinikbetten machen konnten. Einige zeigen sich beeindruckt, andere fahren nach Hause, um dort zu verkünden, dass es ja durchaus interessant sei, aber... "in Polen sei das nicht denkbar". Diese Reaktionen wird man wohl in allen Ländern nördlich der Alpen hervorrufen können, wenn sie denn nur kämen, um sich ein eigenes Bild zu machen. Aber das ist eher die Ausnahme, jedenfalls was den deutschen Sprachraum betrifft. Es gibt eine längere Geschichte der Zusammenarbeit von Professionellen aus den Niederlanden mit den Kollegen aus Trieste. Die haben ihre Erfahrungen in einem Buch niedergelegt, dem sie den Titel gaben "Freedom First". Dieses Buch ist aufgrund der Förderung durch die EU kostenlos, aber trotzdem, seit der Veröffentlichung 2015 wenig bekannt. Vielleicht ist das auch ein Teil des zähen Ringens um den zukünftigen Weg, der beschritten werden soll. Mehr Betten, um dem steigenden Bedarf gerecht zu werden oder Psychiatrie ohne Klinikbetten? Zwischen diesen Polen bewegen sich alle Länder an etwas unterschiedlichen Stellen, der "richtige Weg" wurde zum Austragungsort so manchen Glaubenskrieges.
Aber was man nicht mit eigenen Augen gesehen hat, hält man kaum für möglich. Deshalb werden die italienischen Kollegen nicht müde,

einzuladen, um ihr Projekt, mit dem sie Kooperationspartner und Referenzzentrum der WHO geworden sind, vorzustellen.

Der Wettergott war uns gnädig, als wir dem Bus entstiegen, der uns an den Fuß des "Berges" brachte, auf dem sich der Parco di San Giovanni" befindet, das Gebiet des ehemaligen psychiatrischen Krankenhauses.

Heute befindet sich dort ein Community Mental Health Center (CMHC) zusammen mit der Leitung des Projektes, sowie Teilen der Universität und anderer Einrichtungen.

Ich erlebte noch die Würdigung der Preisverleihung des "San Giusto d'Oro 2016" an engagierte Patienten des Triester Projekts, wobei es sich um eine hoch angesiedelte Auszeichnung einer sozialen Initiative der Region handelt.

Etwa 60 Teilnehmer aus 12 Ländern hatten sich eingefunden, um an der Gründung einer Arbeitsgruppe mitzuwirken, die sich der Entwicklung von psychiatrischen Kliniken oder Abteilungen zu gemeindepsychiatrischen Zentren widmen wollten.

Roberto Mezzina als Projektleiter und Direktor in der Region Trieste zusammen mit John Jenkins , vormals Direktor in der Region Essex im United Kingdom, jetzt Vorsitzender des "International Mental Health Collaborating Network" (IMHCN), begrüssten die Teilnehmer und führten in das Thema ein, wie es in dem Einladungsschreiben (beiliegend) formuliert worden war: Der Zweck des Treffens sei es, Aktive aus dem europäischen Raum zusammenzubringen, die an dem Thema der Veränderungen von und in Institutionen interessiert sind, orientiert an Menschenrechten, Bürgerrechten hin auf eine Umwandlung psychiatrischer Institutionen zu gemeindenahen psychiatrischen Behandlungszentren. Auf der Tagung sollen einzelne Projekte vorgestellt werden, Unterschiede und Gemeinsamkeiten erkannt und damit Wege gefunden werden, sich gegenseitig bei anstehenden Veränderungen unterstützen zu können Damit sollte diese Tagung auf die vorhergehende aufbauen, die im Oktober des Jahres stattgefunden hatte, als "Think- Tank"- Treffen, unter dem Titel "Am Kreuzweg der Veränderung", mit einem holistischen Ansatz, den Menschen in seinem Lebensgefüge zu erfassen und zu verstehen, Systeme als Einheiten zu begreifen und dieses auch auf die Entwicklung gemeindepsychiatrischer Zentren anzuwenden. Mit dem zusammengetragenen Wissen soll ein Kompendium geschaffen werden, in dem die Beispiele "guter Praxis" zusammengefasst sind und als Refenzen für weitere Entwicklungen gelten können.

Das Kompendium soll als Grundlage für die Entwicklung eines WHO-Quality-Rights als Richtlinie für die Weiterentwicklung gemeindepsychiatrischer Einrichtungen dienen und Menschenrechte als Teil der übergreifenden WHO Quality Rights Initiative zu verankern.
Dabei begleitet eine wichtige Grundannahme die ganze Tagung, wenn es um Veränderung geht:
1. Zuerst muss das Denken der Menschen sich ändern
2. Dann muss sich die gelebte Praxis ändern und
3. danach kann das System geändert werden.

Darüber ließe sich schon lange diskutieren, vor allem, ob erst die Praxis oder erst das System verändert werden muss. Eine immer wieder aufflammende Fragestellung, auf die es keine befriedigende Antwort geben kann, wenn deutlich ist, wie unterschiedlich die jeweiligen Ausgangsbedingungen sind. Aber unbestritten ist, dass die Veränderung in unserem Denken, also in uns selbst beginnen muss.
Es wurde auch auf die Gefahr hingewiesen, auch in unserem
Land die Institutionen abzuschaffen um "andere" aufzubauen, selbst wenn sie kleiner und gemeindenäher sind, wenn sich nicht gleichzeitig die Auffassungen und Handlungsstile der Akteure den dahinterliegenden Gedanken und Haltungen öffnen.
Vorstellung von Projekten und Teilnehmern:
Nach und nach haben sich alle Teilnehmer vorgestellt, manche ausführlicher, wenn sie nach Ländern "sortiert" ihre Projekte vorgestellt haben(siehe auch beiliegende Liste).
Dabei ragen 3 Zentren besonders heraus.
Zuerst natürlich Triest: Aufgrund eines Regierungsbeschlusses aus den 70er-Jahren wurde der inzwischen revolutionäre §180 verabschiedet, auf dessen Grundlage Psychiatrische Kliniken geschlossen werden sollten, was dann flächendeckend bis Mitte der 90-ger Jahre auch gelang, selbst wenn das Ergebnis in den verschiedenen Regionen sehr unterschiedlich ausfallen konnte. Aber wen würde das wirklich überraschen? Interessant zu wissen, dass Basaglias Versuche, seine Ideen in Gorizia, nicht weit von Triest, umzusetzen, aufgrund unzureichender Unterstützung durch Behörden scheiterte und/aber in Triest fortgesetzt und zu einem beispiellosen Erfolg geführt werden konnte.
Dabei ersetzen Beratungsstellen, Treffpunkte, Arbeitskooperativen und auch Rückzugsräume die klinischen Behandlungsmöglichkeiten.
Etwas Ähnliches hat sich seit den 70er Jahren in Spanien, in der

Provinz Asturien entwickeln können.

Auch in England hat es diese Entwicklung in Exeter gegeben, wo es gelungen ist, in den letzten Jahrzehnten von 4 Psychiatrischen Krankenhäusern 3 (Paignton, Torbay, Exeter) zu schließen. Hier sollte man auch die Regionen Udine und Meran erwähnen, in denen Ähnliches vollbracht wurde.

Gefehlt haben in dieser Aufzählung der Bezirk Stockholm- Süd, der ja ebenfalls in einer Region von 300000 EW mit 20 Notbetten ausgekommen ist, natürlich auch West- Lappland, die zwar aus einer anderen Perspektive heraus ihr Behandlungssystem verändert haben, aber damit auch eine weitgehende Ambulantisierung erreichten.

Und nicht zuletzt die Region des Landkreises Herzogtum Lauenburg mit der Klinik in Geesthacht.

Dazu gab es Berichte von Projekten, die bereit sind, sich auf den Weg zu machen, aber noch am Anfang stehen, z.B. in Murcia, Andalusien, in Bohnice in der Tschechischen Republik, das Babinski Hospital in Krakau, Polen, und weitere noch zarte Pflänzchen aus Bosnien-Herzegovina (Novi Knezevac) oder Dobrota in Montenegro. Hierzu würde auch die Psychiatrische Klink im Landkreis Itzehoe zählen, die Psychiatrische Abteilung des Klinikums Reinkenheide sowie die Klinik St. Hedwig in Berlin- Mitte, vielleicht auch die Hanauer Psychiatrische Klinik.

Ich möchte hier einschieben, dass ich der einzige Deutsche auf der Tagung war und selbst ja inzwischen nicht mehr gestaltend tätig bin. Ich hörte, dass Christian Kieser, Potsdam und Martin Bührig aus Bremen- Nord Interesse bekundet hatten, aber verhindert waren.

Darüber hinaus gab es das Interesse von Professionellen aus Ungarn, Slowenien, Rumänien und der Schweiz, die über die besonderen Situationen und Entwicklungen in ihren Ländern berichteten, aber mehr als interessierte Zuhörer gekommen waren.

Informativ waren diese Vorstellungen insofern, als sehr deutlich wurde, wie unterschiedlich die Geschichte der Institutionen in den Ländern sein kann, und wie unterschiedlich damit auch die Ausgangsbedingungen sind. Es läßt sich ja kein "Modell" kopieren, es hilft lediglich dabei, eigene Ideen den Umständen anzupassen.

Dabei ist die sprachliche Verständigung nicht immer einfach, vor allem wenn komplexere Umstände mit reduziertem Sprachcode besprochen werden müssen. Da gilt es besonders, so mühsam es manchmal ist, genau hinzuhören und langsam genug vorzugehen, um die gemeinsame Sprach- und Verstehensbasis zu schaffen.

In weiteren Arbeitsgruppen wurde über die praktischen Möglichkeiten der Zusammenarbeit gesprochen, wozu auch das Fördern der Ideen in der Öffentlichkeit gehört.

Zusammenfassend war man sich einig, dass

• die Informationen über die Möglichkeiten von Deinstitutionalisierung und Veränderung publik gemacht werden müssen.

• Man sollte von Beginn an auf eine Trennung von akut und "chronisch" verzichten.

• Man sollte die sich Sträubenden speziell ansprechen oder einladen

• Das System funktioniert nur bei einer örtlichen Zuständigkeit, die sich begrenzen lässt.

• Anti- Stigma Kampagnen sind zur Verhinderung von Wanderungsbewegungen wichtig.

• Man muss sich über den Sinn einer Trennung von psychisch krank und alkoholkrank Gedanken machen.

Was ließe sich also tun?

• Es braucht eine Struktur, die effektiv arbeiten und organisieren kann, u.U. etwas wie einen "Dachverband".

• Es braucht eine Theorieentwicklung, die im gängigen "Common Sense" einen Platz einnehmen kann, oder den "Narrativen" der Zeit entspricht.

• Es muss deutlich werden, was die Ziele sein sollen, und für wen und was das eine Verbesserung wäre.

• Bis zu 90% besteht die Veränderung zwischen den Mitgliedern der Arbeitsgruppe aus einer Praxis des

• Austausches

• Der gegenseitigen Unterstützung und

• Schulung aller Beteiligten.

- Dazu müssen vielerlei Einladungen ausgesprochen werden.

- Soziale Medien wie Facebook, Twitter oder Webseiten müssen genutzt werden.

- Geld aus WHO oder EU- Fonds.

Das ist sicher nicht alles vollständig, aber das war auch nicht die Absicht, als ich anfing, diesen kleinen Bericht zu schreiben. Eine ausführlichere Dokumentation wird es noch in englischer Sprache geben.

Mich hat dieses Treffen sehr angesprochen und angeregt, weiter an etwas mitzuwirken, was mir immer ein Anliegen war. Ich sehe durch

vielfältige Verbindungen, dass auch diese "neue" Arbeitsgruppe durch Kontakt zum "Internationalen Netzwerk für die Behandlung von Psychosen"(INTP) oder zur ISPS profitieren kann, da es grundlegende Überschneidungen gibt. Für die Bundesrepublik habe ich an einen Kontakt zum Dachverband Deutschsprachiger Psychosenpsychotherapie- DDPP gedacht und hoffe, dass die Bewegung in irgendeiner Form auf dem Weltkongress für Psychiatrie in diesem Jahr wahrgenommen werden kann.
03.01.2017

Entdecken in Trieste

Ein Besuch bei ASUITS in Triest, einer Region Italiens ohne psychiatrischesKrankenhaus vom 20. – 22. 1. 2017

Die Region Trieste hat unter den interessierten psychiatrisch Tätigen zwar den Status einer Legende, die allerdings mehr wie ein Märchen war, aber nicht ernstgenommen wurde: kurz gefasst mit dem Satz: "Das funktioniert bei uns nie!"

In mein Bewusstsein ist die Region erst wieder eingetreten, als ich nach zwei Jahren Arbeit zu einer Gemeindepsychiatriereform in Polen von Regina Biisikiewicz eingeladen wurde, mich einer von ihr organisierten Gruppe anzuschliessen, um sich die Bedingungen in Triest anzuschauen. Das hat nicht geklappt, aber die Begegnung mit Triestiner Kollegen in einem Open Dialogue Workshop in Turin liess mich aufhorchen, warum sie, in einer Gruppe von 8 Kollegen, an dieser Basisausbildung teilnehmen wollten, wo sie doch selbst schon nach eigenen, individuumzentrierten Wertvorstellungen arbeiteten. Ich kam mit ihnen ins Gespräch und entschloss mich dann, auf "eigene Faust" herzufahren und mir die verschiedenen Einrichtungen näher anzuschauen.

Dazu fügte es sich günstig, dass in Triest eine Tagung geplant wurde, deren Inhalt eine zu schmiedende Allianz von Krankenhäusern war, die sich vom herkömmlichen Spital zu einem Behandlungszentrum mit wenigen oder sogar ohne Betten entwickeln wollten. Dieses Treffen fand im Dezember 2016 statt, wozu es einen weiteren Bericht unter dem Titel:

"Das Psychiatrische Krankenhaus im Übergang" gibt. Detlev Gagel und ich hatten verabredet, uns ruhig etwas mehr Zeit für die Eingewöhnung und das Kennenlernen der Gegend zu nehmen. So fuhren wir schon an einem Samstag nach Venedig, mieteten einen kleinen „Panda" und fuhren entlang der Küste bequem auf der Autobahn bis nach Monfalcone, um uns dann auf der wunderschönen Panoramastrasse weiter nach Triest tragen zu lassen. Auf der Viale Miramare fanden wir das „Tritone", ein einfaches Hotel, betrieben von einer Cooperative, deren Bedeutung für die psychiatrische Landschaft in Triest ich noch erklären werde.

194

Beim Aussteigen fiel es uns schon der „Bora" auf: Ein ordentlicher Wind. Er weht von Kroatien herüber, pfeift um die Häuser, wühlt das Meer auf und liess auch in den folgenden Tagen nicht nach

Am Sonntag machten wir uns mit der Gegend und einigen Sehenswürdigkeiten vertraut. Das Castello Miramare mit seinem schönen Park ist ein Erbe aus Österreichischer Regentschaft. Die Grotta Gigante, eingeschlossen die Führung, hat uns sehr beeindruckt, sie ist in der Tat „riesig".

Danach schauten wir uns die „Käseecken"- Kirche, das Sanctuario di Monte Griso, hoch oben am Rande des Karstgebirges gelegen, an. Hier bot sich uns eine wunderschöne Aussicht über das Meer und Teile von Triest.

Im sonnenbeschienenen Sonntagnachmittags „Ausgehgetümmel" schauten wir uns später in der Altstadt um. Besonders beeindruckte es uns, auf der Piazza dell' Unita zu stehen, bei Tag und bei Nacht ein wirklich ungewöhnlicher Ort.

Und dann der Abend, zu dem wir von einer der Teilnehmerinnen am Workshop zu Turin (Pina Ridente) für einen gemeinsamen Abend in ihrem Haus in Duino (Rilke!), etwa eine halbe Stunde von Triest entfernt, eingeladen waren. Dort trafen wir die ganze Gruppe mit beiden Supervisoren, die ich bereits aus früheren Zusammenhängen kannte. Bis Mitternacht verbrachten wir einen lebendigen Abend voller anregender Gespräche, bei reichhaltigem Essen und gutem Wein.

Am nächsten Morgen hatten wir unser erstes offizielles Treffen in der Direktion der Abteilung für Seelische Gesundheit im Parco Giovanni, dem ehemaligen psychiatrischen Grosskrankenhaus. Morena Furlan, Leiterin der Rehabilitationsabteilung und Koordinatorin solcher Angebote in der Region, erwartete uns und führte uns in die Geschichte und Organisation der heutigen psychiatrischen Versorgungslandschaft ein, die wesentlich dadurch bestimmt ist, dass es keine Betten in einem psychiatrischen Krankenhaus mehr gibt. Selbst die psychiatrische Universitätsklinik musste in den 90er Jahren ihre Betten schliessen. Stattdessen gibt es in den 4 gemeindepsychiatrischen Zentren der Stadt jeweils 6 – 8 Schlafplätze. Dazu im Ospedale Maggiore der Stadt, einem Allgemeinkrankenhaus, eine Einheit mit 6 Betten für Patienten, die u.U. intensiverer medizinischer Behandlung bedürfen. Alles andere an Behandlung, Beschäftigung und Betreuung findet in den Gemeindebezirken statt, dezentralisiert (sie sprechen vom „Diffundieren" in die Gemeinde).

Das psychiatrische Angebot wird ganz eindeutig und gut nachvoll-
ziehbar von der Person her und aus der Gemeinde heraus gedacht
und geplant und nicht von den Institutionen her.

Weiterhin gibt es eine Reihe von Kooperativen, die am ehesten unseren Integrationsbetrieben entsprechen, die mit der und für die Re-
gionalverwaltung arbeiten. Sie stellen ehemalige Patienten an, quali-
fizieren sie und orientieren sich mit ihren Angeboten am allgemeinen
Markt und der dort üblichen Qualität. So betreiben sie das Hotel Tritone, in dem wir wohnten und betreiben auf dem Gelände des Parco
di San Giovanni ein Café und Restaurant „Il Posto Delle Fragole", in
dem Mittagessen und ein Kaffeehausangebot vorgehalten wird, das
alle dort auf dem Gelände tätigen Menschen wahrnehmen können-
und auch tun.

Um die weiteren Beschreibungen der einzelnen Einrichtungen und
die Formen der Zusammenarbeit besser zu verstehen, scheint ein
Griff in die Psychiatriegeschichte der Region mit der immer noch
allgegenwärtigen Gründerfigur Franco Basaglias (1924 – 1980) hilfreich. Basaglia hatte 1961 zusammen mit Gianni Jervis und Antonio
Pirella die Leitung der Psychiatrischen Klinik in Goricia, nicht weit
von Triest, übernommen. Psychiatrische Krankenhäuser in Italien
waren zu der damaligen Zeit gefängnisartige Einrichtungen, in denen
Patienten nicht nur ihrer Rechte sondern vor allem ihrer Würde be-
raubt wurden. Diese Erfahrungen führten in einem ersten Schritt zur
Umwandlung des streng kustodialen Systems zu einer therapeutischen Gemeinschaft, innerhalb derer nach demokratischen und
selbstbestimmten Gesichtspunkten Patienten wieder zu Bürgern
wurden und Entscheidungen gemeinsam in vielerlei Diskussionsrun-
den gefunden werden sollten. Bald stellte es sich allerdings heraus,
dass dieses Konzept für eine Veränderung der therapeutischen
Landschaft nicht ausreichend war. Im Sinne der Beschreibungen von
Irving Goffman zu den Wirkungen der totalen Institution rückte folgerichtig die Deinstitutionalisierung ebenso in den Vordergrund, wie die
Wiedereingliederung der psychisch Kranken in die Gesellschaft mit
ihren Einrichtungen.

Dieses Vorhaben liess sich allerdings in Gorizia aufgrund mangeln-
der Unterstützung durch die Verwaltung kaum verwirklichen. 1968
verliess Basaglia Gorizia. Nach einem Zwischenspiel in der Region
Parma übernahm er 1971 die Klinik San Giovanni in Triest, diesmal
von den dort Verantwortlichen gerufen. Damals lebten dort 1200 Patienten in der Anstalt, die allermeisten von ihnen gegen ihren Willen.

Sukzessive wurden die Patienten enthospitalisiert und die Klinik verkleinert. Seit 1973 ist die Region ein von der WHO anerkanntes Referenzzentrum, das jährlich viele Besucher aus aller Welt anzieht. Später war Basaglia als Psychiatriekoordinator der Region Lazio in Rom tätig, verstarb aber bereits 1980 an einem Hirntumor. Hier sei er aus einer Rede zitiert,die er 1979 auf einer Konferenz in Brasilien hielt(1):

„..... wichtig ist, dass wir zeigen konnten, dass das Unmögliche möglich werden kann. Bis vor 10, 15 ja 20 Jahren war es undenkbar, dass eine psychiatrische Klinik abgebaut oder aufgelöst werden konnte. Diese Asyle konnten geschlossen werden, geschlossener als je zuvor- ich weiss nicht- aber wie auch immer, wir konnten nachweisen, dass die Kranken auf einen andere Weise unterstützt werden konnten, und diese Tatsache ist entscheidend. Ich glaube nicht daran, dass man „gewonnen hat", nur weil aus einer Aktion eine gesetzliche Regelung wurde. Der entscheidende Punkt ist ein anderer: Wir wissen jetzt, was man tun kann. Das habe ich schon etwa 1000x gesagt. In der Schwäche, die es bedeutet in der Minderheit zu sein, liegt enthalten, dass wir nicht gewinnen können, denn am Ende gewinnt immer die Macht. Unsere Stärke liegt in der Überzeugungskraft. In der Möglichkeit zu überzeugen, liegt unser Sieg, mit dem wir der Veränderung den Weg bereiten, aber es bleibt schwer, das zu wiederholen". (1)

1978 hatte die italienische Regierung das Reformgesetz $180 beschlossen, mit dem landesweit die schrittweise Schliessung psychiatrischer Kliniken, einschliesslich der psychiatrischen Universitätskliniken, auf eine gesetzliche Grundlage gestellt wurde. Dieses Gesetz trägt auch den Beinamen „legge Basaglia", was als Hinweis auf seinen enormen Einfluss gesehen werden kann.

Soweit eine kurze Einführung in die Hintergründe und Geschichte um Franco Basaglia. Ich verstehe die Motive und die Grundhaltung dieser Bewegung vor allem darin begründet, den bis dahin ihrer Bürgerrechte beraubten Patienten diese wieder zuzusprechen und damit den Anforderungen an die Wahrung der Menschenrechte Genüge zu tun. Eine wichtige Frage, wie nämlich die Reduzierung von Macht einiger weniger über viele andere gesichert werden könnte, schien durch die Auflösung solcher Institutionen und Organisationen beantwortet zu werden.

Dazu kam Basaglias fundamentale Kritik am Positivismus der Wissenschaften, der seines Erachtens darin gipfelte, dass die Forschung im Begriff war, „aus Geisteskrankheiten Krankheiten ohne Geist" zu machen. „Freiheit heilt" ist ein weiteres geflügeltes Wort, zurückgehend auf Philippe Pinel, dem hier viel Bedeutung beigemessen wird. Seinen gelebten Ausdruck findet es in der Bereitschaft zu verhandeln, also die Freiheit der Wahl und Selbstbestimmung so weit wie möglich zu erhalten, zu sichern oder zu gewährleisten.

Bei der Beschäftigung mit dem Thema habe ich in meinem Bücherschrank „Die negierte Institution" wieder gefunden, die ich 1972(!!) erworben, aber damals eher überflogen habe. Basaglias noch immer radikale Position wird in den beiden folgenden Zitaten deutlich:

„Deshalb hat unser Feldzug gegen die Institutionen, die Psychiatrie (d.h. gegen jedes sektorielle Denken) nur dann einen Sinn, wenn er nicht auf unser spezifisches Aktionsfeld beschränkt bleibt. Die polemische Auseinandersetzung mit dem System der Institutionen geht über den Bereich der Psychiatrie hinaus, um bis zu den systemtragenden sozialen Strukturen vorzudringen."

„In unserer Gesellschaft exponiert sich der Psychiater stärker als andere Individuen, weil er mit einem System von Gewalt, Unterdrückung und Übergriffen unmittelbar in Berührung kommt und folglich gegenüber dem Gesamtsystem, das sie hervorbringt und zulässt, Gewalt aufwenden muss: Der Psychiater macht sich entweder mitschuldig, oder er entschliesst sich zur Tat und zerstört."

Ein weiteres Dokument der intensiven Beschäftigung mit dem Phänomen Triest stellt der Bericht einer italienisch- englisch- deutschen Arbeitsgruppe (Triest, Birmingham, Bremen) aus dem Jahre 2004 dar (ein Leonardo Projekt der EU) mit dem Titel: „ Da vicino nessuno e normale- aus der Nähe betrachtet, ist niemand normal" Es entstand in 3-jähriger Arbeit ein Handbuch der Weiterentwicklung psychiatrischer Pflege mit vielen alltagspraktischen Hinweisen.

Aus jüngerer Zeit stammt das Buch einer niederländischen Arbeitsgruppe aus Utrecht, die seit 2008 durch regelmässige Besuche die Besonderheiten und Hintergründe der Triester Organisation psychiatrischer Versorgung verstehen wollten. In dem Vorwort zu ihrem Buch mit dem überrraschenden Titel „Freedom First" schreiben sie: " 2008 fühlten wir uns erstmals von der Vorgehensweise bei psychischen Erkrankungen in Triest inspiriert ... und begannen Triest als ein klassisches Beispiel dafür zu sehen, wie unterschiedlich man vorgehen kann- oder noch besser, wie man eigentlich vorgehen sollte. Aber, nachdem wir unsere italienischen Kollegen wiederholt besucht hatten, stellten wir fest, dass wir nicht genau verstanden hatten, worin die zugrundeliegenden Werte und Prinzipien bestanden, auf denen ihre Arbeit aufbaute. Deshalb beschloss unsere Organisation in Lister, gemeinsam mit der European Assertive Outreach Foundation (EAOF) eine gründlichere Untersuchung...... vorzunehmen. So liegt jetzt dieses „Reisetagebuch" vor Ihnen. Es enthält einen Blick auf die Alltagspraktiken in Triest, mit dem Blick auf die positiven Aspekte des Systems, als auch auf das nicht so Perfekte. Aber es bringt eine Tiefe mit sich und betrachtet das System aus einem anthropologischen Blickwinkel".

Ein drittes Dokument wurde uns zugänglich gemacht, nämlich eine Serie von Folien aus Präsentationen, die das Zentrum seit vielen Jahren weltweit zeigt. The WHO CC Workplan 2014-18, Roberto Mezzina, Director DSM / WHO CC for Research and Training, ASS 1, International Meeting,Trieste, 9. Dezember 2014. Diese enthalten wichtige Informationen zur Geschichte und den zukünftigen Zielen, zusammen mit grundlegenden Überlegungen zur Haltung, die mit einer umfassenden Veränderung einhergehen muss. Insbesondere hat

mich der Inhalt der Triester Erklärung von 2011 interessiert, in der erläutert wird, was unter Deinstitutionalisierung verstanden wird, und wie es zu einem Zusammenwirken von Psychiatrischer Fachwelt und der Bevölkerung kommen muss (F41- 47).

Hier eingefügt ist ein Bild, das von Triest aus bereits um die Welt gegangen ist und eine graphische Darstellung der derzeitigen Ordnung darstellt.

Diese Zitate sollen das Interesse wecken, sich näher mit „Trieste" zu beschäftigen- ich bin sicher, es lohnt sich.

Zum besseren Verständnis: Die psychiatrische Versorgung, also das Department of Mental Health, noch genauer das Dipartamento di Salute Mentale in Triest ist staatlich finanziert.

Personell gehören dazu derzeit 214 Personen. Davon sind 23 Psychiater, 7 Psychologen, 111 Krankenpflegepersonen, 8 Sozialarbeiter, 10 Rehabilitationspädagogen, 27 Hilfskräfte und 12 Verwaltungsangestellte und einige andere.

Diese Mitarbeiter verteilen sich ungefähr gleich auf die 4 gemeindepsychiatrischen Zentren. Das Department für Suchterkrankungen besteht neben diesem Zentrum, ebenso das Departement für Prävention. Die Kinder- und Jugendpsychiatrie arbeitet unabhängig.

Und was haben wir gesehen?

Zuerst mussten wir von der letzten Busstation der Linie 6 den Hügel erklimmen, oder wie ich für mich formulierte, den „Zauberberg". Vor der Direktion steht das Cavallo, Markenzeichen der Organisation. Ein ehemals trojanisches Pferd?

In der Direktion der Gesamtorganisation im Parco di San Giovanni wurden wir begrüsst. Im geräumigen Flur des Hauses gingen wir auf der Suche nach einem Raum, in dem wir sitzen konnten, sowohl an ausschließlich offenen Türen, als auch an verschiedensten Portraits von F. Basaglia vorbei, dessen immerwährende Präsenz uns so wirksam vor Augen geführt wurde.

Morena Furlan hatte es übernommen, uns die Besonderheiten der Organisation sowie einige Organisationsprinzipien näher zu bringen. Sie führte uns in einen der größeren Räume, wobei die Tür offen blieb und wir sogar in den benachbarten Raum schauen konnten, in dem Roberto Mezzina mit Franco Rotello, dem direkten Nachfolger Basaglias, zusammen mit anderen eine Tagung planten. So entstand und verfestigte sich die Gewissheit, dass es zum Arbeitsprinzip gehört, so wenig wie möglich hinter geschlossenen Türen stattfinden zu lassen, oder den zur Verfügung stehenden Raum ganz anders zu nutzen, als wir es aus unseren Einrichtungen kennen. Morena erläuterte nochmals die Aufteilung der Region mit etwa 230000 EW auf 4 Sektoren, die demnach jede für ca. 60000 EW zur Verfügung steht.

Das Rehabilitationsdepartment sieht sich als Unterstützerin der Gesamtorganisation der verschiedenen Netzwerke von Wohnen, Arbeit und Empowerment. Dabei ist ein entscheidender Gesichtspunkt, keine Konzentration von Hilfeeinrichtungen zu begünstigen sondern unter dem Gesichtspunkt der Dezentralisierung und Deinstitutionalisierung alle Hilfsangebote in die Gemeinde „diffundieren" zu lassen.

Dabei ist zu berücksichtigen, wie wichtig den Begründern dieser Ausrichtung die Auseinandersetzung mit dem Begriff der Institution gewesen ist, die sie keinesfalls nur auf Hospitäler oder andere Krankeneinrichtungen bezogen wissen wollten, sondern als ubiquitär das gesamte gesellschaftliche Leben bestimmend beschreiben. Institutionen werden so verstanden, dass über sie die gültigen Normen überwacht und vertreten werden können. Das hängt sicher mit der damaligen politischen Bewegung und ihrer Kritik am Kapitalismus zusammen. Später geriet auch der kommunistische Weg unter Verdacht, heute ist politische Kritik unpopulär, und man spricht eher von Normen, vom Mainstream oder, noch moderner, vom „common sense".

Unsere Gastgeberin erläutert uns die Entstehung der Bewegung aus einer Bürgerrechtsperspektive, verbunden mit der Fanfare des „Freedom First". Anschaulich machte sie diese Haltung durch den Bericht, dass sie vor kurzem die letzten Wohneinrichtungen für insgesamt 19 Patienten auf dem Gelände der ehemaligen Klinik aufgelöst hätten, zu Gunsten kleiner Wohneinheiten von nicht mehr als 5 Patienten. Und auch diese Wohneinheiten werden nicht, etwa aus Praktikabilitätsgründen, in einem Wohnblock angesiedelt, sondern dezentral bestimmt. Ein weiteres Beispiel ist der Mittagstisch, der für 20 Menschen an einer Stelle regelmäßig angeboten wurde, so dass die Patienten kamen, assen und wieder gingen. Auch das zählt aufgrund
ausbleibender Aktivierung der Einzelnen als „Institution", so dass die Einrichtung abgeschafft und kleinere Einheiten den Vorzug bekamen. Bei dieser Form der Deinstitutionalisierung handele es sich um einen dauernden, sich wiederholenden und ständig zu reflektierendem Prozess. Hier bestimme auch das Angebot die Nachfrage, so dass ständig das Kriterium der persönlichen Verantwortung und Aktivierung erwogen werden muss. Nachdem das Krankenhaus geschlossen worden war, musste (und konnte) der Schwerpunkt der Aufmerksamkeit auf die Lebensbereiche der Patienten und ihre Sozialräume gelegt werden.
Inzwischen gibt es 21 soziale Kooperativen, die mit dem Versorgungssystem kooperieren. Sie heissen „Franco Basaglia" oder „Fragola", beschäftigen
bis zu 200 Mitarbeiter, von denen mindestens 30% Menschen mit Behinderungen oder anderen Einschränkungen sein müssen. Dabei sind diese Kooperativen eindeutig marktorientiert, profitieren aber von steuerlichen Vergünstigungen. Eine von ihnen betreibe ein „Rosarium" auf dem Gelände mit 4000 verschiedenen Rosen, die im Sommer einem weitgereisten Publikum gezeigt werden und den Rahmen für manche öffentliche Feier oder Veranstaltung bieten.
Als besonderen Schritt vermerkt Morena die vor 2 Jahren per Gesetz verfügte Schließung der forensischen Kliniken, deren Patienten jetzt auch integriert werden müssten.
Dann bekommen wir die Funktion der Gemeindepsychiatrischen Behandlungszentren (Community Mental Health Center, CMHC) erläutert. Hierbei handelt es sich um Häuser mit unterschiedlichem Raumangebot, die als Anlaufstelle für Menschen mit anfallenden Krisen oder Problemen fungieren. In jedem dieser Zentren gibt es 6-8 Bet-

ten (oder besser Schlafplätze) für Notlagen. In den Häusern selbst finden wenig Veranstaltungen statt. Ich habe dem Gesagten entnommen, dass es sich hier um Anlaufpunkte und „Drehscheiben" handelt, von denen aus einzelne andere Hilfsangebote angesteuert werden können.

Anschließend führte Morena uns über das Gelände, präsentierte das Restaurant, zeigte uns das winterlich stille Rosarium und einige der rehabilitativen Initiativen, z.B. eine Schneiderei, in der z. B. alte, ausgebrauchte Werbebanner- oder Spruchbändern zu modischen Accessoires umfunktioniert werden (alte Feuerwehrschläuche zu Handytaschen).

Ebenso lernten wir eine Redakteurin von Radio Fragola kennen, das aus den Räumen der Einrichtung hinaus 24 Stunden senden kann und vielerlei Berichte, Features und Interviews zu Fragen der Seelischen Gesundheit auf dem Programm hat. Dieses als Illustration der Absicht, öffentliche Akteure in die Räume der (ehem.) Klinik zu holen. Beim Mittagessen im „Il Posto delle Fragole" tauschten wir beim Pastaessen unsere ersten Eindrücke aus und waren schon beeindruckt- auch davon, dass man sich so viel Zeit für uns nahm.

Wir waren etwas zu sehr abgetaucht in unsere Unterhaltung, so dass wir plötzlich in Zeitnot kamen, um einigermassen pünktlich auf der psychiatrischen Kleineinheit im Ospedale Maggiore zu sein. Dort erwartete uns ganz entspannt Pierpaolo, um uns die Besonderheiten dieser Einheit zu erläutern. 6 Betten stehen zur Verfügung, 4 davon waren belegt. Auch hier ist die bauliche Gestaltung sehr offen. In zwei der Räume befanden sich Patienten in Polizei- oder Wachschutzbegleitung, aber es wirkte alles ausgesprochen friedlich. 2 Männer gingen durch die Räume, denen ihre sedierende Medikation anzusehen

war, einer schlief auf dem Sofa in meinem Blickfeld ein. Polizeieinsätze zur Anwendung von Zwang seien alles in allem selten, aber kämen natürlich vor. In solchen Situationen werde auch von höheren Dosierungen Gebrauch gemacht, selbst wenn man eigentlich vorsichtiger sein möchte.

Ein Arzt aus dem System habe immer Dienst und muss auch tagsüber den Konsiliardienst im Krankenhaus wahrnehmen.

Eigentlich betreut das Krankenpflegepersonal die Einheit. Die Verweildauern betragen überwiegend nur wenige Tage, dann kommen die Patienten in die Obhut der gemeindepsychiatrischen Zentren und werden dort weiter von den Teams betreut. Im Gespräch war die

Sprachbarriere nicht ganz einfach zu überwinden, aber es gelang uns doch, einen Eindruck von der Funktion dieser Einheit in diesem Krankenhaus zu bekommen.

Von dort aus machten wir einen Spaziergang zur nächsten Station unseres Besuches, einem Frauenhaus der Organisation „Association Luna e l'Altra - Una Casa tutti per noi"- Ein Haus nur für uns, ganz in der Nähe der „Piazza Unita d' Italia", dem Vorzeigeplatz der Stadt mit einer grosszügigen Öffnung zum Meer hin.

In einem der stattlichen Bürgerhäuser hatte sich diese Initiative der Frauen eine geräumige Wohnung sichern können. Das Betreuungsteam begrüsste uns vielköpfig und „bunt" zusammengesetzt. Erleichternd war, dass drei von ihnen gut deutsch sprechen konnten und sich als Übersetzerinnen anboten. Hier traf ich Elena wieder, die mir früher ihre Geschichte erzählt hatte und hier über ihre Mitarbeit im Haus Anerkennung und eigene Aufträge erhalten hat, worauf sie sichtlich stolz war. Die Wohnung dient überwiegend als Treffpunkt für Frauen. Während wir da waren, traf sich eine Lesegruppe. Es gibt auch 3 Schlafplätze für bedürftige Frauen, die allerdings nachts allein sind.

Tagsüber können alle erdenklichen gemeinsamen Aktivitäten in oder ausserhalb der Wohnung stattfinden. Männer haben keinen Zutritt, am Wochenende gibt es aber Besuchszeiten für Angehörige, deren Frauen, Mütter oder Schwestern in der Wohnung übernachten. Man war an einem Austausch sichtlich interessiert, selbst, wenn wir beiden Besucher in dieser Thematik sicher nur oberflächlich eingedacht oder gar erfahren sind. Auch hier hat uns wieder die Atmosphäre gut getan, so offen und zugewandt, keinesfalls liess man uns als Eindringlinge erscheinen. Als anschliessend eine der hier ehrenamtlich tätigen Frauen anlässlich ihres Geburtstages leckerste Süssigkeiten reichte, waren wir eingeladen und bekamen Gelegenheit, in Einzelgesprächen mehr zu erfahren, auch Persönliches, was mitteilenswert schien.

So fuhren wir nach einem erfüllten und sehr anregenden Tag ins Hotel. Eine SMS erreichte uns, dass die Gruppe des vorherigen Abends sich wieder zu einem Abendessen treffen würde, dem wir uns in einer traditionellen Trattoria anschlossen. Natürlich blieb das Erlebte Thema, gibt es doch Vieles, was sich zu vertiefen lohnt.

Am nächsten Morgen konnten wir den kurzen Weg vom Hotel ins CMHC Barcola zu Fuss machen. Francesca und Pina erläuterten uns die Funktionsweise des Zentrums, beginnend mit der sehr wichtigen Funktion des Pförtners als Gatekeeper, bei dem alle Patienten und Mitarbeiter vorbeigehen, bei dem alle Anrufe eingehen, die er dann beantworten oder weiterleiten muss. Diese Funktion ist rund um die Uhr besetzt.

In einem Teil des Hauses, der nicht so frei zugänglich ist, sind 3 Zimmer für 6 Patienten gelegen.

Das Zentrum ist 24 Stunden geöffnet als ein räumliches Angebot für alle Bedürftigen, inklusive einer Krisenintervention, die auch im Hause „stationär" erfolgen kann.

• Es arbeitet für unterschiedliche Zwecke und multifunktional: Als Tagesstätte, als Ambulanz und als Basis für die mobilen Teams, die aufsuchende Behandlung anbieten.

• Die Qualität der Räume (soll sich am "Häuslichen" orientieren) und die Atmosphäre sind abhängig von der Einstellung oder Haltung des Teams, die wesentlich geprägt ist durch die hohe Flexibilität ihres Eingehens auf die Besucher und die Bereitschaft, soweit wie es geht, mit ihnen Lösungen für ihre Problemlagen auszuhandeln.

• Die Hauptaufgabe besteht darin, sich verantwortlich zu fühlen und umfassend-holistisch die Bedürfnisse der Klienten zu beantworten.

• Ein einziges multidisziplinäres Team behandelt rotierend im Hause selbst oder außerhalb, sowohl für die "Gäste", die 24 Stunden im Hause sind, als auch für die, die nur über Stunden am Tage da sind oder zu Hause aufgesucht werden.

• Wissen und Vertrauen seien die wichtigsten Bestandteile im Aufbau einer therapeutischen Beziehung.

• Die Beteiligung der Nutzer und ihre Beiträge, um ein normales Leben zu gestalten, werden als essentiell gesehen.

• So wird der "Krise" durch "indirekte" Strategien des Umgangs begegnet, wobei die Besonderheiten des einzelnen Betroffenen genutzt werden.

Auch hier beeindruckte wieder die offene Atmosphäre, die offenen Türen und die so andere Form der Raumnutzung, sowie die nicht nur geforderte, sondern auch gelebte Flexibilität und immer wieder eine fast unerschöpfliche Bereitschaft, dem Gast die Situation verständlich zu machen. Hier greifen wir das Thema der Zwangsbehandlungen nochmals auf. Pina berichtet, dass diese über die Jahre zurückgegangen seien, was ein erklärtes Ziel der Organisation gewesen sei. Sie führt das auf zwei Gründe zurück: Der eine sei darin zu sehen, dass die Patienten und die Behandler sich über die Jahre besser kennengelernt hätten, was das Verhandeln einfacher machte. Zum anderen gelänge es durch die Einbeziehung des Umfelds, immer früher zu den Krisen dazu geholt zu werden, was ebenfalls zu einem schnelleren Verhandlungsergebnis beitrage. Das scheint logisch und wird auch durch Berichte aus anderen Regionen gestützt.

Im Nachhinein fällt mir auf, dass wir die Frage der Medikation nicht vertieft haben, sowohl was Dauer und Dosierung angeht. Ich habe den Bemerkungen entnommen, dass sie vorsichtiger geworden sind, aber medikamentöse Behandlung immer noch zum Standard gehört, der auch bei Ersterkrankten nicht abgewandelt wird.

„La verita è rivoluzionaria- Wahrheit hat etwas Revolutionäres".

Nach diesem Besuch haben wir etwas Zeit und laufen in die Innenstadt, am „Leuchtturm" vorbei, der als Denkmal für die Gefallenen des Ersten Weltkriegs erbaut wurde, ins Zentrum. Am Hafen liegt das eher österreichisch anmutende Cafe Tomasseo, in dem wir uns stärken, bevor wir dann über die Burg/ Festung zur Via Gambini wandern, um dort auf Einladung von Roberta an einer Diskussion zu „Recovery" teilzunehmen. Sie selbst hatte angeboten, für uns zu übersetzen. Wir finden uns in einer Gruppe von ca. 25 Teilnehmern wieder, die sich aus Nutzern und Professionellen zusammensetzt. Unter Leitung eines Philosophen haben sie in bisher 7 Sitzungen über das Thema Recovery gesprochen, heute soll die 8. und letzte Sitzung stattfinden.

Soweit ich dem Gesprächsverlauf folgen konnte, ballte sich die Diskussion um die Frage der Nutzer: Was brauche ich, wenn ich hier ins Zentrum komme, von den Mitarbeitern, um auf den Recovery- Pfad zu kommen? Eine interessante Frage, die sich unschwer zu der Fragestellung erweitern lässt, was denn eine hilfreiche Beziehung eigentlich ausmache, hier sehr bezogen auf den Beginn, der ja ein entscheidender Moment sein kann.

Hier hätte ich gerne mitdiskutiert- über die Bereitschaft zuzuhören, zu akzeptieren, nicht zu bewerten, offen für das Ungewöhnliche zu sein, nicht zu wissen, was gut wäre und noch mehr. Das scheiterte bedauerlicherweise an der Sprachbarriere, aber ich nahm mit, dass auch das Zuhören in mir etwas in Bewegung gesetzt hat.

Damit fühlte sich auch dieser Tag sehr ergiebig und erfüllend an. So ging der Besuch zwar zu Ende, aber die Beschäftigung mit dem Phänomen Triest nicht. Ich konnte gar nicht anders, als das Erlebte mit dem zu vergleichen, was der Offene Dialog anbietet, und, das dürfte niemanden überraschen, es gibt mehr Gemeinsamkeiten als Trennendes. Hat der Offene Dialog seine Stärke in der Beschäftigung mit Krisen und der entschlossenen Netzwerkorientierung, liegt die Stärke des Triester Modells in der konsequenten Ausrichtung auf Freiheit und Bürgerrechte, sowie die Gestaltung und Wahrnehmung des Lebensumfeldes. Insofern können wir uns gegenseitig ergänzen und voneinander lernen.

Nach Hause zurückgekehrt, sprach ich mit einem meiner guten Freunde, der mir erzählte, wie er 1978 mit Basaglia von Hannover in die Landesklinik nach Wunstorf fuhr, wohin ihn der damalige Direktor Asmus Finzen eingeladen hatte. Das hatte ich um wenige Jahre verfehlt und im Nachhinein bleibt mir das Kopfschütteln, warum der Mut dieses Pioniers nicht deutlichere Spuren in unserem Land hinterlassen hat. Aber das ist eine andere Geschichte.

Literaturverzeichnis:
1. Giuseppe Dell' Aqua : History of a transformation
2. Franco Basaglia (1972): Die negierte Institution, Suhrkamp
3. Christien Muusse, Sonja van Rooijen (2015) :Freedom First, Trimbos Institut, Utrecht
4. Da vicino nessuno e normale -Aus der Nähe ist keiner normal (2004) In der Gemeinde - mit der Gemeinde. Ein praktisch theoretisches   Handbuch.
http://www.triestesalutamentale.it/tedesco/allegati/gemeinde_buch.pdf , Bremen
5. Franco Basaglia (1964): The Destruction Of The Mental Hospital As A Place Of Institutionalisation, Paper delivered at the 1. International Congress of Social Psychiatry, London 1964

Im gegenwärtigen Moment

Vorab:

Nachdem ein guter Freund sich die Mühe gemacht hatte, diese Seiten durchzulesen, hätte ich diesen Artikel auch "Kraut und Rüben" nennen können, denn das war ihm dazu eingefallen. Anfangs verstand ich nicht recht, bis es mir dämmerte, dass ich vieles vermischt und unsortiert neben einander gestellt oder aufgereiht hatte. Jetzt verstehe ich das, was ich zusammengetragen und niedergeschrieben habe, als meinen Weg durch das "Gelände", geprägt durch Hügel und Täler, die jeweils andere Blickwinkel ermöglichen auf etwas, das vor oder hinter mir liegt. So habe ich meinen Weg gesucht, ganz pragmatisch, über Annäherungen und Beschreibungen, Poetisches, Philosophisches und Fachliches. Es vermischen sich unübersehbar Beschreibungen des Momentes mit möglichen Wegen dorthin, wie Meditation oder Einstimmen und Verstehen oder Nachdenken, um zu entdecken, dass es möglicherweise eben dieses ist, was wir in unsere Arbeit immer wieder anstreben zu erreiche:n den uns belebenden und stärkenden Moment.

Und da auch das etwas zu Übendes und Sich- zu- Erarbeitendes darstellt, habe ich schließlich versucht, einen Weg für diejenigen aufzuzeigen, die sich vom Ballast des herkömmlich Erlernten befreien wollen, um im „Frühtau" zu Berge zu ziehn, wenn man erleben kann, wie der Nebel sich langsam lichtet und den Blick freigibt auf etwas, was man in der Schönheit zu schauen bisher keine Gelegenheit hatte. Dazu beziehe ich mich auch auf die Ergebnisse der gegenwärtigen Forschung zu der Frage, was in der Psychotherapie wirkt, und wie wir zu immer besser werdenden Helfern werden können, was dazu beiträgt, dass ich mich in diesem Umfeld sicher und in Verbindung fühle.

Das, was wir den gegenwärtigen Moment nennen wollen, beschäftigt mich seit etwa 10 Jahren, seitdem ich begonnen hatte, mich mit dem Besonderen des Open Dialogues in einem klinischen Kontext zu befassen. Anfangs versuchte ich, für mich über die in der Psychotherapie zu diesem Thema verwendeten Begriffe der Aufmerksamkeit, der Konzentration und der Präsenz Zugang zu finden, um besser zu verstehen, wie sich die besonderen Situationen in Familien- und Netzwerkgesprächen entwickeln, in denen sich Veränderungen von Einstellungen, Haltungen und Gefühlswahrnehmungen ergeben können. Jenseits der Wichtigkeit der therapeutischen Arbeit im "Hier und Jetzt", die von allen Therapierichtungen beschworen wird, begegnete

ich Erinnerungen an Daniel Stern, den ich auf den Lindauer Psycho-
therapietagen erleben durfte, wo er über über seine Forschungen zur
Mutter- Kind Beziehung ausführlich berichtete und von den "Now
Moments" sprach, über die er in seinem Buch "Der gegenwärtige
Moment" publiziert hat.

Jaakko Seikkula hat früh im Rahmen der Entwicklung von Open Dialogue auf die besondere Bedeutung des "gegenwärtigen Moments"
aufmerksam gemacht. Er bezieht sich auf Mikhail Bahktin, der als
Sprachforscher von der "einzigartigen momentanen Teilnahme am
Sein" (the once occuring participation in being) spricht. Beide mes-
sen der Bedeutung der Antwort im Dialog große Bedeutung zu, um
den gegenwärtigen Moment nutzen zu können.

Von dort eröffnete sich dann ein Raum von noch größerer existenzi-
eller Bedeutung und Tiefe, als ich feststellte, dass dieses Thema sich
schon einen festen Platz in Literatur, Philosophie und Religion gesichert hatte, bevor auch die New Age Philosophen der Neuzeit anfingen, in einer dem Zeitgeist entsprechenden Sprache eine Leerstelle
in unserer westlichen Kultur zu füllen.

Und es bleibt nicht ganz einfach, das Besondere dieses Momentes
selbst zu erfassen und zu beschreiben. Deshalb will ich versuchen,
mich schrittweise anzunähern: Über die Vorstellung von Aufmerksamkeit, Konzentration, Antwort und Präsenz im gegenwärtigen
Moment von der Bezogenheit auf den Einzelnen hin zu einer relationalen Sichtweise im Dialog bis zum Netzwerkgespräch mit mehreren
Teilnehmern. Dabei habe ich verschiedenste Beschreibungen gefunden, die ich eine Zeitlang auf mich wirken ließ, bevor ich tiefer in die
Materie eindringen mochte.

Annäherungen:

A. *„Wenn man von der Gegenwart spricht, meint man grundlegend
den Moment, den man gerade im Augenblick wahrnimmt. Bei genauerer Betrachtung ist Gegenwart aber gar nicht so einfach zu bestimmen. In dem Moment, in dem uns etwas bewusst wird, ist der
Moment des Bewusstwerdens auch schon wieder vorbei. Man kann
sich einen Ball vorstellen, aber letztlich existiert dieser Augenblick
des Vorstellens nicht mehr, wenn man darüber nachdenkt, dass man
sich gerade einen Ball vorgestellt hat. Ein großes Problem. In der
Gehirnforschung heißt es immerhin, dass man die Gegenwart in Einheiten von drei Sekunden verarbeitet.*
Spätestens seitdem Einstein seine spezielle Relativitätstheorie auf-

gestellt hat, ist die Definition von Gegenwart auch in der Physik ein schwieriges Thema geworden. Zwei Ereignisse, die von einem Beobachter gleichzeitig erlebt werden, müssen von einem anderen Beobachter, der sich relativ zu den Ereignissen bewegt, nicht mehr gleichzeitig wahrgenommen werden. Dementsprechend wäre die Definition von Gegenwart, die am wenigsten angreifbar ist, wohl jene, dass Gegenwart ein unbestimmbarer Zeitraum zwischen Vergangenheit und Zukunft ist". (2)

Dieser Text wird von der Deutschen Schulleiterkonferenz als Diktattext für 7. und 8. Klassen empfohlen. Hier soll er dazu dienen, das Thema zu umreißen und einige der auftauchenden Dilemmata zu benennen, mit denen man sich wohl gar nicht früh genug befassen kann.

B. Etwas esoterischer kommt Eckhart Tölle daher, der als einer der Vertreter der „New Age"- Philosophien gelten darf, ähnlich wie Alan Watts und Ken Wilbur, die altes Menschheitswissen in einer Sprache präsentieren, die die Menschen unserer Zeit erreicht.
Der gegenwärtige Moment (3) :
"Das Wunder der Transformation geschieht nicht nur im Innen, sondern auch im Außen, wenn wir vergeben. Und Vergebung bedeutet im Wesentlichen, dass die Vergangenheit als unreal und substanzlos erkannt und dass der gegenwärtige Moment so wie er ist, zugelassen wird. (Eckhart Tolle) .
"Du kannst dich nicht selber finden, indem du in die Vergangenheit gehst. Du findest dich selber, indem du in die Gegenwart kommst".
(Eckhart Tolle)
Hierbei handelt es sich um Formulierungen mit spirituellem Bezug, und welch eine Provokation für unsere analytisch- tiefenpsychologischen Vorstellungen ist darin enthalten! Und damit kommen/ sind wir in den Bereich des sog. "Psy- Komplexes" in dem wir leben, denken und kategorisieren (Michel Foucault), der einen großen Bereich unseres Gemeinwissens und der Wissenschaft beherrscht. Das wird später ausführlicher zu diskutieren sein. (S. auch Sheila Mc.Namee)

C. Jon Kabat – Zinn(4,5) als der Begründer der Mindful Based Stress Reduction (MBSR)- mit einem Hintergrund aus dem Wissen der Yogi und des Zen trägt dazu Folgendes bei:
„Der gegenwärtige Moment ist der einzige Moment, in dem wir

wirklich lebendig sind."

Achtsamkeit heißt, alles, was im gegenwärtigen Moment geschieht, bewusst wahrzunehmen, ohne zu urteilen oder zu werten. Jeder kennt solche Augenblicke ungeteilter Präsenz, doch von Moment zu Moment wachsam und achtsam zu sein und diese Aufmerksamkeit über längere Zeit beizubehalten, ist leichter gesagt als getan.

Die meiste Zeit sind wir nicht präsent im gegenwärtigen Augenblick, sondern verlieren uns in einem fortwährenden Strom von Gedanken und Gefühlen, die sich hauptsächlich mit der Zukunft oder der Vergangenheit beschäftigen – mit Erinnern, Wünschen, Planen, Bedauern, Hoffen...... Achtsamkeit hilft, gegenwärtig zu sein, sich dem zuzuwenden, was hier und jetzt gegeben ist – von Augenblick zu Augenblick. Das bedeutet, sich der gesamten Bandbreite de rErfahrungen im gegenwärtigen Augenblick zu öffnen, um sie wahrzunehmen und zu erfahren, wie sie wirklich sind, ohne emotionale oder intellektuelle Bewertung oder Kategorisierung".

"Diese Art der Aufmerksamkeit steigert das Gewahrsein und fördert die Klarheit sowie die Fähigkeit, die Realität des gegenwärtigen Augenblicks zu akzeptieren. Sie macht uns die Tatsache bewusst, dass unser Leben aus einer Folge von Augenblicken besteht. Wenn wir in vielen dieser Augenblicke nicht völlig gegenwärtig sind, so übersehen wir nicht nur das, was in unserem Leben am wertvollsten ist, sondern wir erkennen auch nicht den Reichtum und die Tiefe unserer Möglichkeiten zu wachsen und uns zu verändern....

Achtsamkeit ist eine einfache und zugleich hochwirksame Methode, uns wieder in den Fluss des Lebens zu integrieren, uns wieder mit unserer Weisheit und Vitalität in Berührung zu bringen"

D. Selbst PsychiaterInnen können poetisch werden und eine von ihnen soll zu Wort kommen:

Zeit ohne Stillstand,
Hektisch von A nach B.
Zeitlos doch der gegenwärtige Moment,
Umschließt mein Leben
Anfanglos
Endlos.
Susanne Hilken, Psychiaterin)(6)

E. Die jetzt folgende Anleitung zur Meditation versucht, die Annäherung an den Begriff zu konkretisieren. Das muss man auf sich wirken lassen:

Der gegenwärtige Moment als guter Moment (eine Meditation):

„Der Moment, der gegenwärtige Augenblick, ist nicht etwas Gedachtes. Was ist der Moment von jetzt? Alles. Weniger als alles. Nichts. Mehr als nichts. „Der gegenwärtige Moment" oder „der jetzige Augenblick" ist das A und O der Meditation, ihr Sinn und ihr Ergebnis.

Was wahr ist in dieser Welt – in absolutem also spirituellem Sinn – das ist im „Moment" und sonst nirgends.

Der Moment, der gegenwärtige Augenblick, ist das Einzige, welches eine Einheit herstellt im Leben.

Der Moment von JETZT ist wie eine Achse, welche in der Mitte all dessen steht, was wir ein Leben lang durchmachen. Das gilt für das ganze Universum.

Ganz in der Gegenwart leben und den gegenwärtigen Moment erreichen, erscheint vielen Menschen als unmöglich. Mir selbst auch.

Um es dennoch zu versuchen, müssen wir es sehr genau nehmen mit dem Moment von „jetzt".

Der Moment ist nicht ohne weiteres „gefunden". Wir müssen ihn immer kleiner machen. Ich halbiere den damit verbundenen Zeitabschnitt immer wieder, bis nichts mehr da ist.

Das Ziel, das Erreichen des Moments, liegt immer in der Mitte zwischen den Gegensätzen und immer noch ein Stück tiefer. Von Mal zu Mal und immer wieder.

Natürlich muss man vermeiden, etwas zu denken. Denn Denken ist immer ein Vergleichen.

Denken ist immer die Aufrechterhaltung einer Spannung von „zwei Dingen", wobei man sich selbst dabei als der eine Pol fühlt.

Die ganze Welt entsteht stets im Augenblick. Und da der Augenblick (oder Moment) immer Augenblick bleibt, entsteht die Welt eigentlich gar nicht richtig, könnte man sagen.

Andererseits entsteht von Augenblick zu Augenblick Vergangenes. Was „ausgespuckt" wurde, erhält eine gewisse Gestalt, die in ihrem Vergehen eine gewisse Dauer hat. Es entsteht in jedem zeitlosen Moment die ganze Welt, und alle die Dinge, die eine Vorgeschichte und ihre prekäre Dauer haben, erhalten von Augenblick zu Augenblick einen neuen Impuls, der sie in ihrem Vergehen und Dahinschwinden ein Stück weiter bringt.

Alles fliesst. Alles fliesst ständig weiter in die Vergangenheit. So ist

es auch mit unserem Leben. Aber am Leben erhalten werden wir in jedem Moment von jetzt.
Die Welt gleicht einem Springbrunnen. Wir Menschen leben als Beobachter im gegenwärtigen Moment. Aber im Kopf sind wir voll von unserer Vergangenheit.
So sind alle unsere Beobachtungen der Welt vom kurz zuvor Vergangenen geprägt, wobei alles stets weiter in die Vergangenheit hin fliesst. In allen unseren Erlebnissen, Hoch- und Tiefphasen, sind wir ein Teil dieses Fliessens, wir sind ein Teil eines Strömens, wir gehen mit, und wir vergehen dann.
Der Moment von jetzt ist im gegenwärtigen Augenblick. Wir brauchen kein Verständnis dafür. Der Moment, der jetzt ist, ist so und nicht anders.
Wir müssen uns nicht darum kümmern, warum er so ist und wo das hergekommen ist. Einmal war ich aufmerksam und erkannte, dass die ganze Vergangenheit, die ich und die ganze Welt gehabt hatten, zu diesem einen Moment hat führen müssen, den ich gerade da erlebte". (6)

F. Und noch einmal ein Lehrer aus der buddhistischen Schule:
Wir haben nur den gegenwärtigen Moment, nur diesen einzigartigen und ewigen Augenblick, der sich vor unseren Augen öffnet und entfaltet, Tag und Nacht. (Jack Kornfield)(8,9)

G. Ich möchte die Schriftsteller und Dichter nicht vergessen, die für mich der Hort von Geschichten und menschlicher Weisheit – immer gewesen sind. Für sie kommt J.W. Goethe zu Wort mit seinem:
„Werd' ich zum Augenblicke sagen: Verweile doch! Du bist so schön! Dann magst du mich in Fesseln schlagen, dann will ich gern zugrunde gehn!"
„Ich habe gefunden, daß alle wirklich klugen Menschen ... darauf kommen und bestehen, dass der Moment alles ist"

Ich verstehe diese Ansammlung von Zitaten als ein Ausdruck eines Menschheitswissens, mit dem sich, ja, eigentlich immer, auseinandergesetzt wurde. Das ließe sich zwanglos ergänzen durch weitere Beschreibungen, aber was mich speziell interessiert, ist die Frage, ob es sich bei der Wiederentdeckung des „gegenwärtigen Moments" in der Psychotherapie unter Umständen um etwas Ähnliches, wenn nicht das Gleiche handelt, und was unsere Überlegungen dem

Wissen an neuen oder anderen Aspekten hinzufügt, oder ob es sich um das Phänomen handelt, dass sich jede Generation als überdauerndes Menschheitswissen auf eigene Weise aneignen muss.
.

Für mich sind es vor allem
• die Präsenz
• die Aufmerksamkeit und
• die Antwort ,
die sich mit dem Gelingen im gegenwärtigen Moment verbinden. Es gibt eine erstaunliche Übereinstimmung in den Beschreibungen von Begegnungen, was die Notwendigkeit der Präsenz im gerade bestehenden Moment angeht. Ich überschaue nicht die gesamte Literatur zu diesem Thema, kann aber feststellen, dass bereits im Buddhismus die Notwendigkeit, sich als Person zur Verfügung zu stellen, betont wurde.

Präsenz hat die phänomenologische Bedeutung von Anwesenheit und Gegenwart in einer jeweils räumlichen sowie zeitlichen Sichtweise. In der Umgangssprache bezeichnet das Wort Präsenz die Ausstrahlungskraft einer Person(12). Aus der Etymologie des Wortes ergibt sich, dass etwas präsent ist, wenn es − aufgrund von räumlicher Anwesenheit oder zeitlicher Gegenwart − unmittelbar zur Verfügung steht(13).

Auf eine Person bezogen, kann jemand in Gesellschaft als in besonderer Weise „auffällig" beschrieben werden; dann spricht man von Präsenz auch im Zusammenhang mit einzelnen Personen. Jemand kann Präsenz gewinnen durch die Art, wie er oder sie spricht, sich an Gesprächspartner richtet usw. Gemeint ist weniger bloße Verhaltensauffälligkeit, als eher eine Art von individueller Ausstrahlung.

Präsenz „haben" heißt, man wird aufgrund seines Auftretens von anderen als irgendwie „verstärkt anwesend" empfunden, und dieser Eindruck ist von einer gewissen sozialen Relevanz. Ob damit im konkreten Fall ein Hervortreten von körperlichen, personalen oder sozialen Attributen gemeint sein soll, wäre eine weiterführende Frage.

Die Kategorie „Präsenz" stellt die Antwort aber in den Kontext solcher Parameter wie Zeit (gleichzeitig/ungleichzeitig), Raum (nah/fern), Hervorhebung (auffällig/unauffällig) und Macht (verfügbar/unverfügbar) (14). Uns allen ist der Begriff der Bühnenpräsenz geläufig und wir bewundern die Akteure, die uns das vermitteln. In der Theatertheorie ist außerdem die Rede von „leiblicher Ko-Präsenz" (auch „(Ko)Präsenz") verbreitet," die das auffällige Anwesendsein von mehreren Personen zur gleichen Zeit bezeichnet.

Das Konzept bühnenspezifischer Präsenz wird gewissermaßen auf den Zuschauerraum ausgedehnt und bezieht sich auf die Anwesenheit von Akteuren und Beobachtern. Wer ko-präsent „ist", hat den Eindruck „Zeit zu teilen", und dies geschieht unter besonderer Aufmerksamkeit auf die Wahrnehmung körperliche Aspekte als Leiblichkeit"(15).

Mit dem Begriff der Präsenz verbindet sich auch noch die Idee der Verfügbarkeit, was für eine Präsenzbibliothek selbstverständlich ist, sich aber auch auf die präsente Person beziehen könnte, wie auch immer man das beschreiben möchte.

Aus diesen Ausführungen kann man entnehmen, dass Präsenz etwas mit Anwesenheit, Verfügbarkeit und Körperlichkeit im speziellen Kontext zu tun hat*. Dabei geht es nicht nur um Bühnenpräsenz und Ausstrahlung, sondern auch um etwas, das wir manchmal „Autorität" nennen. Dabei ist Autorität im weitesten Sinne eine soziale Positionierung, die einer Institution oder Person zugeschrieben wird und dazu führt, dass sich andere Menschen in ihrem Denken und Handeln nach ihr richten. Sie entsteht (durch Vereinbarungen oder Herrschaftsbeziehungen) in gesellschaftlichen Prozessen (Lehrer/Schüler, Vorgesetzter/ Mitarbeiter) oder durch vorausgehende Erfahrungen von Charisma (nach Max Weber beruhend auf charakteristischen Charismatisierungsquellen, wie Stärke, Kompetenz, Tradition oder Offenbarung).

Ohne die Debatte um Autorität aufrollen zu wollen, sei die von Haim Omer in Israel entwickelte erwähnt: eine – wie er sie nennt – neue Autorität, welche Eltern und Lehrern (angesichts veränderter Werte) Einstellungen, Gefühle und Methoden zur Verfügung stellt, Kinder und Jugendliche angemessen zu „erziehen". Dabei tauscht Omer gegenüber der traditionellen Autorität die Distanz in Präsenz („Ich bin da, und ich bleibe da"), wobei der Hauptbestandteil die „wachsame Sorge" darstellt.

Anstatt der Kontrolle des Kindes/Jugendlichen geht es nun um Selbstkontrolle, wodurch die Autorität nicht vom Jugendlichen abhängig ist. Anstatt der pyramidischen Hierarchie steht in der neuen Autorität die Vernetzung von Eltern und Lehrern im Vordergrund. Dabei ist auch mitzudenken, dass Bühnenpräsenz oder auch Autorität ohne das Publikum oder die Adressaten nicht denkbar sind. Dies stellt eine Verbindung zu dem Metier der psychotherapeutischen

Begegnung bis hin zum Vorgehen in Netzwerkgesprächen nach den Prinzipien und Elementen des Open Dialogue her. Folgt man diesen Gedankengängen, kann man sich fragen, in wieweit diesem Bedürfnis nach Präsenz, Achtsamkeit, Antwort und Verfügbarkeit in Begegnungssituationen auch in der Psychotherapie oder Psychiatrie Rechnung getragen wird, insbesondere auch in den dort verfügbaren Ausbildungen.

---

* Sehr beeindruckt hat mich in diesem Zusammenhang Marina Abramovic(24), der als Performancekünstlerin ("Grandmother of Peformance") eine 3 monatige Ausstellung im MoMa in New York als Würdigung ihrer Verdienste ermöglicht wurde, unter dem Titel: "The Artist is Present". Dort saß sie 3 Monate lang von Montag bis Freitag für 8 Stunden in den Ausstellungsräumen auf einem Stuhl. Besucher der Ausstellung konnten ihr gegenüber Platz nehmen. Gesprochen wurde nicht. Eine Dokumentation der Reaktionen von Besuchern zeigt, welche emotionalen Bewegtheiten allein durch das "Dasein" hervorgerufen werden können.

Im nächsten Abschnitt möchte ich die zu Wort kommen lassen, die sich in unserem Feld der Psychiatrie und Psychotherapie mit diesem Thema befassen:
1. Karen Kissel Wegela kommt aus der in Boulder, Colorado ansässigem Naropa Universität, in der sie lehrte und die Möglichkeiten einer Integration buddhistischer Weisheit mit zeitgenössischem psychotherapeutischem Wissen zu verbinden wusste. Dort hat sie mit Edvard Podvoll zusammengearbeitet, der als geistiger Vater und Schirmherr der "Windhorse"- Bewegung, die zur Begleitung von Menschen in psychotischen Krisen eigene Regeln entwickelt hat, in ihrem Buch „The Courage to be Present"("Der Mut, präsent zu sein" (19) ausgeführt: "Eine Art und Weise über die dritte edle Wahrheit zu sprechen, die ich besonders mag, liegt in der Betonung des "Jetzt - seins".
Anstatt sich in Erfahrungen der Vergangenheit oder zukünftigen Geschehnissen zu verfangen, betont der Buddhismus den gegenwärtigen Moment: genau hier, genau jetzt. Die Idee ist überzeugend einfach. Nichts anderes ist gerade wichtig, nur das "Jetzt".
Wenn wir willens sind, präsent zu sein, begegnen wir der direkten

Erfahrung, das heißt einer Erfahrung, die nicht durch unsere Überlegungen, Erwartungen, Hoffnungen und Ängste gefiltert ist. Stattdessen sehen, hören, schmecken und berühren wir Phänomene und erkennen Gedanken und Vorstellungen im Erleben, ohne dass wir Beurteilungen oder eigene Neigungen hinzufügen. Die Dinge bleiben, was sie sind. Wenn man das Jetztsein und die Direktheit von Erfahrung zusammen nimmt, bedeutet dies, sich wach im gegenwärtigen Moment zu erleben".

Und noch etwas deutlicher auf die therapeutische Beziehung orientiert führt sie aus: "Die Dritte der edlen Wahrheiten lenkt die Aufmerksamkeit des Therapeuten darauf, was gerade jetzt in der therapeutischen Beziehung geschieht, sowohl für den Therapeuten als auch für den Patienten/ Klienten. Wenn wir unsere Aufmerksamkeit auf den gegenwärtigen Moment richten, können wir, der Klient genauso wie der Therapeut, merken, dass wir uns auf die direkte Erfahrung und unsere innere Weisheit einstimmen."(Übersetzung durch den Verfasser)

2. John Stewart steht dem TAOS Institut, Kenneth und Mary Gergen (21) und damit einer sozialkonstruktionistischen Sichtweise nahe. Er hat sich vor allem mit der Frage beschäftigt, wie man die folgende Hypothese verstehen und in Worte fassen kann, die annimmt, dass unsere Lebensqualität abhängig sei von der Art und Weise , wie wir uns beziehen und (damit) von unseren Beziehungen.

Er hat ein Buch geschrieben mit dem Titel: „U&ME, Communicating in Moments, that Matter"(20). „In wesentlich –wichtigen Momenten werden wir als die Person gesehen, die wir sind, werden als wichtig anerkannt und als bedeutend wahrgenommen"(S.19,aaO). Oder:

„In solchen Momenten entsteht ein Gefühl, gefühlt zu werden"(S.16, aaO) „In diesen Momenten fühlen wir es in unserem Körper. Bei einigen schlägt das Herz schneller, bei anderen zieht sich der Magen zusammen oder ihr Gesicht wird plötzlich heiß. Alles geschieht innerhalb des Gespräches, aufgrund dessen, was gesagt und was gehört wurde". „Diese Momente sind Momente großer Menschlichkeit. Sie können sowohl positiv als auch schmerzhaft sein" (Übersetzung durch den Verfasser).

Für John Stewart stellt das Achten auf solche Momente die Basis zur Verbesserung unserer Lebensqualität dar. Er stützt sich dabei, wohl aufgrund seiner deutschen „Großeltern Hoffmann" auf

3. Martin Buber, der sich ebenfalls mit dieser Frage beschäftigt hat. In seinem Buch „Das Dialogische Prinzip"(22) beschreibt er das für ihn Wesentliche einer Begegnung. Im Kapitel „Ich und Du" formuliert er: „Es gibt Augenblicke des verschwiegenen Grundes in denen Weltordnung geschaut wird, als Gegenwart....diese Augenblicke sind unsterblich, diese sind die vergänglichsten: kein Inhalt kann aus ihnen bewahrt werden, aber ihre Kraft geht in die Schöpfung und in die Erkenntnis des Menschen ein, Strahlen ihrer Kraft dringen in die geordnete Welt und schmelzen sie wieder auf."(aaO, S. 34). Im Kapitel „Elemente des Zwischenmenschlichen" formuliert er: "Wo aber das Gespräch sich in seinem Wesen erfüllt, zwischen Partnern, die sich einander in Wahrheit zugewandt haben, sich rückhaltlos äußern und vom Scheinenwollen frei sind, vollzieht sich eine denkwürdige, nirgendwo sonst sich einstellende gemeinsame Fruchtbarkeit.

Das Wort entsteht Mal um Mal substantiell zwischen den Menschen, die von der Dynamik eines elementaren Mitsammenseins in ihrer Tiefe ergriffen und erschlossen werden. Das Mitmenschliche erschließt das sonst Unerschlossene(aaO, S.295). Er hat einen Satz von Friedrich Heinrich Jacobi (1785) wieder aufgegriffen: „Ohne Du ist das Ich unmöglich", was sehr an einen lediglich auf das Auge bezogenen Satz Mikhail Bahktins erinnert, der lautet: „Ich sehe mich in Deinen Augen". Das scheint einer geistigen Strömung der Zeit zu entsprechen, in der Johann Jakob Fichte (1797) schrieb: „Das Bewußtsein des Individuum ist notwendig von einem anderen, dem eines Du, begleitet und nur unter dieser Bedingung möglich." zitiert n. M. Buber, aaO, S.301).

4. Sheila McNamee (23) ist eine amerikanische Hochschulprofessorin und im Vorstand des TAOS Institutes vertreten. Sie ist bekannt für ihre Arbeiten zur menschlichen Kommunikation und praktische sowie theoretische Arbeiten zum sozialen Konstruktionismus.

Sie formuliert in ihrem Artikel : "Radical presence: Alternatives to the therapeutic stage" (Radikale Anwesenheit - Alternativen zu therapeutischem Handeln) die für mich weitestgehende These, was das Verständnis der Notwendigkeit von Präsenz in der therapeutischen Situation angeht. Sie spricht von der "radikalen Präsenz", die nötig sei, um die gegenwärtige Therapiegesellschaft (auch Psy- Komplex genannt) herauszufordern, ihren Diskurs mindestens zu erweitern, wenn nicht zu verändern. Sie will den Blick weg von Diagnosen und Behandlungsformen lenken, hin zu einer breiteren relationalen

Betrachtung aller Begegnungen, um damit Möglichkeiten wieder zu beleben, in denen die sogenannten Experten und die ihnen begegnenden Menschen wieder gleichermassen responsiv, präsent und offen

für eine Vielzahl von Lebensformen sein können.

Das deckt sich mit dem, was ich von mehreren Psychiatrieerfahrenen Peers gehört habe, dass es der Mensch im Therapeuten war, dem sie begegnen durften, der ihnen geholfen hat (ohne helfen zu wollen), wieder Anteil am Leben Anderer zu nehmen.

Sie greift Foucaults Thesen zum Psy- Komplex auf, in dem wir alle innerhalb der letzten Generationen aufgewachsen sind, der aber auch nur eine Form des Gespräches sein kann und den wir wieder lernen müssen in Frage zu stellen, um passendere und individuellere Lösungen zu finden. Von hier ist es dann nicht mehr weit zum Dekonstruktionismus eines Jaques Derrida oder auch zum Bewusstsein dessen, was "Gemeinsinn" bedeuten kann, und wie er den zeitgenössischen Diskurs zu bestimmen in der Lage ist (Hans-Georg Gadamer, Ivana Markova).

5. Dann wäre hier Daniel Stern zu nennen, der 2004 sein Buch zum „Gegenwartsmoment"(1) veröffentlicht hat. Ihm kommt das Verdienst zu, die Bedeutung dieser Augenblicke, der „Now Moments", für alle Formen von Beziehungen im psychotherapeutischen Diskurs etabliert zu haben. Er schreibt: "Die vielleicht hartnäckigste Idee, die im ganzen Buch immer wieder auftaucht, betrifft die kleinen, flüchtigen Ereignisse, aus denen sich unsere Erfahrungswelt aufbaut. Dabei interessieren mich vor allem jene Augenblicke, in denen wir uns dieser Momente gewahr werden und sie mit einem anderen Menschen teilen. Diese gelebten Erfahrungen erweisen sich in der Psychotherapie als zentrale Momente der Veränderung und in unseren intimen Alltagsbeziehungen als Dreh- und Angelpunkte".

Auch er geht vom Problem des „Was ist das „Jetzt?" aus (1. Kapitel). Dabei stützt er sich auf das Konzept des „Kairos", wie es von den alten Griechen entwickelt wurde. Bei Kairos handelt es sich um „......den günstigen Augenblick, den Moment, in dem etwas Neues auftaucht, sich abzeichnet oder entsteht"... „Während der Gegenwartsmoment über die Bühne schreitet, vollzieht sich ein gelebtes, emotionales Drama, dessen Exposition wie eine verklingende musikalische Phrase eine zeitliche Gestalt hinterläßt"..."Das, was in einem Gegenwartsmoment geschieht, ist eine gelebte, emotionale

Geschichte, die nicht lediglich artikuliert, sondern physisch, emotional
und implizit geteilt wird".

6. David Wallin ist Psychologe und war Harvard- Professor, bevor er sich in Kalifornien niederliess. Er schreibt in seinem Buch „Bindung und Veränderung"(25), wie sich Ergebnisse der Bindungsforschung und andere „moderne" Psychotherapieverfahren (Neurobiologie, Kognitionswissenschaft, Traumaforschung, buddhistische Psychologie, relationale Psychoanalyse) mit relationalen Theorien zum Beziehungserleben verbinden lassen. Seine Grundfrage heißt: "Was ermöglicht es Menschen in der Psychotherapie sich zu ändern"? Er zitiert zu Beginn John Bowlby: „....Die Rolle des Therapeuten entspricht derjenigen einer Mutter, die ihrem Kind eine sichere Basis gibt, von der aus es die Welt erforschen kann"(aaO, S.13). Das ist eine überraschend bildhafte und klare Formulierung, die uns dazu anregt, sie mit eigenen Erfahrungen zu verknüpfen. Am deutlichsten wird es in der Therapie von traumatischen Erfahrungen in Worte gefasst, wie wichtig es ist, den Therapieort, die Gesprächsform und die Person des Therapeuten für den Patienten „sicher" zu machen. Die Anhänger der „Attachement"- Theorie würden in diesem Zusammenhang wohl von der Förderung einer sicheren Bindung sprechen.
Einer der Forscher, auf die David Wallin sich bezieht, ist Daniel Stern, den er im Zusammenhang mit Achtsamkeit in der Psychotherapie mit den Worten zitiert:"*In den meisten psychodynamischen Behandlungen herrscht eine überhastete Suche nach Bedeutung vor, die ein Verweilen im gegenwärtigen Moment nicht zulässt (aaO,*
S. 202).
Er fährt er mit der Bedeutung von Achtsamkeit für den therapeutischen Prozess fort, um die hohe Bedeutung von Präsenz und Gewahrsein im Jetzt zu unterstreichen: „Wenn ein Jetzt- Augenblick beim Therapeuten eine authentische persönliche Reaktion hervorruft, die beim Patienten eine tiefe Resonanz erzeugt, können Patient und Therapeut einen denkwürdigen Augenblick des Zusammentreffens erleben, der die implizite Beziehung zwischen beiden verändert. Ein solcher Augenblick des Zusammentreffens ermöglicht es dem Patienten, einen kurzen Einblick in neue Arten zu Sein, jenseits der Einschränkungen vorbestehender Übertragungsneigungen oder impliziten relationalen Wissens. Ein solches korrigierendes relationales Erlebnis kann eine plötzliche dramatische Veränderung initiieren".

7. Michael Balint gehört zu den Pionieren der Psychoanalyse, der sich vordringlich mit der Arzt- Patienten- Beziehung befasst hat und als einer der Väter der psychosomatischen Medizin gelten darf. Bekannt geworden ist er vor allem durch die nach ihm benannten Balint- Gruppen, in denen Ärzte und andere im Gesundheitswesen Tätige über Beziehungen zu ihren Patienten berichten können, und die Gruppe diese Beziehung reflektieren kann.

In späteren Arbeiten, die unter dem Titel „5 Minuten pro Patient" erschienen sind, haben die Mitglieder der ursprünglichen Forschungsgruppe von Michael Balint zusammen mit Enid Balint beschrieben, wie therapeutische Veränderungsprozesse in der Allgemeinpraxis verlaufen können: Wenn der Arzt seine Patienten mit ihren Geschichten gut kennt, und wenn er die Offenheit gewonnen hat, auf Signale zwischen den Zeilen zu achten und seine eigenen Reaktionen als diagnostisches Instrument zu verwenden, dann geschieht es in einem Moment der Einstimmung auf die ganz besondere Situation eines Patienten, dass anhand eines treffenden Wortes, einer stimmigen Metapher mit einem Schlag beiden gleichzeitig ein entscheidender Sinnzusammenhang aufgeht. Ein solcher stimmiger Moment, von der Gruppe "flash" genannt, hat dieselbe bleibende verändernde Wirkung wie eine gelungene Deutung im psychoanalytischen Prozess. Leider sind diese Erfahrungen aus BALINT's Forschungsgruppe als flash-Technik bezeichnet worden. Das hat zu einem grundlegenden Missverständnis geführt: es geht nämlich nicht um die Anwendung einer Technik, welche aus einem Manual zu erlernen wäre, und erlauben würde, einen „flash" herzustellen. Es geht vielmehr um die im kontinuierlichen Gruppenprozess erworbene Offenheit und Fähigkeit zur Einstimmung auf das Gegenüber, zur Wahrnehmung des Beziehungsgeschehens, die ich "Hellhörigkeit des dritten Ohrs" nennen möchte. Damit ein "flash" passieren kann, braucht es eine meist über lange Zeit gewachsene Vertrauensbeziehung des Patienten zum Hausarzt. Diese schafft die Atmosphäre, worin sich im Dialog inszenieren kann, was dann Dank der genannten Hellhörigkeit erkennbar und dank der langjährigen Kenntnis von Geschichte und Lebenssituation des Patienten benennbar wird(27).

8. Jaakko Seikkula(29) hat einen Artikel verfasst, der in der Übersetzung lautet: "Innere und äußere Stimmen im gegenwärtigen Moment von Familien- und Netzwerktherapie"(17). Hier schreibt er folgendes

zum gegenwärtigen Moment: „Das, was wir „Open Dialogue" nennen, beschreibt sowohl die Art und Weise, wie psychiatrische Hilfe in schweren Krisen organisiert werden kann, als auch die Dialoge im Rahmen der Treffen mit der Familie oder dem Netzwerk des Klienten. Für die Therapeuten wird es dabei zur größten Herausforderung, präsent zu sein und Antworten auf die verschiedenen Äußerungen bereit zu halten." In der Situation des Netzwerkgespräches verschiebe sich der Fokus - anders als im Einzelgespräch-, vom Inhalt auf den gegenwärtigen Moment, in dem die Erzählung stattfindet.

Therapeuten und Klienten leben schon in einer miteinander geteilten körperlich erlebten Erfahrung, bevor die Erfahrungen des Klienten in Worte gefasst werden. In einem Dialog als Ganzem entwickelt sich so ein gemeinsames intersubjektives Bewusstsein. Und etwas später fährt er fort:.....".stattdessen liegt nun ihr (der Therapeuten) Hauptinteresse darin, wie sie in angemessener Weise auf die Äußerungen der Klienten antworten können, weil in den Antworten (oder der Art und Weise der Antworten?) die Kräfte stecken, die in der Lage sind, die eigenen Kräfte der Klienten zu mobilisieren. Diesem Thema nähert er sich über die verschieden Realitäten, wie sie Tom Andersen (30) beschrieben hat. Dabei ist insbesondere die „weder- noch" - Realität zu erfassen, in *der wir etwas im Raum als anwesend wahrnehmen, für das wir keine exakte sprachliche Beschreibung haben. Wir könnten davon sprechen, dass es weder dies noch das sei, aber ich merke, dass doch etwas schwer Fassbares passiert*".

Er zitiert ebenfalls Bahktin(31), der die Bedeutung des Dialoges für das Selbstverständnis mit den Worten formuliert:*Ich kann mich selbst nur durch die Augen der Anderen erkennen"*. Oder: *"ich sehe mich durch die Augen der Anderen"*.

In einem weiteren Artikel zusammen mit David Trimble (18) zitiert Jaakko Seikkula Umberto Maturana, der 1978 schrieb:" Die einzige Möglichkeit unsere individuelle Einsamkeit zu überwinden, entsteht durch die gemeinsam mit anderen geschaffene Realität, also durch Liebe zum Anderen". Und die beiden Autoren fassen zusammen: „Gefühle von tiefer Zuneigung oder von Liebe, die in Netzwerktreffen entstehen können, sind weder romantischer noch erotischer Natur.

Sie sind unsere eigenen im Körperlichen spürbare Reaktionen auf die Teilhabe in der gemeinsamen Welt, zusammen geschaffen von Menschen, die sich und uns als ganzheitlich empfindenden Menschen vertrauen. ......wenn wir in dem intensiven gegenseitigen Einstimmen aufeinander nahezu aufgehen, erleben wir ein Gefühl von

Zusammenhalt und Bezogenheit, was für uns Menschlichkeit ausmacht."

Die bisherigen Darlegungen dienen überwiegend dem Versuch einer Beschreibung dessen, was der gegenwärtige Moment genannt werden kann. Dabei lasse ich fast ausschließlich, bis auf wenige verbindende Bemerkungen, die Autoren zu Wort kommen. So kann und soll jeder Leser an das anknüpfen, was ihn anspricht, sich sein eigenes Bild machen und daraus weitere Vorstellungen entwickeln. Für mich liegt auf der Hand, dass zumindest alle zitierten Autoren großen Wert auf den Moment des „Jetzt" legen und unserer Fähigkeit zur „Präsenz" im Augenblick der Begegnung einen besonderen Stellenwert beimessen. Und dass es sich hierbei nicht um eine Wiederentdeckung handelt, sondern eine Neuformulierung urmenschlicher Weisheit.
Nun liegt die Frage nahe, was daraus für uns und unser Handeln im therapeutischen Kontext erfolgen kann. Wie können wir dem gerecht werden? Wie lernen wir das „Da- sein" auch zu leben?
Dazu will ich mich den Überlegungen zuwenden, die verschiedene Autoren zu diesem Zweck entwickelt haben und ebenso an eigene Erfahrungen anknüpfen.
In einem üblichen Lehrbuch für auszubildende Psychiater steht dazu nichts. Das passt zu der Haltung einer biologistisch orientierten Psychiatrie, für die Patienten an einem Defekt leiden, den es aufgrund der dafür entwickelten und verbreiteten Theorien zu heilen gilt. Einfühlungsvermögen ist kein erstrebenswertes Merkmal ärztlicher Tätigkeit, für die der Patient mehr als eine „Sache" oder ein Objekt zu betrachten ist. Die Person des Arztes wird nicht in Frage gestellt und stets aufgrund seines Wissens und seines Status als kompetent betrachtet.
Für Psychotherapeuten ist eine Selbsterfahrung in Form von Einzel- oder Gruppentherapie vorgeschrieben, allerdings mit unterschiedlichen Ansprüchen. Diese Selbsterfahrung findet üblicherweise in der Methode statt, in der auch ausgebildet wird, anderweitige Selbsterfahrungen werden nur ausnahmsweise anerkannt. Ausbildungen finden in Theoriegruppen, je nach Einstellung des Unterrichtenden als Gruppenarbeit oder auch Frontalunterricht statt. Nach einem theoretischen Vorlauf können Patienten behandelt werden.
Diese Behandlungen werden dann wiederum supervidiert. Für die Art

und Form der Supervision ist jeweils der Supervisor verantwortlich, so dass diese sehr unterschiedlich ausfallen kann. Hier wäre kritisch anzumerken, dass neben der wünschenswerten Selbsterfahrung ausgesprochen viel Wert auf die therapeutische Distanz gelegt wird, die dazu verleiten könnte, im Status eines Betrachters zu verharren und wohl auch dazu beitragen dürfte, dass die soziale Distanz der Professionellen zu den Patienten größer ist, als wir es in der Normalbevölkerung finden (35, Matthias Angermeyer et al.). Daniel Stern hat von der „überhasteten Suche nach Bedeutung in den psychodynamischen Therapien" gesprochen. Damit können verschiedene Dinge gemeint sein. Zum einen gibt es den Vorrang, den sprachliche Äußerungen genießen, zum zweiten könnte es sein, dass zu schnell nach Verstehen und dem Wunsch zuzuordnen gestrebt wird, sowie Erklärungen gesucht werden. Auch die Lösungsorientierung hat an Popularität gewonnen, von einer geforderten Effizienz oder einem erforderlichen Wirkungsnachweis ganz zu schweigen.

Mit solchen Überlegungen geht für mich die unmittelbare Gefahr einher, die Person des Professionellen aus dem Blickwinkel zu verlieren und auch ihn als eine Art Handwerker zu sehen, der sein Werkzeug (Fragebögen, Manuale) nur fachgerecht anwenden muss, um erfolgreich zu sein. Der Bereich der körperlichen Erlebnisformen wird in traditionellen Ausbildungen nicht in den Vordergrund gestellt, selbst wenn es in den ausgewählten Literaturstellen in diesem Artikel anders wirken mag. Die Boston Change Research Group mit Daniel Stern hebt die Bedeutung der Körperlichkeit und des impliziten Wissens im Zuge der Forschungen zur Intersubjektivität hervor. Hierzu darf man wohl anmerken, dass es für die psychoanalytische Theoriebildung sicherlich eine erhebliche Herausforderung darstellt, diese Richtungsänderung zu integrieren, hat man sich doch bislang - unterstrichen durch die „Sitzordnung"- auf Abstinenz, Hören und Empfinden oder Assoziieren verlassen wollen. Von den nicht arrivierten Therapieformen wissen wir, dass diese sehr viel mehr Wert auf Einbeziehung von Körpererfahrungen legen. Ob es sich dabei um Bioenergetik, Gestalttherapie oder Psychodrama handelt, es wird mit Hilfe des Körpers gearbeitet, und seine Beiträge werden explizit genutzt.

Stutzig machen dürften auch die Ergebnisse der Wirksamkeitsforschung in der Psychotherapie. Dort wird betont, dass es eben nicht die Methode ist, die Wirksamkeit verspricht, sondern die Art und Weise, wie sie vermittelt wird, nämlich durch die Person des Therapeuten („The person who delivers",Bruce Wampole, 35), und das zu 80 %. Da das unwidersprochen ist, wäre es ja nur folgerichtig, nun das Augenmerk mehr auf den „Lieferanten" zu richten und eben nicht nur durch noch längere Ausbildungen und umfassendere theoretische Aspekte („mehr desselben"), sondern auf die Entwicklung von dessen Beziehungsfähigkeit.

Jerome D. Frank beschrieb 1961 vier Faktoren des psychotherapeutischen Geschehens, die seiner Meinung nach schulenübergreifend wirksam sind:
• Eine Beziehung zwischen Therapeut und Patient, in welcher der Patient den Therapeuten als kompetent und bereit zur Hilfe erlebt.
• Die Besonderheit der therapeutischen Situation als Ort der Heilung (mit Insignien wie der professionellen Akkreditierung des Therapeuten, Couch etc.) und die damit zusammenhängenden Heilungserwartungen.
• Die Vermittlung einer Erklärung/ eines Verständnisses für die Probleme des Patienten und wie man diese bewältigen kann.
• Die Durchführung eines therapeutischen Rituals (Aktivität, bei der davon ausgegangen wird, dass sie die Heilung bewirkt).
Interessant finde ich, dass es Frank dabei vor allem um eine „Remoralisierung" des Patienten geht, der durch die Symptome „demoralisiert" wurde und daher Hilfe sucht. Dazu muss man wissen, dass Frank viel mit demoralisierten Soldaten gearbeitet hat und seine dort gemachten Erfahrungen auf andere psychische Krisen übertrug.

Klaus Grawe hat an einer Allgemeinen Psychotherapie gearbeitet, in der ihm folgende Faktoren essentiell zu sein schienen :
• Die therapeutische Beziehung: Die Qualität der Beziehung zwischen dem Psychotherapeuten und dem Patienten / Klienten trägt signifikant zu einem besseren oder schlechteren Therapieergebnis bei.
• Ressourcenaktivierung: Die Eigenarten, die die Patienten in die Therapie mitbringen, werden als positive Ressource für das therapeutische Vorgehen genutzt. Das betrifft vorhandene motivationale Bereitschaften, Fähigkeiten und Interessen der Patienten.
• Problemaktualisierung: Die Probleme, die in der Therapie verändert werden sollen, werden unmittelbar erfahrbar. Das kann z.B. dadurch geschehen, dass Therapeut und Klient reale Situationen aufsuchen, in denen die Probleme auftreten, oder dass sie durch besondere

therapeutische Techniken wie intensives Erzählen, Imaginationsübungen, Rollenspiele o.ä. die Probleme erlebnismässig aktualisieren.
• Motivationale Klärung: Die Therapie fördert mit geeigneten Maßnahmen, dass der Patient ein klareres Bewusstsein der Determinanten (Ursprünge, Hintergründe, aufrechterhaltende Faktoren) seines problematischen Erlebens und Verhaltens gewinnt.
• Problembewältigung: Die Behandlung unterstützt den Patienten mit bewährten problemspezifischen Maßnahmen (direkt oder indirekt) darin, positive Bewältigungserfahrungen im Umgang mit seinen Problemen zu machen.

Hiermit sind nicht alle Bemühungen um die Definition allgemeiner Wirkfaktoren beschrieben, aber zwei der wichtigen Strömungen aus den letzten Jahrzehnten können ein Bild davon vermitteln, in welche Richtung gedacht wurde. Zwar ist unstreitig, dass der Beziehung eine große Bedeutung zukommt, aber es wird doch auch sehr in die Richtung des Prozesses, bzw. bestimmer Herangehensweisen gedacht, die von der Person des Therapeuten wegführen könnten. Nicht erfasst ist hier die Diskussion um spezifische Theorien im Rahmen der störungsspezifischen Forschung. Da eine weitere Forschung in diese Richtung meines Erachtens sich aber inzwischen als unfruchtbar erwiesen hat, soll nicht weiter darauf eingegangen werden.
Zusammenfassend möchte ich dann Barry Duncan et al. zu Wort kommen lassen, die in ihrem Kompendium "Das Herz & die Seele der Veränderung" (engl. Titel im Lit.verzeichn.) den Stand der gegenwärtigen Forschung zusammenfasst (35, S.422ff): *„Ernsthafte Zweifel an der überragenden Bedeutung allgemeiner oder grundlegender Wirkfaktoren gäbe es nicht mehr. Das Anpreisen spezieller Behandlungen für spezifische Störungen sei bestenfalls einem Enthusiasmus geschuldet, der aber fehl am Platze sei. Aufbauend auf die Arbeiten von Jerome Frank handele es sich bei einer Psychotherapie um ein jeweils einzelnes, aber einheitliches Phänomen, dessen Wirksamkeit von Faktoren abhängt, die für alle Schulen gelten. Dabei richtet sich das spezielle Interesse auf die Person des Therapeuten."*
"Anstatt wiederholt die Effektivität von Behandlungsangeboten im Großen und Ganzen zu testen, richtet sich jetzt die Aufmerksamkeit auf den Moment der Begegnung, das Aufeinander-Einstellen, und

ihre Bedeutung für eine wirksame Psychotherapie. Wenn diese darin enthaltenen Faktoren identifiziert, getestet und bestätigt sind, wäre das Feld gerüstet, um die nächste Generation von Therapeuten in die Lage zu versetzen, empirisch gefundene Muster therapeutischer "Klasse" zu übernehmen". In vielerlei anderen Berufen sei dies längst üblich und habe zu deutlichen Verbesserungen beigetragen".(Übersetzung durch den Verfasser).

Im Kapitel 3, „Klienten: Der vernachlässigte allgemeine Wirkfaktor in der Psychotherapie" tragen Arthur C. Bohart und Karen Tallman zusammen, was wir über die Bedeutung der Klienten für den Therapieprozess wissen, und sie gelangen schließlich zu Auswirkungen, die diese Erkenntnisse auf die Ausbildung von Therapeuten haben müssten (35, S.83-111):
" Unterrichte die Therapeuten darin, ihre Klienten wertzuschätzen: Ihre Stärken, Ressourcen, Ideen und ihren Wunsch zu heilen".
Therapeuten in Ausbildung sollten ermutigt werden, Folgendes zu tun:
• Beginne mit der Annahme, dass Patienten dazu beitragen, dass die Therapie wirkt--- dass Klienten/Patienten sowohl resilient als auch vernünftig sind, aber in einer schwierigen Situation fest stecken.
• Nimm die Sicht des Klienten auf sein Problem ernst, und erkenne es ihm an. Ermutige die Patienten darin zu verstehen, dass es verschiedenste korrekte Standpunkte geben kann. Sicherlich kann keine der therapeutischen Schulen für sich in Anspruch nehmen, die "richtige" Sichtweise zu haben.
• Erwarte, dass die Patienten sich bessern und glaube daran, dass Therapie hilft, und dass sich die Person Dir gegenüber verändern wird. Die Auszubildenden können dieses Zutrauen dadurch erreichen, in dem sie den Erfolg der Patienten per Fragebogen im Auge behalten und sich aufschreiben, was an neuen Fähigkeiten, Ideen, Zielen, und Einsichten bei den Klienten jede Woche auftauchen.
• Fördere die Bemühungen des Klienten, so dass sie die Therapie verlassen können und selber effektive Problemlöser werden. Gestehe es den Klienten zu, Urheber einiger Lösungen zu sein.
• Übe mit den Lernenden das Zuhören. Zuhören ist eine Kunst.

In der Ausbildung sollte den jungen Kollegen Folgendes beigebracht werden:
Seid aufmerksame, unterstützende Zuhörer, anstatt Euch sehr auf

227

Diagnostik oder Interventionen zu verlegen. Der diagnostische Blick verführt sowohl zu einer Perspektive auf den Patienten als Objekt als auch darauf, dass der Patient gebrochen ist oder einen Defekt hat. Die Einführung in die Psychopathologie und Diagnostik sollte erst erfolgen, wenn der Auszubildende ausreichend Fähigkeiten entwickelt hat, in Beziehung zu seinen Patienten zu treten. Unterweisung in der Kunst, einen Dialog zu führen, und die Beschäftigung mit Kommunikation sollte eingeschlossen sein, bevor verschiedene Modelle und Techniken unterrichtet werden. Lasse Modelle und Techniken ihren Platz, man muss ihre Möglichkeiten nicht schmälern, aber man muss begreifen, dass ihre Einflüsse auf Veränderungen in der Psychotherapie relativ sind.

Mache dir eine Metapher zu eigen, die das Zusammenarbeiten hervorhebt und nicht das weithin akzeptierte Gegenteil davon: dass nicht "wir" es sind gegen "sie" oder sogar "wir" gegen das Problem oder die Pathologie. Sie bilden beide, Therapeut und Klient eine Partnerschaft gegen die Erschwernisse im Leben des Klienten.

• Schätze die Kraft, die im Zuhören liegt. Anfänger sollten ihre Fähigkeiten, zuzuhören in Triaden üben, indem sie sowohl die Rollen des Interviewers, des Klienten und des Beobachters einnehmen. Wenn sich das Gespräch entwickelt und verschiedene Formen des Fragens ausprobiert werden, lernen die Auszubildenden das aus den verschiedenen Perspektiven heraus zu schätzen. Erfahrungen aus erster Hand mit unterschiedlichen Perspektiven fördert Flexibilität und eine sich weiter entwickelnde Wertschätzung unterschiedlicher Sichtweisen.

• Fühle dich auch im Schweigen zu Hause. Schweigen kann entscheidend sein, wenn der Patient nachdenkt, sich selbst reflektiert, sich neue Möglichkeiten vorstellt und Veränderungen in Betracht zieht.

• Schließe die Rückmeldung der Klienten in ihr Verständnis von sich selbst ein, wie sie zuhören und ihre Beziehungsfähigkeit entwickeln. Es sind die Wahrnehmungen der Patienten/ Klienten, die den Unterschied machen. Du hörst so lange nicht zu, bis der Patient sagt, dass du es tust.

(Übersetzung durch den Verfasser)

Mir gefällt die Haltung hinter diesen Ausführungen, insbesondere die Bedeutung, die dem Dialog und dem Zuhören beigemessen wird, dass der Klient als Partner gesehen wird und der Person des Therapeuten mehr Beachtung geschenkt werden soll. Allerdings taucht die

Frage auf, wie denn der Lernende zu einem guten Zuhörer wird, wie macht man das, wie kann ich das erreichen? Wie kann ich lernen zuzuhören, wenn auch das Zuhören schon Antwort sein kann auf das, was im Dialog ausgetauscht wird?

Die Antworten auf diese Frage können außerordentlich vielfältig sein. Ich möchte vier Begriffe nutzen, um die Annäherung an das Phänomen des gegenwärtigen Momentes fortzusetzen:

- Präsenz
- Offenheit
- Einstimmung
- Verstehen

Präsenz:

Weiter oben unter Annäherungen hatte ich einige Anregungen wiedergegeben, die sich mit dem Thema befassen. Wenn ich es jetzt noch einmal für mich formuliere, ist es lediglich der Versuch, es auch mir zu eigen zu machen. Und es ist nicht einfach zu formulieren oder Worte dafür zu finden, was das Wesen von Präsenz ausmacht. Es hat etwas mit Aufmerksamkeit zu tun, mit Konzentration und Ausstrahlung, Zentriertheit, In- Sich- Ruhen, Bei- Sich- Sein. Ich kann es nicht erklären, ich spüre es körperlich. Mein Körper wird zum Resonanzboden, sowohl in der Situation, die Präsenz eines Anderen zu spüren, als auch mich selbst als präsent zu erleben. Aufbauend auf die Forschungen der Boston Change Process Research Group formuliert David Wallin (25, S.359-362), dass wir lernen müssen, *„unsere Aufmerksamkeit auf den Körper zu richten, sowohl den der Patienten, als auch auf den eigenen. Wir sollten lernen, den Körper zu lesen"*.

Oft würden wir Patienten fragen, was sie fühlen, wenn sie über etwas sprechen. Dabei hat der Körper meist längst Signale gesendet, die etwas von dem, was geschieht, vermitteln, häufig über die Atmung, aber die Anregung uns selbst auch nach unserem Empfinden zu befragen, steht im Raum, wird aber zu selten formuliert. Die meisten Autoren überlassen es den Einzelnen herauszufinden, wie das anzustellen sei, um präsent zu sein. Lediglich die buddhistische Lehre und die auf sie zurückgehenden neuzeitlichen Schulen betonen die Bedeutung, die Meditation in diesem Zusammenhang hat. Die moderne Wissenschaft ist wohl davon ausgegangen, dass es das Wissen sei, das diese Fähigkeit zu ersetzen in der Lage sei. Aber ist das so? Wir sollten es für möglich halten, dass es auch hier nicht so sehr darauf ankommen kann, was man weiß, sondern mehr darauf, wie ich das Wissen zur Anwendung bringe. In den Religionen hat das Gebet diese Funktion von Vermittlung von Sicherheit gehabt, oder auch die Besinnung. Davon spricht man heute kaum noch. Heute scheint es der Begriff der Achtsamkeit zu sein, über den die beschriebenen Tugenden wieder Einzug in die moderne therapeutische Welt halten. Hier wird Therapie auch als gemeinsame Meditation verstanden. *„Der buddhistischen Philosophie gemäß wirkt diese Übung „reiner Aufmerksamkeit" - das Beobachten dessen, was wir erleben, von Augenblick zu Augenblick- an und für sich heilend".*

Dann vergleicht er Freuds Beschreibung der freischwebenden Aufmerksamkeit mit dem, was S. Suzuki aus buddhistischer Perspektive dazu schreibt: „Wenn Euer Geist leer ist, ist er stets für alle bereit; er ist offen für alles; Im Anfänger- Geist gibt es viele Möglichkeiten, im Geist des Experten nur wenige".(25, S. 401). Freud hatte geschrieben: „Diese Technik besteht einfach darin, sich nichts besonders merken zu wollen, und allem, was man zu hören bekommt, die nämliche gleichschwebende Aufmerksamkeit.... „entgegenzubringen.

Wilfred Bion formuliert hier auf ganz spezielle Weise: "Der Psychoanalytiker sollte bestrebt sein, einen Geisteszustand zu erreichen, in dem er in jeder Sitzung das Gefühl hat, er habe den Patienten noch nie zuvor gesehen. Hat er das Gefühl, ihn schon einmal gesehen zu haben, behandelt er den falschen Patienten.".

Offenheit:
Offenheit ist heute ein Begriff, der in vielerlei Zusammenhängen und Situationen benutzt oder beschworen wird. Man soll sich öffnen, Tage der offenen Tür veranstalten, offen sein für Neuerungen. Wehe, ich bin nicht offen oder zeige mich gar zugeknöpft. Was meinen wir mit Offenheit im therapeutischen Kontext? Hier geht es darum, das Spektrum unserer Wahrnehmung zu erweitern, um dem besonderen Umstand gerecht zu werden, dass unser Gegenüber etwas Einmaliges ist bzw. mitbringt, etwas, das wir in dieser Form bisher nicht haben sehen können. Ähnliches vielleicht, aber nicht dasselbe, was heisst, dass wir nur diese Möglichkeit in Betracht ziehen und eine Neugier oder ein Interesse entwickeln, das uns leiten kann, das Einmalige zu entdecken. Sehr angeregt hat mich ein Kapitel des Buches von Carolin Emcke "Weil es sagbar ist" (36), über das Reisen, oder das was sie für richtiges Reisen hält:
„Aber die Kunst des Reisens ist neben dem mitgebrachten Material,

neben den inneren Landkarten, den individuellen Sehnsüchten und dem angelesenen Wissen, neben all dem, was im eigenen analytischen oder emotionalen Gepäck mitreist, neben all dem ist es vor allem die Kunst, all das Mitgebrachte im entscheidenden Moment wieder zu vergessen, bereit zu sein, sich überraschen, sich verunsichern, sich überwältigen zu lassen.

Die Kunst des Reisens besteht nicht darin, etwas über den Ort zu wissen, an den man fährt, sondern es zu vergessen, wenn man sich dort verliert.

Vielleicht beginnt dort erst das Reisen: Wo die Karte aufhört, die Straße endet, das Haus nicht zu finden ist, zu dem man eigentlich wollte, der Übersetzer niemanden mehr kennt und das offene Reisen beginnt, das nur aus Vertrauen besteht, das sich leiten lässt von einem Bauern am Wegrand, einer Großmutter die einem stumm den Weg zeigt. Das ist das eigentliche Reisen, bei dem man nicht mehr weiß, wo man übernachten wird, bei wem und welche der Überzeugungen, die man noch am Morgen hatte, am Abend Gültigkeit behalten werden. Am meisten gelernt habe ich eigentlich immer so: Wenn wir irgendwo festsaßen, in Kolumbien, wo uns eine Familie in ihr Haus zog, weil draußen der Guerillakampf tobte und wir auf der Straße nicht überlebt hätten, in den Stunden, auf dem Fußboden in der Küche dieses kleinen Hauses, haben wir uns Geschichten über unser Leben erzählt, für diesen Moment zumindest waren wir einander ähnlich, keiner näher oder ferner dieser Gewalt, die uns gleichermaßen bedrohte, und so haben wir etwas verstanden von dem Leben in Kolumbien, etwas mehr, als wenn wir auf den vertrauten Wegen geblieben wären.

Es muß gar keine bedrohliche Situation sein, manchmal ist es nur ein Gespräch, das anders verläuft als geplant, ein radikaler Sheikh, der auf einmal wirklich spricht und auch die Gegenrede verstehen will, ein der Tradition verhafteter Vater, der trauert und jemanden braucht, bei dem er es sich zugesteht, eine verschleierte Frau, aus der ihre Vorstellungen von Sexualität herausbrechen, aber auch Gespräche, in denen wir selbst Uneingestandenes entblößen, Zweifel an bisher Unhinterfragtem äußern, weil das Gegenüber das einfordert oder ermöglicht.

Die wirklichen Reisen entstehen im Gespräch mit Fremden, in diesen Momenten, in denen die Welt um einen herum auf einmal verschwindet, in denen das Eigene unsichtbar wird und das Fremde auch, und auf einmal etwas Gemeinsames aufscheint: Menschlichkeit.

Das ist das eigentliche Ziel des Reisens, dieser Moment, der alles transzendiert.....".

Diesen Worten ist wenig hinzuzufügen- anschaulich und überzeugend wird die Einzigartigkeit im entscheidenden Moment beschrieben.

Eine andere Beschreibung der Voraussetzung von Offenheit für eine Begegnung formuliert der David Bohm (37)- Schüler William Isaacs (38), der davon spricht, dass es wichtig sei, die eigenen Annahmen und Gewissheiten für einen Moment hinter sich zu lassen, sie "auszusetzen" oder zu "suspendieren", um der Gefahr zu entgehen, zu schnell das Gehörte innerhalb der eigenen Vorstellungen zu vereinnahmen. Dieses "Zurückstellen", in den Hintergrund der Aufmerksamkeit treten lassen, bedarf eines akuten Bemühens eben darum und muss meiner inneren Überzeugung entsprechen, dass verschiedene Wahrheiten nebeneinander existieren können.

Einstimmen:

Für mich spielt in Bezug auf das gelingende Gespräch der Begriff des Einstimmens (engl. Attunement) im Zugehen aufeinander eine besonders wichtige Rolle. Ausgehend von dem "Modell", das Daniel Stern(1) beschreibt über die Arbeit von Colwyn Trevarthen (39), menschliches Miteinander habe im Versuch es zu erfassen oder zu beschreiben mehr mit Musik zu tun, als wir gemeinhin denken- bis hin zu Jaakko Seikkula (8), der vom "Tanz mit den Familien " spricht, steht die Körperlichkeit mit der ihr zugehörigen Bewegung im Zentrum der Überlegungen. Dies wird ebenfalls mit dem Begriff des Embodiments erfasst: alles, was wir über die Sinne und die Bewegung erleben, hinterlässt einen Abdruck im Körpergedächtnis. Und wie im Tanz liegt es nahe sich vorzustellen, dass wir uns auch in den Gesprächen aufeinander zu oder eben auch von einander weg bewegen, und dass diese Bewegungen unterschiedliche Gefühle hervorrufen, denen wir dann wiederum folgen oder die wir zu vermeiden versuchen. Unser Organismus reagiert, ob es uns bewusst ist oder nicht, er kann nicht anders. So schleichen wir, oder tanzen, bewegen, umkreisen und nähern uns an oder eben auch nicht. Dieses Körperwissen zu nutzen, ist nützlich und zu erlernen, indem wir uns selbst mit den Botschaften und Reaktionen befassen, die wir mitgeteilt bekommen, wobei es noch klarer zu sein scheint, davon zu sprechen, dass sie "da" sind, als unserer Ausdruck von etwas, was einen Eindruck hinterlassen hat.

Das führt uns wieder zur Frage der Offenheit, diesmal uns selbst gegenüber, denn auch die Reise zum Ich kann ja einem Abenteuer gleich kommen.

Verstehen:

Nun zum Verstehen, und dem, was Verstehen meinen kann. Alleweil haben wir Verständnis, mal mehr, mal weniger. Dass wir verstanden hätten, bekommen unsere Gesprächspartner leicht und schnell zu hören. Aber um was handelt es sich denn, wenn wir sagen, wir hätten verstanden? Was meint Hans-Georg Gadamer (9) damit, wenn er am Ende eines langen Lebens formuliert, dass „der größte Feind des Verstehens der Glaube sei, verstanden zu haben."?

Verstehen wir die Worte, die gesprochen werden oder verstehen wir den Zusammenhang dessen, was die Worte beschreiben wollen? Und es wird wahrlich nicht einfacher, wenn Ludwig Wittgenstein (10) sagt, dass jedes Wort seine Bedeutung erst in dem Kontext erhält, in dem es gesprochen wird. Denn konsequenterweise kann man nun davon ausgehen, dass jedes Wort in jedem von uns seine eigene Geschichte hat, die unsere "Wahrheit" beschreibt. Wenn Worte gesprochen werden, geht es um ihre jeweilige Bedeutung, die nur anders sein kann, wenn auch ähnlich dem, was ich erlebt habe. Hierher gehört meines Erachtens auch die Auseinandersetzung mit dem Begriff der „Wahrheit" oder „Objektivität", die jeder für sich selbst leisten muss. Heute sind wir weit davon entfernt, annehmen zu dürfen, dass es so etwas wie Wahrheit oder Objektivität in der Absolutheit, die üblicherweise mit diesen Begriffen einhergeht, gibt. Das muss zur Vorsicht und zur Bescheidenheit gemahnen. So scheint es viel plausibler, dass wir in Konventionen leben, jeder in seiner Zeit, jeder in seinem Lebensraum.

Immer dort wird um einen Konsens gerungen, auf den man sich einigt, und der nach einiger Zeit kaum noch hinterfragt wird, bis sich neue Horizonte zeigen oder Erkenntnisse auftun, die ein neues Aushandeln nahelegen. Diese Sichtweise erleichtert es, sich innerlich zurück zu lehnen und es für möglich zu halten, dass es verschiedene Wahrheiten geben kann, oder verschiedene Realitäten nebeneinander existieren. Ein solches Verständnis kann auch den Weg freimachen, danach zu fragen, wie sich die beschriebene und von mir so unterschiedlich wahrgenommenen Realität wohl entwickelt haben könnte. Und was bedeutet in diesem Zusammenhang noch der

Begriff des Verstehens? Für mich ist es eine Mahnung, vorsichtig zu sein mit Annahmen und Gewissheiten und daran zu denken, nachzufragen: "Was meinst Du, wenn Du sagst .....?" Demnach muss es in Gesprächen in besonderer Weise um das Erklären oder Erfassen von Bedeutungen gehen. So kann ein gemeinsam erlebter Sinn zusammen gefunden werden, über eine gemeinsame Sprache sich das Verständnis für häufig sehr komplexe Zusammenhänge entwickeln. So kann Vertrauen entstehen oder wieder entstehen und Sicherheit im „Gemeinsinn" erlebbar werden.

Literaturverzeichnis:
1. Stern, Daniel (2005): Der Gegenwartsmoment, Brandes&Apsel
2. www.diktat-truhe.de/diktate/der-gegenwaertigemoment. Html
3. www.praxisberkenkopf.mde/media/downloads/Dergegenwaertige_ Moment.pdf
4. drveda.wordpress.com/2007/10/22/achtsamkeit-der.
5. John Kabat- Zinn (1999) Stressbewältigung durch die Praxis der Achtsamkeit. Arbor, Freiamt
6. www.literareon.de/lyrik-online/beitraege.php?id=4609
7. www.dunn.ch/moment.htm
8. Jack Kornfield, Meditation für Anfänger, Goldmann- Arkana
9. www.maennerherz.ch/2015/08/17/der-gegenwaertigemoment
10. J.W.Goethe, Faust, I. Teil
11. J.W.Goethe, Italienische Reise, 1813 und 1817 (basierend auf seinen Tagebüchern)
12. Duden: Das Fremdwörterbuch.Mannheim 2007, Lemma Präsenz.
13. Wolfgang Pfeifer (Hrsg.): Etymologisches Wörterbuch des Deutschen. München (2000)
14. Wikipedia, siehe dort unter „Präsenz"
15. Erika Fischer-Lichte: Ästhetik des Performativen. Suhrkamp, Frankfurt am Main (2004),S. 63−126
16. Jaakko Seikkula, Journal of Family Therapy (2008)30:pp 478- 491
17. Jaakko Seikkula & David Trimble (2005): No 4, Vol: Family Process
18. Kissel Wegela, Karen (2009): the courage to be present- Bud-

234

dhism, Psychotherapy and the Awakening of natural wisdom, Shambala , Boston and London

19. Stewart, John (2013): U&Me- Communicating in Moments that Matter, Taos Institut Publication, Chagrin Falls, US

20. Kenneth J. Gergen (2009): Relational Mind-Beyond Self and Community, Oxford Univ. Press, NY,

21. Martin Buber (1986, 2012): Das Dialogische Prinzip, Gütersloher Verlagshaus, Gütersloh

22. McNamee, Sheila (2015): Radical Presence: Alternatives to the therapeutic state, European Journal of Psychotherapy &Counseling, 17:4 S373- 383 http:/dx.doi.org/10, 1080/13642537.2015.1094504

23. Abramovic, Marina (2012): "The Artist is present" DVD zur Moma- Ausstellung

24. David J. Wallin, (2007, 2016): Bindung und Veränderung (Originaltitel: Attachement in Psychotherapy), Probst Verlag, Lichtenau

25. S. Wiener-Barraud (2003): Die Ohnmacht der Apostel und die Balintgruppe

26. Referat am Symposium für H. Egli, KSG 5.6.03
www.balint.ch/seiten_de/bucher/Apostel-Balint.pdf

27. M. Balint, Paul H. Ornstein, Enid Balint(1972): Focal Psychotherapy, An Example of Applied Psychoanalysis, Tavistock, London

28. Seikkula, Jaakko, Tom Erik Arnkil (2014): Open Dialogues
and Anticipations, Juvenes Press, Tampere

29. Tom Andersen (2007): Human Participating:human "being" is the step for human "becoming" in the next step. In H. Anderson, D. Gehart(eds): Collaborative Therapy, Taylor & Francis, NY

30. M Bahktin (1990): Art and Answerability: Early Philosophical Essays of M.M. Bahktin, Austin Press

31. Angermeyer, M. C. & Matschinger, H. (1996): Soziale Distanz der Bevölkerung gegenüber psychisch Kranken. Gesundheitswesen 58, Sonderheft 1, 18-24.

32. Jerome D. Frank (1981): Die Heiler. Wirkungsweisen psychotherapeutischer Beeinflussung. Klett-Cotta, Stuttgart; 4. Aufl. ebd. 1997

33. Klaus Grawe (2004): Neuropsychiatrie, Hogrefe

34. B. Duncan, S.C. Miller, B. Wampold, M. Hubble (2011): The Heart & Soul of Change, 2.nd Edition. APA Press, Washington DC

35. Carolin Emcke (2013) "Weil es sagbar ist"

36. David Bohm: „On Dialogue" (1996)

37. Willliam Isaacs: „Dialog als die Kunst, gemeinsam zu denken" (2002)

38. Colvin Trevarthen: „The Concept and Foundation of Infant Intersubjectivity"(1998)

39. H.G. Gadamer : Gesammelte Werke, „Wahrheit und Methode" (1960)

40. L. Wittgenstein: "Philosophische Bemerkungen" (1964)

Ontologische Risiken und Ängstlichkeit in der Kommunikation- wenn wir betrachten, „Was" und „Wer" wir aus der Sicht Anderer sein dürfen

John Shotter
Whittlesford, Cambs, UK

erschienen in : International Journal of Collaborative Praxis 6(1), 2016: 1-12 *
* Übersetzung : Dr. Werner Schütze

"Für das Wort (und konsequenterweise für uns Menschen) gibt es nichts Schrecklicheres als den "Mangel an Antwort." (Bahktin, Speech Genres, 1986, p.127).

"Cherrie (ltd. Krankenschwester auf einer geschlossenen Station), kann ich mit Dir sprechen"? "Ja, aber Dr. Ashong ist doch Deine Psychiaterin, warum sprichst Du nicht mit ihr?" "Ich finde nicht die richtigen Worte, wenn ich mit Dr. Ashong spreche".

"Es schmerzt, wenn die Leute uns aus dem Weg gehen (autistischen Menschen) und die Schulen nehmen uns nicht auf. Ich sah das und fand, dass wahrscheinlich jeden Tag andere, so wie ich, die soziale Zurückweisung erleben müssen. Ich möchte dabei klarstellen, dass es nicht der Mangel an einem Verständnis sozialer Zusammenhänge ist, der dieses merkwürdige Verhalten hervorruft, sondern es ist das Unvermögen, sich selbst in sozial angemessener Weise zu bewegen, was dieses merkwürdige und unerwünschte Verhalten bewirkt". (Tito Mukhopadhyay, Jenseits des Schweigens, 2005, S. 57)

„Ich kann nicht glauben, dass irgendein menschliches Wesen wirklich sich selbst überlassen werden möchte. Was uns zu schaffen macht, ist die Angst, dass wir Euch anderen Ärger machen oder sogar auf die Nerven gehen. Das macht es für uns (autistische Menschen) so schwer, mit anderen zusammen zu sein". (Naoki Higashida, The Reason I Jump, 2013, p.47)

„Die Natur der Welt in der ich lebe, von der ich wünsche, dass ihr auch darin lebt--- ihr alle...und alle Zeit...und selbst wenn ich nicht die ganze Zeit in ihr leben sollte--- gibt es zuweilen Zeiten, während derer ich mich dabei erwische zu glauben, dass es „irgend etwas" gibt, was nicht mit etwas anderem verbunden ist." (Gregory Bateson, in: An Ecology of Mind, a Daughter's Portrait of Gregory Bateson, 2012).

In dem, was jetzt folgt, möchte ich anstelle eines atomistischen Ansatzes zum Verständnis seelischer Krisen einer holistischen Betrachtung den Vorzug geben. Einer Betrachtung, die solche Krisen in den Raum unseres Alltagserlebens stellt und nicht lediglich als etwas Dysfunktionales im Individuum betrachtet. So möchte ich, für diesen Moment, gerade jetzt, mich im Raum der Welt menschlicher Möglichkeiten bewegen und an einer unterschiedlichen Reihe von Beispielen

zu kommunikativen Schwierigkeiten nachspüren, wie Menschen in solchen Momenten eine gewisse Ängstlichkeit erfahren oder wahrnehmen,--- was damit zu tun haben könnte, dass sie eine möglicherweise schmerzhafte Erfahrung antizipieren, die sich aus einer Antwort von anderen auf sie ergeben könnte---- was buchstäblich dazu führen könnte, dass sie zu schüchtern wären, um „einen Versuch der Verständigung zu unternehmen". Denn das Kommunizieren mit anderen ist nicht so leicht getan, es erfordert von unserer Seite her geradezu Arbeit, um unsere Äußerungen zu formen, und zwar so, dass sie sowohl unseren Bedürfnissen entsprechen, als auch den Erfordernissen der jeweiligen Umstände gerecht werden. Denn es ist tatsächlich für keinen von uns leicht, in der Öffentlichkeit frei zu sprechen. Wie werden wir beurteilt oder bewertet? Wie werden wir uns fühlen, je nachdem wie andere auf uns reagieren oder antworten, oder auch nicht antworten?

Unser eigentliches In- der- Welt- Sein steht auf dem Spiel. Deshalb möchte ich in diesem Artikel dem nachgehen, was die unsichtbaren und stillen Kräfte sind, die in solchen Situationen ihre Wirkung entfalten. Situationen, in denen wir uns entweder auf Schweigen reduziert finden oder aber, in fast magischer Weise lebendig, in umfassender Weise fühlen, wer wir für uns selbst sind--- die, wie es scheint außersprachlichen Umstände, die nicht einfach ein Gespräch von außen beeinflussen, aber direkt ihre Wirkung von innen entfalten können.

Die unsichtbaren und unausgesprochenen „Annahmen", die wir in unseren Äußerungen zum Ausdruck bringen: Wie wir den Anderen in unserem Gespräch ändern.

Ich möchte mit einem Ereignis aus einer Psychotherapie beginnen, das mich schon seit dem ersten Mal, als ich davon las, fasziniert hat. Ein Ereignis, in dem etwas Gegensätzliches passiert, etwas Positives, ein Ereignis, in dem ein 30 jähriger Mann mit Drehtürerfahrung--- der aufgrund der Diagnose einer paranoiden Schizophrenie mehrfach stationär aufgenommen und behandelt worden war--- in einem Gespräch mit Harry Goolishian (Anderson & Goolishian, 1992) von diesem zu Beginn gefragt wird: "Bill, was, wenn überhaupt, hätten Deine früheren Therapeuten anders machen können, das für Dich von größerem Nutzen gewesen wäre?" Und Bill antwortet: „Das ist eine interessante aber komplizierte Frage. Wenn jemand wie Du damals, als ich zum ersten Mmal verrückt wurde, einen Weg gefunden hätte, mit mir zu sprechen....während der ganzen Zeit, in der ich mich in meinem Wahn für einen großen militärischen Führer hielt...wusste ich, dass dies (der Wahn) eine Möglichkeit war, mich selber davon zu überzeugen, dass ich meine Panik und meine Ängste würde überwinden können... anstatt mit mir darüber zu sprechen, fragten meine Ärzte mich immer das, was ich Vorbehaltsfragen nenne..."(p.25).
Was mich hieran fasziniert, ist, dass Bill deutlich spürt, sofort, dass er sich mit Harry Goolishian in einer sehr andersartigen Beziehung befindet, als mit den anderen Therapeuten. Und darum geht es, um dieses unmittelbare Spüren der qualitativen ‚Form' dessen, wie die Menschen um uns herum auf uns antworten, unmittelbar, und den Einfluss, den es darauf hat, wie sicher und geschützt wir uns in Bezug darauf fühlen, was wir ihnen bedeuten, und wie diese ‚Form' des Gefühls in uns Erwartungen weckt, was als nächstes von ihrer Seite geäußert werden könnte--- Erwartungen dazu, wie sie uns behandeln werden, als solche oder andere Person in dieser Welt---- das beschäftigt mich hier in diesem Artikel.
Was war da in Harry's Art, mit Bill zu sprechen--- nicht in dem was er gesagt hat, sondern in der Art, wie er es sagte---- die Bill ermöglichte, so einen spontanen Vergleich zwischen Harry und den anderen Therapeuten zu ziehen, um dann darüber hinaus fortzufahren und zu sagen: „Wenn jemand wie Du einen Weg gefunden hätte mit mir zu

sprechen, als ich das erste Mal verrückt wurde... dann hätten WIR es mit diesem verrückten General aufnehmen können... ich wusste, dass dieses (der Wahn) eine Möglichkeit war, mich selber davon zu überzeugen, dass ich meine Panik und meine Ängste würde überwinden können "? Was gab es da in der Art und Weise, wie Harry sich auf Bill eingestellt hat, was diesem ermöglicht hat, eben dieses auszudrücken?

Bevor ich mich weiter mit der Geschichte von Harry und Bill beschäftige, möchte ich jedoch noch etwas über unser körperliches In-der-Welt- Sein sagen, und etwas zu der Rolle, die unsere Gefühle zur Orientierung --- unsere Gefühle oder Wahrnehmungen, die uns helfen zu bestimmen, ‚wo' in dieser Welt wir gerade ‚sind', Gefühle dazu mit ‚wem' oder ‚was' wir zusammen sind, und in Bezug darauf ‚wie sie uns als Person/ Mensch' brauchen, wenn wir mit ihnen ‚so' kommunizieren, dass es uns beiden erlaubt, uns als die zu nehmen, als die wir genommen werden wollen (Ein Erfordernis, das sich allerdings so sehr schnell einseitig entwickeln kann). Alle diese Gefühle wirken in und auf uns ein als ein Erfordernis, was sich aus der Situation heraus ergibt, in der wir uns befinden, und wir fühlen uns verpflichtet, unsere Handlungen der situativen Begrifflichkeit anzupassen.

Goffman (1967) nennt diese Erfordernisse „Mitwirkungs-Verpflichtung" (p.114)--- da es diese „wo", „wer" und „wie" Verpflichtungen wären, die wir bedienen müssen, wenn wir unsere Äußerungen sich Schritt für Schritt in ihren Erscheinungsformen entfalten lassen. Wir können nicht einfach unsere Gedanken so aussprechen, wie wir wollen oder sie gedacht haben, wir müssen sie in angemessener Weise in den Kontext des Erwartungshorizonts der anderen einfügen.

Bahktin (1986) drückt es so aus: Etwas Grundlegendes unserer Äußerungen liegt in der Qualität dessen, wie sie auf den Gesprächspartner hin ausgerichtet sind, die „Gerichtetheit"... jede Äußerung hat sowohl einen Urheber als auch einen Adressaten.... sowohl die Komposition als auch in besonderer Weise der Stil der Äußerung hängen davon ab..... wie der Sprechende (oder Schreibende) seine Adressaten in seiner Vorstellung wahrnimmt mit dem ihnen eigenen Einfluss auf die Äußerungen" (p.95). Indem wir mit unseren Sinnen und unserer Vorstellungskraft eine Idee davon entwickeln, was es bedeutet, ein Kind zu sein, geben wir unserem Sprechen eine Form (und reden langsam, deutlich, und mit besonderer Betonung während der Ansprache), anders, wenn wir mit einem Spracherkennungsroboter am Telefon sprechen, dann geben wir unserem Sprachausdruck ....vielleicht in ganz ähnlicher Weise seine Form... aber wenn wir ‚so' mit einem guten Freund sprechen würden, könnte der sich verletzt fühlen.

Dazu kommt ein wesentlicher weiterer Aspekt der Art und Weise, wie eine Person angesprochen wird, der sich darin zeigt, wie der Sprecher intoniert; und Voloshinov(1987) weist darauf hin, dass die Intonation Ausdruck einer besonderen sozialen Bewertung sei, eine Bewertung die --- ganz und gar nicht durch den tatsächlichen Inhalt einer Äußerung zum Ausdruck gebracht wird ---- sondern durch etwas, was ich weiter oben als Gestaltung bezeichnet habe, das ‚wo', ‚wem' und ‚wie' als Mitwirkungs- Verpflichtung, die wir in unseren Antworten gegenüber unseren Gesprächspartnern als notwendige begleitende Ausdrucksform erspüren. Wenn wir einen Freund treffen, machen wir ein Gespräch unter Freunden; mit einem Tischler, der unseren Türrahmen reparieren soll, führen wir ein Türrahmengespräch; Der Psychiater, der in seinem Behandlungszimmer einen Patienten trifft, der kommt um ‚behandelt' zu werden, wird das Bedürfnis verspüren, ein psychiatrisches Gespräch zu führen--- die außerhalb des Sprachlichen bestehende Situation wird „die Auswahl des sprachlichen Materials und die Form des Verbal- Ganzheitlichen bestimmen. Das findet seinen reinsten Ausdruck in der Intonation. Die Intonation oder die Sprachmelodie schafft eine stabile Verbindung zwischen dem verbalen Austausch und dem außersprachlichen Kontext --- die authentische, lebendige Sprachmelodie hilft, um es so auszudrücken, bei der Verständigung über die verbale Begrenztheit hinweg.... sie reagiert ausgesprochen sensibel auf alle Schwingungen der sozialen Atmosphäre, die den Sprecher umgibt" (p.102). Und die Empfänger dessen, was wir aussprechen sind gegenüber diesen unsichtbaren Schwingungen sehr sensibel, selbst wenn wir uns im Gespräch nicht ‚ausdrücklich' auf sie beziehen. Mit anderen Worten: die außerhalb der Sprache liegenden Einflußfaktoren einer Situation wirken nicht von außen auf die gemachte

Äußerung ein(wie eine mechanische Kraft); sie fließen in die Äussrungen ein als notwendiger und wesentlicher Teil der Struktur ihrer Aufnahme. Daraus ergibt sich konsequenterweise die Auffassung, dass eine Verhaltensäußerung in ganzheitlicher Betrachtung notwendigerweise aus 2 Teilen besteht (1) Der Teil, der sich in Worten aktualisiert oder realisiert und (2) und ein zu vermutender Teil (p.100). Und diejenigen von uns, deren In- Der- Welt-Sein in einem bestimmten Ausmaß unsicher ist, können diese Annahmen oder Vermutungen, die mit unterschiedlichen sozialen Wertungen einhergehen, an den unterschiedlichen Intonationen des Sprechers erspüren, selbst wenn sie nicht speziell angesprochen werden.

Wie kommt es, dass wir diese ‚Annahmen' erspüren können, selbst wenn sie nicht ausgesprochen werden? An dieser Stelle können wir uns mit Gewinn William James(1890) zuwenden und zwar dem, was er in seinem berühmten Kapitel „Fluß der Gedanken" in seinen ‚Prinzipien' dazu gesagt hat: Dort führt er aus, dass „ weite Bereiche unserer Sprache (bzw. unseres Sprechens) nichts weiter sind als gedankliche Wegweiser, für deren Richtungsweisung wir nichtsdestotrotz eine äußerst sensible Wahrnehmung in Bezug auf Unterschiede haben, selbst wenn keine beschreibbare sensorische Vorstellung darin eine wie auch immer geartete Rolle spielt...sie (die Wegweiser) befinden sich inmitten der Bestandteile des Stromes, der ihrer auf diese Weise von innen her gewahr wird, und so beschrieben werden müssen, dass sie zu weiten Teilen aus ungerichteten Gefühlen (feelings of tendency) bestehen, die oft von solcher Unbestimmtheit sind, dass wir sie nicht benennen können"(pp.252,254)Mit anderen Worten: wie wir unsere Worte intonieren und unsere Stimme mit ihnen modulieren--- welches Tempo wir wählen, die Pausen und Betonungen, die Auswahl der Worte(das Vokabular, dessen wir uns bedienen)--- alle diese beschriebenen Kennzeichen werden im Zuhörer genauso hervorgerufen wie in uns selbst, Erwartungen dahingehend, was als nächstes kommen könnte; Wir sagen auch, unser Gespräch folge speziellen ‚Sprachregeln'. Diese Regeln sind uns inne, nicht als Vorstellung oder ‚etwas', was einfach zu benennen wäre, sondern als vage Empfindungen, aber Gefühle von ???Was??? Um ihnen einen Sinn zu geben, um in die Lage zu kommen, auf sie antworten zu können, müssen wir erspüren, wie sie sind--- und indem wir Metaphern dafür finden, können wir sozusagen damit beginnen, ihre bestehende Unbestimmtheit in den Blick zu rücken, um so einen praktischen Anhalt zu finden, was wir als nächstes in der Situation in Bezug auf sie tun oder „weiter machen" (no.151) wollen.

Das Vorrangige bei unserer Orientierung in engeren sozialen Situationen

Ich hab es so gemacht, dass ich mit der Episode Harry- Bill begonnen habe und damit, wie wir uns auf Andere und Andersartigkeit in unserer Umgebung orientieren und beziehen. Denn man könnte leicht auf den Gedanken kommen, dass wir die Fähigkeit haben, uns von der Welt zurückzuziehen und dann annehmen, dass wir damit beginnen sollten, unsere Schwierigkeiten im Leben zu betrachten, in dem wir über sie nachdenken. Als Konsequenz betrachten wir als eine unserer wichtigsten Errungenschaften die Fähigkeit, Theorien zu bilden und fangen dann an, Aspekte unserer Umgebung mit solchen Begriffen zu untersuchen: Descarte's Cogito ergo sum--- ich denke, also bin ich--- hat den Rahmen für unsere Art des Denkens für eine lange Zeit gesteckt. Wenn wir uns dieses Ziel zu eigen machen, heißt das, wir beginnen (das Denken, unsere Wahrnehmung der Welt) mit unseren Theorien oder Prinzipien. In der Folge müssen wir fortlaufend darauf aus sein, von ihnen, (den Dingen, den Menschen) Informationen zu erlangen, inwieweit welche unserer Überlegungen dieselben sind wie ihre.

Wie auch immer, hatte unter anderem ein Artikel von Hubert Dreyfus (1967), den ich vor ein paar Jahren las, einen gewissen Einfluss auf mich (Warum Computer Körper haben müssen, um intelligent genannt werden zu können). Er wiederum war beeinflusst durch Hei degger (1962), Merleau-Ponty (1962), und von Samuel Todes (2001). Ich begann stattdessen (Shotter, 1980) zu glauben, dass unsere hervorstechendste Eigenschaft sei, uns selbst zu erlauben, uns auf andere und auf Andersartigkeit um uns herum einzulassen. Und das in vielen lebendigen Beziehungen und Situationen und zwar auf eine unverwechselbare Weise. Beziehungen, die wir selber gestalten und uns aus den verschiedenen Möglichkeiten in unserer Umgebung ausgesucht haben. John MacMurray(1961) hat es im Blick auf kleine Kinder so ausgedrückt: "Das Baby muss sich kraft seiner Natur nach der Geburt an die bestehenden Bedingungen anpassen, in die es hineingeboren wurde...es ist in der Tat, „paradoxerweise" angepasst, an sein Unpassend- Sein, adaptiert an eine vollständige Abhängigkeit von einer Pflegeperson. Es entwickelte sich, um versorgt zu werden. Es ist in eine liebevolle Beziehung hinein geboren, die von Natur aus persönlich ist (p.48) ---- wobei die Essenz einer Liebesbeziehung darin liegt, dass der Liebende in dem geliebten Wesen Zeichen von Möglichkeiten sieht, die er auf eine Weise beantwortet, dass diese sich entwickeln können. So gesehen sind Sprechen und Sprache nachrangige Entwicklungen, die sich aus unseren mehr primären, körperlich expressiven und gestischen

Formen von Kommunikation heraus entwickeln; das ist natürlich eine elementar wichtige Entwicklung. Auch wenn viele Tierarten ein soziales Leben haben, Tiere haben nicht ihre „Form von Leben" und deshalb auch nicht ihre „Welt", die ihnen vorherbestimmt ist durch die Aufnahme in eine sprachliche Gemeinschaft.

Gadamer (2000) hat klargestellt: "Sprache ist nicht lediglich eines der Besitztümer des Menschen in dieser Welt; andersherum, auf ihr beruht die Tatsache, dass er überhaupt eine Welt hat. Für den Menschen existiert die Welt als eine Welt, die kein anderes Lebewesen auf diese Art erlebt.....Sprachen sind Ansichten von der Welt... Eine Welt zu haben, bedeutet auf sie hin orientiert zu sein... dieses Konzept von Welt kontrastiert mit dem Konzept von Umgebung, die alle Lebewesen auf dieser Welt haben...der Mensch, anders als alle andere

lebende Kreatur, hat eine ‚Welt', da andere Lebewesen nicht in gleichem Sinne eine Beziehung zur Welt empfinden. Aber, wie es ist, in ihre Umgebung eingebettet zu leben" (pp.443-444)--- während, wenn ich von ‚Orientierung' spreche, ich die besondere Art und Weise meine, wie ich mich im spontanen Ausdruck auf die Umgebung beziehe, nicht nur durch Denken oder Fühlen, sondern auch durch Handeln und Verhalten, die sich aber auch darin zeigt, dass sich der Mensch als dieser besondere Mensch zeigt, als ob er in jedem Moment zu der Gruppe der jeweils Anwesenden gehört, und sich der Aufgabe stellt, die speziellen Erfordernisse der Mitgliedschaft der sozialen Gruppe zu erfüllen.

Und neben der Tatsache, dass wir Töchter und Söhne unserer Mütter und Väter, genau wie auch Nichten und Neffen und Enkel unserer Großeltern sind, fühlen sich manche von uns berufen, etwa Mathematiker oder Flugzeugingenieur zu werden- ich hätte beinahe beides gemacht- oder Musiker zu werden oder Arzt, andere wieder Chef, Klempner, Tischler, Schneiderin und so weiter, während andere von uns ganz davon eingenommen werden können, was es bedeuten kann, ein Mensch zu sein und versuchen, das zu einer lebenslangen Aufgabe werden lassen. In jedem Fall beginnen wir bei uns selbst, wenn wir feststellen, dass wir einem Ruf folgen, der für uns aus unserer Umgebung heraus auftaucht, und währenddessen fangen wir an unterschiedliche 'Welten' zu erschließen, jede mit ihren eigenen Erfordernissen, Privilegien und Verpflichtungen. Wenn ich jetzt zu der Geschichte von Harry und Bill zurückkehre, können wir uns Gedanken dazu machen, was für Bill den Unterschied zwischen seiner

Beziehung zu Harry und den von ihm gemachten vorherigen Erfahrungen mit anderen Psychiatern ausgemacht haben könnte. Als Harry Bill fragte: „was sind Vorbehaltsfragen?" antwortet

Bill: *Ihr (die professionellen) fragt mich immer aus... fragt mich aus, um herauszufinden, ob ich weiß was ihr wisst, anstatt einen Weg zu finden, mit mir zu sprechen. Ihr fragt, ist das ein Aschenbecher?' um heraus zu bekommen, ob ich das weiß oder nicht weiß. Es ist so, als ob ihr es wüsstet und nun sehen möchtet, ob ich es auch kann... aber das hat mich mehr eingeschüchtert, mich in Panik versetzt. Wenn ihr nur mit dem Teil von mir gesprochen hättet, der wusste, wie ängstlich ich gewesen bin. Wenn*
   ihr nur verstanden hättet, wie verrückt ich sein musste, um stark genug zu sein, es mit meiner lebensbedrohlichen Angst auf zu nehmen" (p25, HervorhebungenJS).

Und erst danach--- nachdem er über sein Bedürfnis gesprochen hat, „einen Weg zu finden, mit mir zu sprechen....einen Weg, der berücksichtigt hätte, wie eingeschüchtert ich gewesen bin---konnte Bill sagen, dass sie auf einem solchen Weg auch mit diesem verrückten General fertig geworden wären". Worauf hatte Bill es hier abgesehen? Eindeutig hat er einen entscheidenden Unterschied wahrgenommen--- einen Unterschied, der einen Unterschied macht (Bateson, 1979), etwas, das ihn betraf-- -- zwischen der Art, wie Harry Goolishian sich auf ihn bezog oder orientierte, und wie er die anderen Psychiater erlebte.
Anderson & Goolishian(1992) bezeichnen ihre anfängliche Orientierung auf ihre Klienten als die Einnahme einer Haltung des ‚Nicht-Wissens', die „... die eine allgemeine Einstellung oder Haltung zur Folge hat, bei der die Handlungen des Therapeuten eine mehr als deutliche und authentische Neugier zum Ausdruck bringen"(p.29)--- eine ‚Du- sagst- mir-was-die-Dinge-Dir-bedeuten'-Haltung, die sich deutlich von der Haltung unterscheidet, in der ich ständig nach Informationen von Dir suche, die meine eigenen Theorien bestätigen. „Therapeutische Fragen", sagen sie, „sind auf die Zukunft gerichtet, mit der noch nicht verwirklichten Möglichkeit eines gemeinsamen Wissens {mit der Möglichkeit, eine gemeinsame Wahrnehmung und Empfindung in der gemeinsam erlebten Situation herzustellen} ...Die Unterhaltung in der Behandlungssituation hat die Funktion, sich

diese noch nicht ausgesprochenen Möglichkeiten, diese bisher noch nicht erzählten Geschichten entfalten zu lassen" (p.34). Wie kommen Anderson & Goolishian darauf, dass da etwas „Noch-nicht-Ausgesprochenes" gäbe, was ans Licht gelangen könnte?

Weil unsere Erfahrungen uns nicht mit ‚Namensschildern' versehen ereilen, um uns mitzuteilen, für ‚was' sie stehen. Sie entwickeln sich immer in einer größeren, multidimensionalen Situation, ‚in' der wir tatsächlich in in jedem möglichen Moment gerade sind---jede Situation mit eigenen kulturellen Normen und eigener Geschichte, die wiederum die Geschichten all der Anderen um uns herum enthält--- und dies von uns ebenfalls wahrgenommen in Beziehung auf die nebulöse Mischung unserer eigenen vergangenen Geschichten. Und weiter, ‚was' im jeweiligen Moment unsere Erfahrung tatsächlich ausmacht, ist völlig unbestimmt. William James(1912) hat es vor langer Zeit so ausgedrückt: "Unsere Erfahrungshorizonte haben keinesfalls besser definierte Grenzen als unser Sichtfeld. Beide sind immerwährend „ausgefranst" von einem ‚mehr', dass sich beständig entwickelt, und an deren Stelle tritt, wenn das Leben voranschreitet. Die Beziehungen sind an dieser Stelle, allgemein gesagt, genauso real wie es die Begriffe sind....."(p.71). Selbst wenn wir davon ausgehen, dass unsere Erfahrungen qualitativ immer unterschiedlich sind, sind sie trotzdem immer offen, um in unzählbaren unterschiedlichen Arten ‚verwörtert' zu werden--- mit jedem In-Worte-Fassen öffnen sich nicht nur verschiedene Möglichkeiten, in die Zukunft hinein zu handeln, sondern es kann auch ein Licht auf die Beziehungen und Verbindungen zwischen verschiedenen Erfahrungen geworfen werden, die bisher nicht erkennbar waren. Bevor wir sprachlich formulieren, wissen wir nicht, wie wir in Bezug auf unsere Erfahrungen handeln sollen, da sie unbestimmt bleiben oder auch noch nicht konzipiert sind.

Symptome als Kompensation - Beispiele dafür, wie man das ‚Noch – Nicht- Gesagte' auf eine verständliche Formulierung hin öffnet. Derzeit sind unsere psychiatrischen Diagnosen von Beobachtungen der Symptome unserer Patienten abgeleitet--- als ob diese Symptome, die wir beobachten, direkte Indikatoren für etwas wären, was ‚bei uns nicht stimmt'. Aber sind sie das tatsächlich? Kurt Goldstein (1933/1995) war ein Neurologe und Psychiater, der nach dem Ersten Weltkrieg durch Schusswaffen herbeigeführte Gehirnverletzungen untersuchte. Das im Wissen darum, dass persönlichkeitserhaltende Aktivitäten vom Organismus unternommen werden, wenn diese verstört werden---- hat seine Bedenken gegenüber dieser Methode so geäußert:

„Wir sind so daran gewöhnt, Symptome so zu verstehen, dass sie sich direkt aus der Schädigung des Nervensystems ergeben", sagt er, „dass wir dazu neigen, anzunehmen, dass korrespondierend zu der gegebenen Schädigung bestimmte Symptome unausweichlich auftreten müssen. Wir denken das, weil wir vergessen, dass sowohl normale als auch abnorme Reaktionen(‚Symptome') beide nur ein Ausdruck des Versuchs des Organismus darstellen, sich auf gewisse Erfordernisse der Umgebung einzustellen. Wenn man das in Betracht zieht, wird offensichtlich, dass Symptome keinesfalls als selbstverständliche Folge (einer Schädigung) auftreten müssen.
Symptome stellen Antworten dar, die der veränderte Organismus auf Anforderungen formuliert: Sie stellen Lösungsversuche für Probleme dar, die sich einerseits aus den Herausforderungen der natürlichen Umgebung ergeben, und andererseits aus der speziellen Aufgabenstellung in der Untersuchungssituation"(p.35).

Anders ausgedrückt hat Bill erklärt, „ich wusste, dass dies (die wahnhafte Überzeugung, eine bedeutende militärische Person zu sein) ein Versuch war, mich davon zu überzeugen, dass ich so meine Panik und Ängstlichkeit überwinden können würde." Er versuchte damit auch, wieder die Kontrolle über die anders nicht kontrollierbaren „ungerichteten Gefühle" (feelings of tendency, W. James), die in ihm arbeiteten, zu gewinnen, indem er abgestimmt auf sie handelte, scheinbar so, wie ein General seine Armeen darüber kontrolliert, dass er Befehle ausgibt. Was Harry von Bill's früheren Therapeuten unterschied, war am ehesten, dass er nicht versuchte, ihn von seinen bizarren Gedanken zu heilen, er wollte Bill dabei unterstützen, die ‚Landschaft' (wenn man das so nennen kann), in die diese Gefühle eingebettet sind, zu erforschen, weil es vielleicht möglich wäre, andere sprachliche Formulierungen für sie zu finden---um so andere Möglichkeiten zu eröffnen, sich auf die Beziehung zu anderen und die ihn umgebende andersartige Situation hin zu orientieren.
Diese Veränderung in der „formbestimmenden"(Voloshinov, 1987) Haltung oder Einstellung--- vom „Prüfen" zum „Erkunden" –ist keinesfall von geringer Bedeutung, wenn man betrachtet, wie sich Patienten in Bezug auf ihre Beziehungen um sie herum fühlen, ob sie merken, dass sie als geschätzte Menschen beantwortet werden, oder ob sie sich als Menschen mit einem Defizit oder sogar als „schlecht" erleben.

Anne-Hedwig Vedeler (2004) hat mehr experimentell mit einer Patientin gearbeitet, die sich selbst „Meercat" nannte. Sie war in Therapie überwiesen worden, weil sie in ihrem Leben und in ihren Beziehungen zur Familie sehr unglücklich war:

„....es ist sehr belastend, nahezu so, als ob man durch so vieles wie gelähmt ist, aber bis ich es los werde, rauskomme, fühle ich mich so missverstanden. Es sieht so aus, dass ich mich nicht auf eine Sache konzentrieren kann. Wenn es so viele sind...Bill hat mich völlig entwertet, und es stimmt überhaupt nicht, wirklich!"

Vedelers Experiment bestand darin, die meiste Zeit in der Therapiesitzung mit Meercat nur zuzuhören und wenig zu sagen--- Vedeler hatte allerdings schon erkannt: „Ich teile die Zeit ein und frustriere andere damit, wenn ich nicht lange und ausführlich genug zuhöre". Meercat hatte daher zugestimmt, dass die Therapeutin einfach aufmerksam zuhören würde, allerdings mit lebhafter Mimik, aber sonst nicht viel sagen würde:" Ich habe mich auf ihre Mimik, ihre Körperbewegungen und ihre Atmung genauso wie auf ihre Worte konzentriert" sagt Vedeler.

Als „Ergebnis" der „Therapie" benennt Meercat die Bedeutung, die es für sie hatte, „ die Gedanken hin und her schweifen zu lassen" und was es für eine Erleichterung gewesen sei, sagen zu dürfen, was sie sagen wollte. Sie unterstrich auch die Bedeutung, die es für sie hatte, gehört zu werden, indem sie sagt: „Ich habe nicht den Eindruck, dass ich draußen von irgendjemand sonst gehört werde. Ich fühle mich mehr als Ärgernis und als ob ich es nicht wert bin, dass man mir zuhört". Und indem sie so spricht, sagt sie natürlich--- wenn sie sagt, es sei ihr ‚erlaubt' worden--- dass es eine Verbindung gibt zwischen dem Gefühl gehört zu werden hin zu dem Gefühl, etwas wert zu sein, jemand, der sich nicht nur nach Wünschen ausrichten muss, es anderen recht zu machen, sondern sich frei zu fühlen, sich den eigenen Bedürfnissen zuzuwenden. Sie hat davon gesprochen, in der Lage zu sein, „Schritt für Schritt" zu machen, und sich zu erlauben, eine Sache nach der anderen zu erledigen, und zwar selbst, und die Erlaubnis zu haben, auch mal zu ‚schwafeln' und ‚weiter zu machen', ohne dass es einen Sinn haben muss, sich im Verlauf der Unterhaltung auch zu wiederholen, dasselbe noch einmal durchgehend, vorwärts genauso wie rückwärts, und sie bemerkt, dass „es immer etwas Besonderes gibt, das unerwartet auftaucht"--- auf diese Weise, um es so auszudrücken, die Zeit zugestanden bekommen, ihren eigenen Weg in sich selbst zu finden und damit zu beginnen, ihre ungeordnete ‚innere Welt' zu organisieren, so als ob sie wüsste, wie sie ‚weitermachen' wollte und von wo aus, in jedem einzelnen Moment, da erlebte sie sich als „daseiend". Noch anders ausgedrückt, hat sie ihre ganze Art in der Welt zu sein verändert. Als es ihr ‚erlaubt' war zu handeln, wie sie es erlebte, musste sie handeln, zumindest für kurze Zeit, und das schien für sie sehr wichtig.

Goldstein (1995/1933) fährt folgendermaßen fort: *Jede vorurteilslose und gründliche Untersuchung eines Falles lehrt uns immer wieder, dass eine Veränderung der Ausführung einer bestimmten Handlung, selbst wenn es auf den ersten Blick sehr markant wirken könnte, nicht notwendigerweise von ursächlicher Bedeutung sein muss, um die zugrundeliegende funktionelle Störung zu verstehen. Im Gegenteil, es kann auch eine scheinbar nebensächliche Erscheinung, die man gar nicht richtig wahrnimmt, von überragender Bedeutung sein.....(zum Beispiel), die Schwierigkeit, die Worte zu finden, früher als das Hauptsymptom (der Aphasie) angesehen, ist in den* Hintergrund getreten. Die Theorie der reduzierten Evozierbarkeit von Sprachbildern wurde obsolet... da die Patienten die Worte ganz gut gebrauchen können, wenn die Umstände besondere sind... „Die Unfähigkeit, Worte willentlich zu finden und zu gebrauchen, ist nicht so sehr dem ursprünglichen Defekt des Sprachzentrums geschuldet, sondern viel mehr der Veränderung in ihrer gesamten Persönlichkeit, die sie von der Situation trennt, in der es um Sinnhaftigkeit und Bedeutung geht" (pp.37-38, Betonung JS).

Ich möchte den letzten Satz noch einmal wiederholen: „Die Unfähigkeit, Worte willentlich zu finden und zu gebrauchen ist nicht so sehr dem ursprünglichen Defekt des Sprachzentrums geschuldet, sondern viel mehr der Veränderung in ihrer gesamten Persönlichkeit, die sie von der Situation trennt, in der es um Sinnhaftigkeit und Bedeutung geht".

Andere Autoren haben ähnliche Gedanken geäußert. Wittgenstein (1980), z. B. bemerkt: „Verrücktheit muss nicht als Krankheit betrachtet werden. Warum sollte sie nicht als plötzliche –- mehr und weniger plötzliche--- Veränderung des Charakters betrachtet werden"? (p.54), und an anderer Stelle: „Die Welt des glücklichen Mannes unterscheidet sich von der Welt des unglücklichen Mannes" (Wittgenstein, 19, no.6.43). Goffman (1967) sagt, dass es für uns unmöglich wird, im Zusammensein mit anderen einen stabilen Eindruck von der Realität zu erlangen, wenn wir uns nicht in der Lage fühlen, spontan in

Kontakt mit den anderen um uns herum zu kommen--- er vertritt die Auffassung, dass in dem Moment, in dem das soziale System, das durch die Beziehungsaufnahme entsteht, durcheinander gerät, sich die Teilnehmer ohne Linie, unwirklich und desorganisiert fühlen" werden (p.135).

Was Goldstein(1995/1933) hier deutlich machen möchte, ist die Notwendigkeit einer gründlichen und umfassenden Untersuchung, die die Natur der Störung des Patienten betrifft: *"Auf der Grundlage unserer ersten Untersuchungen, die nicht gründlich genug waren, haben wir eine Hypothese formuliert, die nicht ausreichend zutraf. Weitere Untersuchungen haben uns vorangebracht und wir formulierten eine neue Hypothese, die sowohl den älteren als auch den neuen Befunden/Fakten gerecht wurde. Je weiter wir unsere Untersuchungen verfeinerten, desto besser konnten wir die funktionelle Störung des Falles beschreiben"* (p.41, Hervorhebung JS).

Wenn wir den Patienten auf diese beschriebene Weise zuhören, die allen Details der persönlichen Geschichte ihres In-der-Welt-Seins gerecht wird, sollte das für sie ein ausschlaggebender Gesichtspunkt sein, was es für sie bedeutet zu fühlen, dass ihnen zugehört wird; Und das scheint es gewesen zu sein, was Meercat gefühlt hat: "sie ist in der Lage, ihre Zweifel zu äußern, es auszusprechen, sich selbst zu fragen, nach Bestätigung zu suchen, in kleinen Schritten vorzugehen, aber, am Ende, selbst zu entscheiden".

Wie Meercat, spricht auch Debra Lampshire (2009), eine stimmenhörende Psychiatrieerfahrene davon, wie wichtig es sei, die ganze eigene Geschichte in psychiatrischen Gesprächen erzählen zu können. Sie ist insoweit eine ungewöhnliche Person, als sie es zu einem gewissen Grad geschafft hat, sich selbst von ihren „irritierenden Stimmen" zu „heilen". „ Eine meiner frühesten Erinnerungen" erzählt sie „handelt von einem überwältigenden Gefühl, nicht ganz ‚hinein zu passen'; in der Schule, in meiner Familie, und in meiner Umgebung.." So ein Gefühl, alles von außen zu betrachten, als ob sie sich und ihr Leben selber von außen betrachtet, anstatt es selbst zu leben. „Über die Zeit gab es zahllose Erfahrungen, die dieses Gefühl von Getrenntsein von Anderen bestärkten, und je stärker diese Erlebnisse wurden, desto mehr strengte ich mich an, wieder eine Verbindung herzustellen.."(p178).

Ähnlich wie Meercat, aber doch deutlich mehr, erlebte sich Lampshire als ängstlich, nach den Erfordernissen anderer Menschen lebend, es ihnen recht machen zu müssen. „Wenn man das Leben leben will, was „die" aussuchen, hat man sich dem Stress auszusetzen, und man muss lernen, damit umzugehen. Im Grunde handelt es sich dabei um die Kunst, aufzuwachsen, sich mit der Welt der Erwachsenen in erwachsener Weise auseinanderzusetzen; Ich hatte das nicht geschafft. Ich lebte mein durch kindliche Vorstellungen getriebenes und von undurchdachten Vorstellungen geprägtes Leben" (p182). Und bei ihren eigenen Überlegungen zu ihrem bizarren Verhalten kam heraus, dass es sie zu den folgenden Annahmen führte:

„Ich war einfach die, die ich war, ich hatte keine Ahnung, wie es sein könnte, anders zu sein. Andere stellten fest, dass ich unvernünftig sei, ich selber habe das nie empfunden. Ich lebte aus einem so tiefen und grundlegenden Instinkt heraus, dass ich das nie in Frage gestellt habe".(p.183).

In ihren weiteren Überlegungen schlägt sie vor, dass die Suche nach *„Heilung (in der Therapie) die größte Irreführung oder Selbsttäuschung wäre, da die Suche eine in sich selbst sei. Eine, in der man wieder Verbindung zu sich selbst aufnimmt, und dabei entdeckt, dass wir dazu bestimmt sind, zu sein, und wenn du dieses Selbst nicht liebst, wird es zu deiner Entscheidung, es zu ändern"* (p.184).

„Ich habe den Wunsch, meine Gedanken jemandem mitzuteilen und möchte nicht analysiert oder pathologisiert werden, man soll mir zuhören. Wenn Du meiner ganzen Geschichte zuhören kannst und mir zugestehst, sie zu erzählen, dann bitte ohne Deine eigenen Interpretationen dazu zu äußern, denn jeder Hinweis und jeder Zwischenton sind schon darin enthalten. Die Bedeutungen hinter meinen Schilderungen wahrzunehmen, ist ein Geschenk, dass bewusst und grosszügig geteilt werden kann, und wenn man jemand in seiner Ecke hat, mit dem man die Last teilen kann, können wir uns zusammen von den Fesseln der Vergangenheit befreien" (p.184).

Ein weiteres Beispiel finden wir bei Tanya Luhrmann (2012). Sie erzählt von Susan, einer korpulenten, imponierenden schwarzen Frau, die sich selbst in aggressiver Weise auf der Strasse gegen etwas Unsichtbares verteidigt und unschwer die Kriterien für die Diagnose Schizophrenie erfüllte--- Sie war der Überzeugung, dass die Menschen sie durch die Heizungsrohre in ihrer Wohnung abhören und hörte sie ihrerseits gemeine Bemerkungen murmeln.

Als Luhrmann sie traf, war Susan bereits eine „Erfolgsgeschichte"; sie hatte ihre eigene Wohnung und studierte an der örtlichen Fachschule. Sie hatte allerdings allen Versuchen, sich eine Diagnose

„überhelfen" zu lassen, widerstanden--- selbst dann, als es ihr ein Anrecht auf eine Wohnung gesichert hätte--- weil die Idee verrückt zu sein für sie bedeutet hätte, dass sie unfähig wäre, ihr Leben zu meistern und sie einen damit verbundenen Hirnschaden hätte, der nie wieder ausheilen könnte. Susan hatte von einem neuen Projekt profitiert, das Menschen auch dann eine Wohnung zusprach, wenn diese nicht bereit waren, sich einer Diagnose zu unterwerfen.

Obwohl Susan wusste, dass sie an einem staatlich subventionierten Wohnungsprogramm teilnahm, war sie der Überzeugung, dass sie aufgenommen worden sei, um von „Crack" weg zu kommen. Wie Luhrmann bemerkt (2012): *„Diejenigen, die solche Programme fördern wie das von Susan, glauben, dass die soziale Situation, in der Patienten leben und sich darin zurechtfinden, für die Behandlung mindestens soviel Bedeutung hat wie beispielsweise die Medikamente... Menschen fällt es leichter eine Wohnung anzunehmen, wenn es in Programmen wie diesen angeboten wird und nicht in der herkömmlichen regulierten Art und Weise, und wenn sie sich erst einmal in der Wohnung eingerichtet haben, mildern sich die Symptome--- unabhängig davon, ob sie Medikamente nehmen oder nicht"* (p7).

Meine letzten beiden Beispiele stammen von Tito Mukhopadhya (2000) und Naoki Higashida (2013), zwei ausgeprägt autistische Jungen, denen, ohne dass sie je gelernt hätten zu sprechen, von ihren Müttern das Schreiben beigebracht worden war--- Bei Tito so, dass die Mutter einfach auf die Buchstabendes Alphabets zeigte, die auf einem Stück Papier aufgeschrieben worden waren. Naoki benutzte eine Tastatur aus Pappkarton. Ohne zu sehr ins Detail gehen zu wollen, ist das Besondere hier, dass beide Jungen davon sprechen, dass sie ihren Körper nicht unter Kontrolle hatten: *„ Mein Körper fühlte sich an wie in kleinen Teilen „verstreut"*, sagte Tito *„und es war schwer, ihn zusammen zu sammeln"...."*.die Hilflosigkeit meines unzusammenhängenden Selbst" sei „jahrelang wie eine Verhöhnung" für ihn gewesen...."selbst jetzt noch, wenn ich diese Zeilen schreibe"(p.20).

Naoki schreibt:*"Es gibt Zeiten, da bin ich handlungsunfähig, selbst wenn ich es wirklich und verzweifelt möchte. So ist es, wenn mein Körper sich meiner Kontrolle entzieht. Ich meine damit nicht, dass ich krank oder sonst was bin. Es fühlt sich so an, als ob mein Körper, bis auf meine Seele, einem anderen gehört und ich habe keinerlei Kontrolle über ihn"* (p.68).

Ich wiederhole, unsere Fragestellung hat damit zu tun, wie andere uns beantworten, wenn wir versuchen, etwas zu tun: " *Es schmerzt*", sagt Tito, *„wenn Menschen uns {Autisten} aus dem Weg gehen und die Schulen sich weigern uns aufzunehmen. Ich habe es erlebt, und es wird andere geben, die ebenfalls, genau wie ich, jeden Tag diese Zurückweisung erleben müssen. Ich muss das noch einmal klarstellen, dass unser fremdartiges Verhalten nicht aus einem Mangel für das Verständnis sozialer Situationen rührt, es ist vielmehr die Unmöglichkeit, uns selbst und unseren Körper auf eine sozial akzeptable Weise zu nutzen"* (p.57, Hervorhebung JS)--- die Unmöglichkeit', uns selbst und unseren Körper' auf eine sozial akzeptable Weise zu nutzen. Wie hätte Tito diese Fähigkeit, von Beginn an erlernen sollen, wenn alle um ihn herum auf sein Verhalten so reagieren, dass es ‚seltsam' sei, eben nicht wie „wir anderen alle".

Naoki drückt es so aus:*" Wenn wir allein sind--- wissen wir einfach nicht, wie wir die Sachen so machen können, wie ihr sie macht. Aber wie jeder andere auch, möchten auch wir es so gut wie möglich machen. Wenn wir merken, dass ihr uns aufgebt, fühlen wir uns elend. Bitte hört nicht auf uns zu helfen, bis zum Ende"* (p.69).

Schlußfolgerung: Wie möchten die anderen um uns herum uns haben?

Mit dem oben Gesagten wollte ich nicht für oder gegen eine spezielle Art und Weise argumentieren, wie man mit seelischen Störungen umgehen kann. Ich wollte nur einige Besonderheiten aufzeigen und ihnen nachgehen,--- wenn wir eine mehr ganzheitliche Perspektive einnehmen und die Irritationen der Menschen so verstehen, dass sie nicht nur aus dem Individuum, sondern aus den Beziehungen heraus entstehen, die den Menschen umgeben---- denen wir uns notwendigerweise zuwenden müssen. Es ist ja so, wenn wir den Mund öffnen um zu sprechen, müssen wir das nicht nur in Übereinstimmung mit dem, was die Fakten zulassen, tun, sondern auch in Übereinstimmung mit den kommunikativen Erfordernissen der jeweiligen Umgebung--- in unserem alltäglichen Leben, auch im Zusammensein mit Menschen, die nicht Freunde sind oder nicht zur Familie gehören, und dabei handelt es sich oft um das (Wieder-)Herstellen von bestimmten gegebenen sozialen Grundregeln der Kommunikation. Wenn die Art unseres Sprechens in irgendeiner Weise eingeschränkt wird, --- weil zum Beispiel ein bestimmter Sprachcodex zu befolgen ist und andere nicht, folgt daraus, dass auch das Verstehen und wahrscheinlich auch unsere Erfahrungen mit uns selbst limitiert werden (Shotter, 1989.p.141).

Mit anderen Worten, in unseren alltäglichen Aktivitäten können wir nicht einfach aus unseren Vorstellungen ‚heraus' handeln und sprechen, ungehindert durch die sozialen Begleitumstände unseres Erscheinens; wir müssen sozusagen in die Möglichkeiten hinein agieren, die uns geboten oder von uns gefordert werden, weil sonst unsere Versuche uns zu verständigen, fehlschlagen oder sogar sanktioniert werden. Deshalb ist es so, dass unsere Handlungen (Worte) in derartigen Situationen eine ethische und moralische Qualität bekommen; wir können uns nicht einfach auf Andere oder Anderes so beziehen, wie es uns gefällt. Unsere Beziehung zu diesen Anderen gehört ihnen genauso wie uns, und wenn wir uns in ihnen bewegen, müssen wir innerlich darauf vorbereitet sein, dass sie auf ihre Weise einschreiten, wenn wir ‚falsch' liegen---- nur mit einer hoch entwickelten Fähigkeit zu antizipieren und solchen Reaktionen zuvor zu kommen, können wir so weitermachen wie wir möchten (Shotter, 1989, p.144). Besonders im Zusammensein mit denen, die uns nicht gerade lieben, sollten wir nur das tun, was sie zulassen....es sei denn...es sei denn.......

Literaturverzeichnis:

1. Anderson, H. and Goolishan, H. (1992): The client is the expert: a not-knowing approach to therapy. In K.J. Gergen and S. McNamee (Eds.) Therapy as Social Construction. London: Sage.
2. Bakhtin, M.M. (1986): Speech Genres and Other Late Essays. Trans. by Vern W. McGee. Austin, Tx: University of Texas Press.
3. Bateson, G. (1973): Steps to an Ecology of Mind . St. Albans: Paladin.
4. Dreyfus, H.L. (1967): Why computers must have bodies in order to be intelligent. Review of Metaphysics, 21. 13-21.
5. Gadamer, H.-G. (2000): Truth and Method, 2nd revised edition, trans J. Weinsheimer & D.G. Marshall. New York: Continuum.
6. Goffman, E. (1967): Interaction Ritual. Harmondsworth: Penguin.
7. Goldstein, K. (1995): The Organism: a Holistic Approach to Biology derived from Pathological Data in Man. New York: Zone Books, first pub. 1933.
8. Heidegger, M. (1962): Being and Time. Oxford: Blackwell.
9. Higashida, N. (2013): The Reason I Jump. London: Hodder & Stoughton.

10. James, W. (1890): Principles of Psychology, vols. 1 & 2. London: Macmillan.

11. Shotter,J. 12 International Journal of Collaborative Practice 6(1), (2016): 1-12 York: Longman Green and Co, pp.39-91.

12. Lampshire, D. (2009): Ramblings of an alleged mad woman. Psychosis, 1(2). pp.178-184.

13. Luhrmann, T.M. (2012): Schizophrenia. Wilson Quarterly, Summer 2012, pp.28-34.

14. Macmurray, J. (1961): Persons in Relation. London: Faber and Faber

15. Merleau-Ponty, M. (1962): Phenomenology of Perception (trans. C.Smith). London: Routledge and Kegan Paul

16. Mukhopadyay,T.R. (2000): Beyond the Silence. London: National Autistic Society.

17. Shotter, J. (1989): Social accountability and the social construction of 'you'. In J. Shotter and K.J. Gergen (Eds.) Texts of Identity, London: Sage Publications Ltd, 1989, pp.133-150.

18. Todes, S. (2001): Body and World, with introductions by Hubert L. Dreyfus and Piortr Hoffman. Cambridge, MA: MIT Press.

19. Vedeler, A.H. (2004): Do you hear me? About therapeutic listening, creating space for voices to emerge and to be heard. Action Research. Downloaded from http://www.taosinstitute.net/anne-hedvig-vedeler (Oct 2014).

20. Voloshinov, V.N. (1987): Freudianism: a Critical Sketch. Bloomington and Indianapolis: Indiana University Press.

21. Wittgenstein, L. (1961/1922): Tractatus Logico- Philosophicus. London: Routledge and Kegan Paul.

22. Wittgenstein, L. (1980): Culture and Value, introduction by G. von Wright, and translated by P. Winch. Oxford, Blackwell

XXVII. Jahrestagung

Der Deutsch- Polnischen Gesellschaft für Seelische Gesundheit

Vom 29.9.- 1.10. 2016

Im Vivantes Klinikum in Berlin-Neukölln.

"Was trennt uns- Was verbindet uns"
Die DPGSG im Zeitalter der Polarisierung

Dieser Tagung haben wir wohl fast alle mit gespannter Verunsicherung und gleichzeitig hoffnungsfroher Erwartung entgegengesehen. Hatte es sich im letzten Jahr auf dem Höhepunkt der Flüchtlingskrise in Europa während der Tagung in Danzig gezeigt, dass Wortwahl und Haltung zu den unterschiedlichen Bewältigungsstilen der Krise auf eine Art verschieden waren, die Befürchtungen hervorrief, ob die Gemeinsamkeiten innerhalb der Gesellschaft nicht aufgebraucht sein könnten und damit ihre Auflösung nicht mehr undenkbar war. Die politische Wetterlage und ihr Einfluss wirkten sich auch auf die Geschehnisse in unserer Gesellschaft aus. Dieses Spannungsfeld beherrschte die Vorstandssitzungen des Jahres, angefeuert durch ein, leichtsinnig und nicht hinterfragt, verschicktes Video der "Identitären Bewegung", in dem smarte junge Leute nationalistische und rassistische Bemerkungen machen, um Volk und Nation vor Europa und den "Linken" zu retten. Das empörte Einige von uns derart, dass plötzlich die "Gretchenfrage" im Raum stand. Eilig sowohl von deutscher als auch von polnischer Seite einberufene nationale und Gesamt-Vorstandssitzungen mit ungewohnten Spannungen überschatteten die Planungen der Jahrestagung 2016 und waren nicht in der Lage, diese Spannungen und damit einhergehende Bedenken auszuräumen. Als Kompromiss ergab sich dann das Format dieser Tagung als Mitgliederversammlung. Innerhalb dieses Rahmens sollten die verbleibenden Gemeinsamkeiten eruiert und schließlich darüber gesprochen werden, ob sich der Zweck der Gesellschaft nicht erfüllt habe

und damit einer Auflösung nichts mehr im Wege stünde. So die Vorgeschichte.

Zum Glück kam es dann doch anders:

Ca. 100 Mitglieder, fast paritätisch aus beiden Ländern, hatten sich
eingefunden, um zu den aufgeworfenen Themen der Zeit mitzudisku-
tieren. Den Rahmen bildete der Festsaal des Vivantes Klinikums in
Berlin-Neukölln, die Organisation der Tagung lag in den Händen der
Mitarbeiter der Klinik für Psychiatrie, Psychotherapie und Psychoso-
matik unter Leitung von Ingrid Munk. Die einleitenden Worte von
Frau Munk sowie die Grußworte der Berliner Staatssekretärin für
Gesundheit sowie des Neuköllner Bezirksstadtrates für Jugend und
Gesundheit spannten einen größeren und einen regionalen Bogen, der
den Zuhörern die Besonderheiten der gesundheitlichen und sozialen
Lage, speziell auch die Belange des hohen Prozentsatzes von Migran-
ten, aus den unterschiedlichen Blickwinkeln nahebrachte.

Die Vorsitzenden Łukacz Cichocki und Elmar Spancken fassten die
Ereignisse des letzten Jahres zusammen und führten so in die inzwischen deutlich weniger angespannte Situation ein – wozu eine vor der
Eröfffnung angesetzte Gesamtvorstandssitzung beigetragen hatte -
und brachten damit die Mitglieder auf den "Stand" der Diskussion.

Nils Pörksen und Maria Załuska hatten es übernommen, jeder für sich
die Geschichte der Gesellschaft, die Besonderheiten der persönlichen
Begegnungen, die gute Zusammenarbeit in gemeinsamen Projekten,
aber auch die zunehmenden Veränderungen und die Verwerfungen
des letzten Jahres zu würdigen. Hatte man sich früher mit Schlafsack-
plätzen im Hause der jeweiligen Gastgeber zufrieden gegeben, war in
den letzten Jahren der Trend zur "Komforttagung" unaufhaltsam geworden, was

aber durch die steigenden Gebühren zum Ausschluss so mancher po-
tentiellen Tagungsteilnehmer führte, da auch die Bezuschussung von
Seiten der Arbeitgeber oder anderweitige Fördermittel ausfielen. Ja,
das liebe Geld…. Beide Gesellschaftsteile bezeichnen sich als finanziell "am Ende", kein Licht am Ende des Tunnels in Sicht. Aber welchen Einfluss hat die Verknappung öffentlicher Mittel tatsächlich?
Das bleibt natürlich eine rhetorische Frage, denn für das, was ich will,
finde ich auch Lösungen.

Der Abend klang mit einem Imbiss im Zelt aus, wo es Gelegenheit gab, all die persönlichen Dinge zu besprechen, die sich im letzten Jahr zugetragen hatten. Aber auch die aktuellen Themen füllten die Zeltkuppel zur Genüge.

Am nächsten Morgen ging es dann etwas näher "zur Sache". Daniela Brandtner und Łukacz Cichocki hatten es als Exponenten unterschiedlicher Sichtweisen übernommen, aus ihrer persönlichen Sicht die Hintergründe und die Entwicklung der letzten Zeit seit Danzig zu beschreiben. Lukacz schlug einen Bogen vom Europa der Werte, die sich aus griechisch – römischer Tradition, dem Christentum und der Aufklärung entwickelt hätten, über ein Buch "All die Kriege von Lara" (so ungefähr"), in dem die Protagonistin nach Irrungen und Wirrungen zu ihren Wurzeln zurückkehrt, hin zu der Bedeutung einer Verbindung der Menschen innerhalb einer Gesellschaft.

Daniela verfolgte aus ihrer Sicht, wie aus unterschiedlichen Wahrnehmungen von Äußerungen zur Flüchtlingsfrage durch Vergröberungen Unterschiede betont wurden, und sich eine Beurteilung von "richtig" und "falsch " einschlich, wie das Video Öl ins Feuer gegossen habe und zu weiteren Abgrenzungen und Zuschreibungen führte und die Positionen verhärtete. Es begann der muslimischen Kritik an den europäischen Werten zu ähneln und führte in seiner Einengung zur Einschränkung von Wahlfreiheiten, die schlecht hinzunehmen waren und von offizieller polnischer Seite zu einer Ausgrenzung und Verächtlichmachung von Anderen in Gestalt der Geflüchteten, Homosexueller oder auch Muslime geführt hat. Es sei nicht ihre Absicht, sich in nationale Belange anderer Länder einzumischen, aber innerhalb der

Gesellschaft möchte sie dazu einen Diskussionsbeitrag leisten können. Ängste und Sorgen um derlei Entwicklungen sollten gemeinsam getragen werden und nicht zur Aufrichtung von Tabuzonen führen.

Damit war das aktuelle Konfliktfeld von beiden umrissen, und nun folgte die Arbeit in kleineren Gruppen zu den Themen Flüchtlinge, Zusammenleben, Islam, Europa und Demokratie. Hier wurden in sehr persönlicher Weise Erfahrungen ausgetauscht und Fragen gestellt, auf die es keineswegs immer befriedigende Antworten gab. Alle Gruppen waren angehalten, in der folgenden Plenumssitzung in kurzen Sätzen zusammenzufassen, was denn als das Trennende und das Verbindende auszumachen gewesen sei. Dabei stellte sich heraus, dass viel

Trennendes nicht übriggeblieben war und man vielmehr das Sprechen über die Sichtweisen aus persönlicher Perspektive als sehr bereichernd erlebt habe.

Der Gesellschaftsabend trug das Seinige dazu bei, die Atmosphäre weiter zu beruhigen und erleben zu lassen, dass wir zwar noch nicht wieder zusammen singen, aber immerhin tanzen können.

Am nächsten Morgen ließen sich die gemeinsamen Bande weiter stärken durch die folgenden Vorträge, die unterschiedliche Bögen zu den angesprochenen Themen schlugen und Horizonte öffneten.

Mario Erdheim, der sich in angenehm zurückhaltender Weise in die Tagung einbrachte, beschäftigte sich mit dem Thema des Verhältnisses des Eigenen zu dem Fremden. Er beginnt mit der Frage, wie wir in der Fremde der Einsamkeit begegnen und uns mit dem Alleinsein vertraut machen müssen, um zu erfahren dass es Unsicherheit zu ertragen gilt, weil "das 'Eigene' keine sichere Festung sei", und wie es schnell zur Abwertung des Fremden und vermeintlich Feindseligen kommt. Dabei ginge es doch innerhalb unserer Auffassung von Wissenschaft immer um das Erkunden des Fremden und Unbekannten, des Nicht- Wissens. Er spricht über die Offenheit des Säuglings der Welt gegenüber (.. in diese Welt geworfen) und der Balance, die gefunden werden muss zwischen der Neugier und Faszination dem Fremden gegenüber und der Angst vor eben jenem. Weltblindheit dagegen trachte nach dem Erhalt dessen, was bereits da sei. Schließlich betonte er die Bedeutung der Kompromissfähigkeit für ein Überleben beider Seiten als wirksamstes politisches Instrument und betrachtet, was eben das für etwas wie "Prinzipientreue" bedeuten könnte.

Frau Munk illustrierte nach dieser Einstimmung die praktischen Aspekte des Zusammenlebens in Vielfältigkeit anhand einer Beschreibung der Verhältnisse im Bezirk Neukölln, und wie sich das auch im Alltag der psychiatrischen Arbeit auf den Stationen auswirkt. Neben den 360000 Einwohnern, von denen 42% einen Migrationshintergrund hätten, lebe man mit geschätzten 20- 30 000 sog. "Illegalen" in einem schillernden Miteinander. Sie greift eine Liedzeile von den "Doors" auf, die es auf den Punkt bringt: "People are strange when you are a stranger".

Sie zitiert Ralf Seidel, der vom Psychiater als "Alienisten" spricht, wohl aus der Nähe zum "Alien", dem "Wesen vom anderen Stern" und nicht so sehr von der heute vorherrschenden Bedeutung des Alienisten als Gutachter zur Frage der Selbstbestimmungsfähigkeit.

Diese Umstände durchwirken den klinischen Alltag, sowohl was die Patienten- als auch die Mitarbeiterseite angeht.

Und schließlich Klaus Dörner, der nochmals einen weiteren Bogen spannt und ausführt, wie sehr unsere Zeit durch Tempo und Ungeduld geprägt ist und dabei Unterschiede "untergehen". Wir neigten dazu, die je eigenen Entwicklungsmöglichkeiten der Nationen zu vergessen. Dabei habe die Kolonialisierunggeschichte mit den schlimmen Auswüchsen bis hin zum Völkermord (Hereros, Holocaust, Weltkriegsverbrechen) seine Spuren hinterlassen, mit einer Tendenz, sich dessen, was wir nicht kennen oder nicht verstehen, zu bemächtigen. Mit mehr Zeit könne jedes Land seine Nationalität "genießen"- das führe zu mehr Sicherheit in Krisen. Zu vorschnell hätten wir das Ende der Demokratie befürchtet und sollten mehr aus den nationalen Geschichten lernen. Wir sollten uns demnach einen längeren Atem gönnen. Ein Blick in die Psychiatriegeschichte lehre uns, dass diese junge Disziplin sich erst seit dem 19 Jahrhundert ins Reich der Wissenschaften eingegliedert hätte, zeitgleich mit der Industrialisierung und einem Fortschrittsglauben an eine leidensfreie Gesellschaft. Dabei sei es zu "Geburtsfehlern" gekommen, wie der Ausgrenzung der psychisch Kranken in Massenasylen, zu einer Trennung von ihrem Lebensgefüge (Kontext), und zudem sei es im Medizinstudium zur Abschaffung philosophischer Unterrichtung gekommen; stattdessen sei das Physikum eingeführt worden. Die Kranken wurden als Objekt und die Krankheiten zu etwas, was es zu besiegen galt, notfalls mit "militärischen" Mitteln. Damit habe sich auch das Menschenbild gewandelt bis hin zur Annahme von "Ballastexistenzen" und den entsprechenden furchtbaren Folgen. Er rät uns von den Engländern zu lernen, die von einer "Postpsychiatrie" sprächen, in der diese Geburtsfehler korrigiert werden könnten. Es würde helfen, in Epochen zu denken, um Unterschiede leichter zu überbrücken. Denn vorrangig gehe es doch darum, dem Menschen seine Würde zu belassen (Levinas).

Durch die verschiedenen Einführungen in das Thema, die Workshops und anschließenden Vorträge kamen eindrücklich die wichtigen uns beschäftigenden Themen zur Sprache, so dass sich wohl vor allem im

Vorstand die vorher bestehende Spannung lösen konnte. Und mehr noch: wir haben Hoffnung geschöpft auf eine weitere fruchtbare Zu sammenarbeit.

Auf der nächsten Tagung im Babinski- Hospital in Krakau wollen wir uns aufgrund einer Diskussion zu diesem Thema in Polen, inklusive geplanter Projekte, mit Fragen der Deinstitutionalisierung befassen.

Berlin, 30.11.2016

Ein Grundmodell begleitet mich:

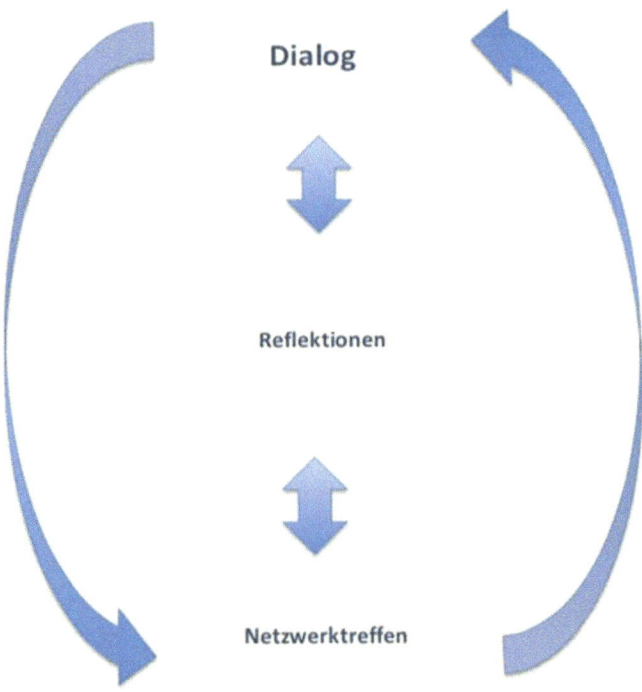

Mit diesem Modell steht vor Augen, wie sich Dialog, Reflektionen und Netzwerktreffen zueinander verhalten. Mit dem bewußten Dialog werden Reflektionen gefördert, die sich sowohl auf den Dialog als auch auf das Geschehen im Netzwerktreffen auswirken können.Das Ganze beschreibt einen kreisförmigen , sich bedingenden Prozeß. Im Unterricht können dann spezielle Themen wie Offenheit, Einstimmung und Verstehen eingefügt werden, um die Zuordnung zu erleichtern.
A basic model:

Mit dem nebenstehenden Modell steht vor Augen, wie sich Dialog, Reflektionen und Netzwerktreffen zueinander verhalten. Mit dem bewussten Dialog werden Reflektionen gefördert, die sich sowohl auf den Dialog als auch auf das Geschehen im Netzwerktreffen auswirken können.Das Ganze beschreibt einen kreisförmigen, sich bedingenden Prozess. Über das Praktizieren von "Mit- Sein" können über den Dialog, die Reflektionen und das Netzwertreffen Sicherheit, Vertrauen und ein Zugehörigkeitsgefühl wieder hergestellt werden

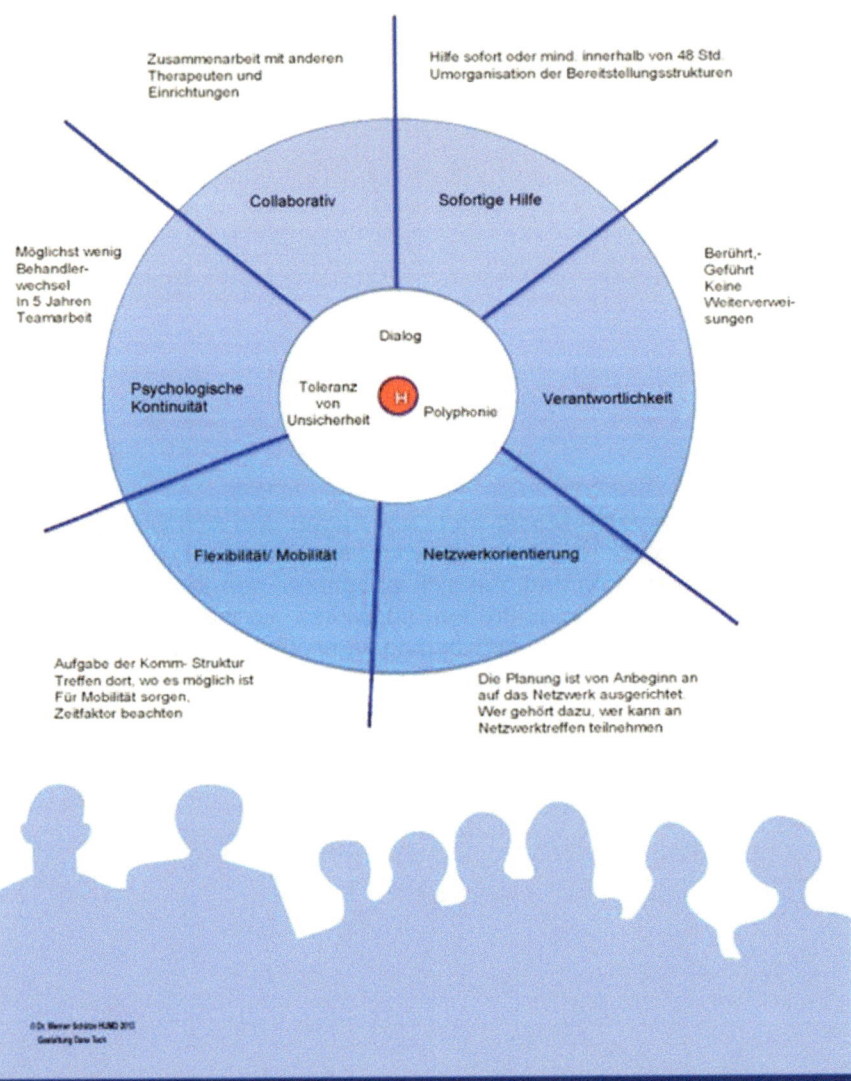

Zusammenarbeit mit anderen
Therapeuten und
Einrichtungen

Hilfe sofort oder mind. innerhalb von 48 Std.
Umorganisation der Bereitstellungsstrukturen

Collaborativ

Sofortige Hilfe

Möglichst wenig
Behandler-
wechsel
In 5 Jahren
Teamarbeit

Berührt,-
Geführt
Keine
Weiterverwei-
sungen

Dialog

Psychologische
Kontinuität

Toleranz
von
Unsicherheit

Polyphonie

Verantwortlichkeit

Flexibilität/ Mobilität

Netzwerkorientierung

Aufgabe der Komm- Struktur
Treffen dort, wo es möglich ist
Für Mobilität sorgen,
Zeitfaktor beachten

Die Planung ist von Anbeginn an
auf das Netzwerk ausgerichtet.
Wer gehört dazu, wer kann an
Netzwerktreffen teilnehmen

264

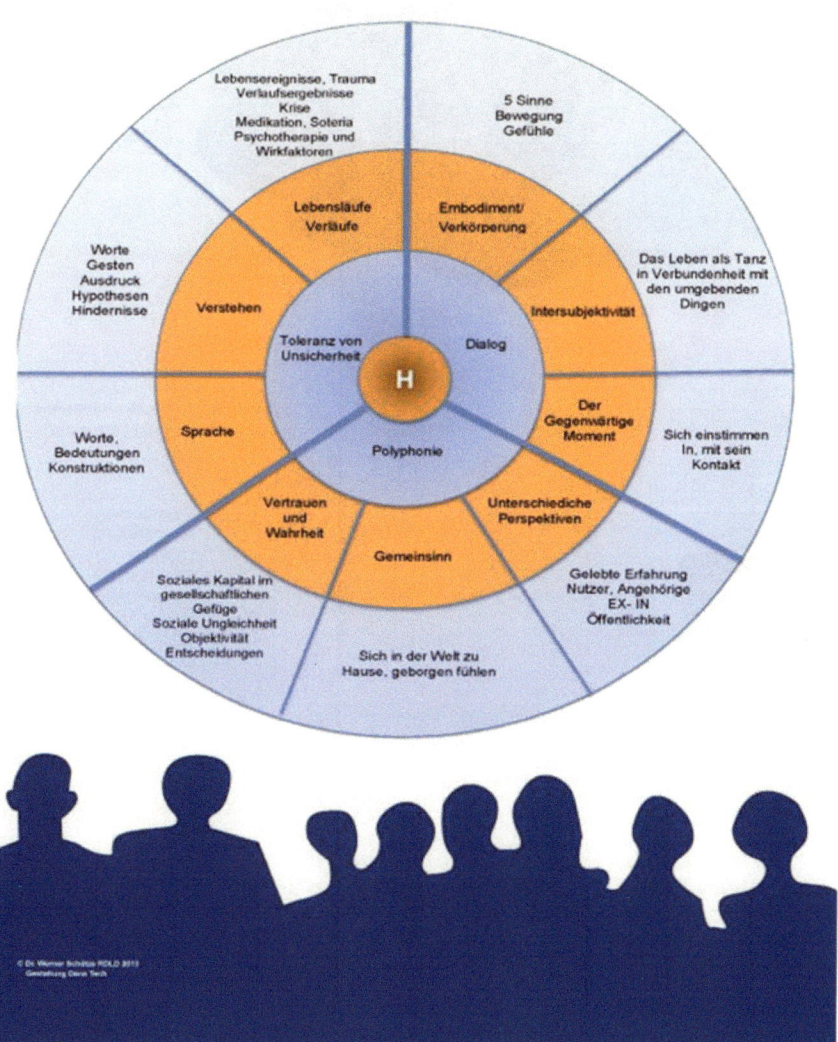

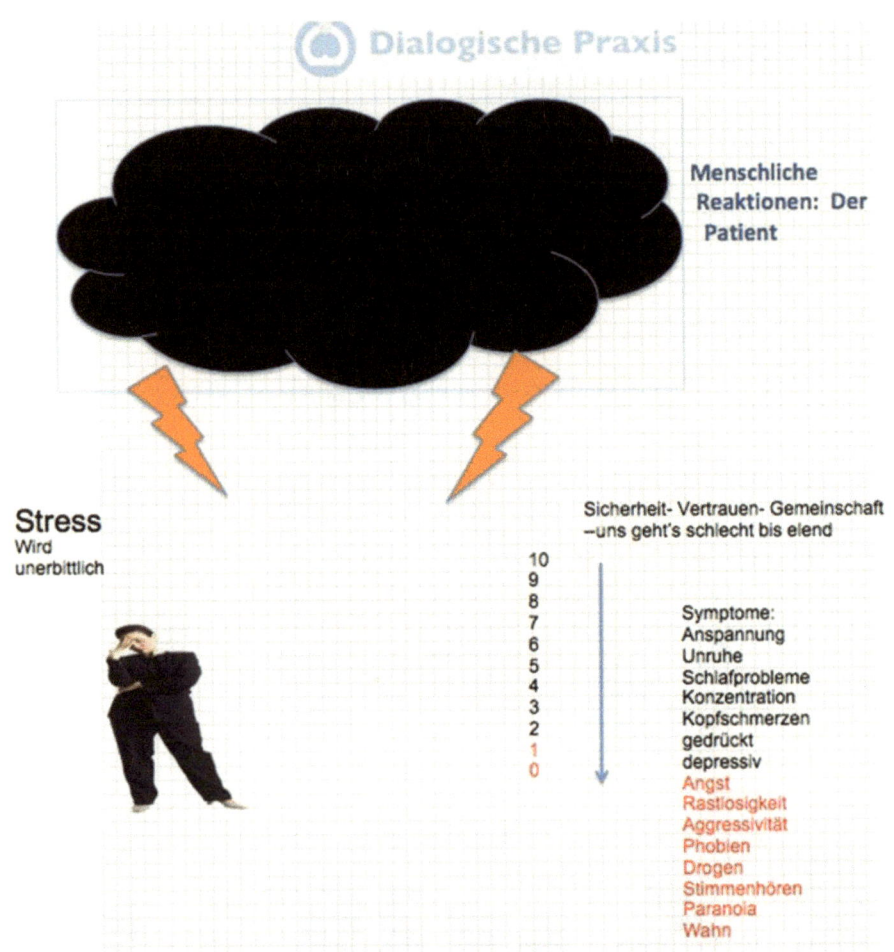

Menschliche Reaktionen: Der Patient

Stress
Wird
unerbittlich

Sicherheit- Vertrauen- Gemeinschaft
–uns geht's schlecht bis elend

10
9
8
7
6
5
4
3
2
1
0

Symptome:
Anspannung
Unruhe
Schlafprobleme
Konzentration
Kopfschmerzen
gedrückt
depressiv
Angst
Rastlosigkeit
Aggressivität
Phobien
Drogen
Stimmenhören
Paranoia
Wahn

(IV) Wenn weiterhin „kein Land in Sicht" ist und keine Erleichterung
mehr zu erreichen ist, das Misstrauen wächst und ich den Erklärungen der mich umgebenden
Menschen nicht mehr trauen kann, beginne ich, mir die Welt so zu erklären, wie es mir am
plausibelsten scheint. Denn einen Sinn brauche ich, an etwas muss ich mich weiter
orientieren. Das ist dann subjektiv die beste Lösung, selbst wenn alle behaupten, mich nicht
mehr zu verstehen und mir
unermüdlich erklären wollen, dass es nicht stimme, dass fremde Mächte mich fernsteuern. Ich
spüre es doch!!
Wir wissen aus der Forschung und persönlichen Berichten, dass die Möglichkeit einer
psychotischen Krise uns alle ereilen kann, wenn der Druck nur groß genug ist. In der Camera
Silens erleben wir Halluzinationen. Geographen in Neuguinea werden paranoid oder fühlen
sich von den Bewohnern verhext, weil es scheinbar keinen gemeinsamen Bezugspunkt mehr
gibt. So können wir auf diesem Wege des Verstehens von einem Kontinuum sprechen, auf
dem wir uns im Rahmen von Krisen bewegen.

266

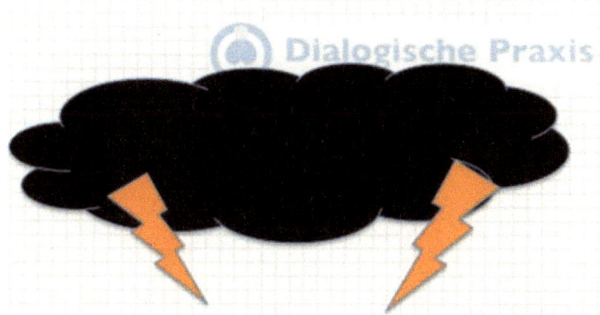

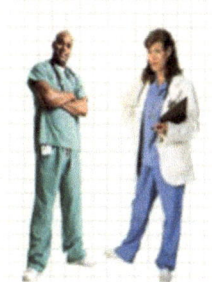

Stress
Beginnt
Hört nicht
auf
Wird
unerbittlich

Professionelle:
Wir fühlen uns belastet, unter Druck

10
9
8
7
6
5
4
3
2
1
0

Symptome:
Anspannung
Unruhe
Schlafprobleme
Konzentration
Kopfschmerzen
gedrückt
Rückenschmerzen
Unhöflichkeit
Abwertung
Lachen
Kritisieren
Anklagen
Zynismus
Sarkasmus
Burn out
Krankschreibung
Rente

Hier passt der Satz, der von Yrving Yalom stammt, dass" wir
andere nicht verstehen und wertschätzen können, wenn wir uns selber nicht verstehen".

Menschliche Reaktionen: Der Professionelle

Im Rahmen eines Kurses wurde noch ein weiteres Dilemma deutlich: Einige der Kollegen
betrachten spezielle Verhaltensweisen von Klienten/Patienten als Manipulation, Druckmittel
oder Erpressung, um etwas zu erreichen, was ihnen eigentlich nicht zustünde. Hierbei kann es
sich sowohl um manchmal als unverschämt erscheinendes Auftreten handeln oder um
wiederholtes Schneiden/ Selbstverletzendes Verhalten oder auch scheinbar unstillbares
Weinen. Die Reaktion ist ein abwehrendes und abwertendes Verhalten der Professionellen,
die sich,- so meine Sichtweise- auf beschämende Weise im Recht fühlen, ohne offenbar in
der Lage zu sein, auch in diesem Verhalten etwas zu sehen, was aus der Geschichte des
Einzelnen heraus zu verstehen ist. Hier hat eine der Übungen zum Reframing ihren Sinn,
deren Aufgabe es wäre, bewußt zu machen, dass in jedem Verhalten ein Sinn steckt, der sich
uns allerdings manchmal erst erschließt, wenn wir beginnen Kontext und Geschichte mit zu
betrachten.
Und dann fiel auf, dass eine Gruppe der Anwesenden gegenüber den Erzählungen über
Patienten gereizte bis zynische Bemerkungen machen. Das führte zur Überlegung, über
individuelle und kontextabhängige Stressmuster nachzudenken, wie wir sie bei Professionellen
finden.